高等学校"十三五"规划教材

生药学与
天然药物化学实验

陈立娜　何立巍 / 主编

李　琳　范君婷 / 副主编

化学工业出版社

·北京·

《生药学与天然药物化学实验》共分为四个部分。第一部分为"实验操作基础"，包括实验基本要求、实验基本操作与技术，其中实验基本操作与技术概述了生药的基源鉴定、性状鉴定、显微鉴定、理化鉴定以及天然药物常用提取、分离方法等。第二部分为"药用植物学的基础知识"，简要介绍植物的细胞、组织、器官，以及植物分类系统与分门别类。第三部分为"验证性实验"，共设有二十个实验，实验内容紧扣理论教学，通过让学生观察植物细胞、组织、器官的结构与特点，深入学习代表性重点生药的鉴别以及天然药物中各类化学成分的理化鉴定。第四部分为"综合性实验"，共设有十二个实验，涉及生药鉴别以及药材中有效成分的提取、分离、化合物鉴定和含量测定等内容，每个实验后附有一些较为灵活的思考题，启发思考，拓展思维。附录部分列举了重要生药的高清鉴别照片，供学生自学、课前预习或课后拓展使用。

　　《生药学与天然药物化学实验》可供医药院校药学、临床药学、制药工程、药物制剂、中药学及相关专业高年级本科生和研究生实验课教学使用，也可供从事药学工作各类专业人员及医药工作爱好者参考使用。

图书在版编目（CIP）数据

　　生药学与天然药物化学实验/陈立娜，何立巍主编. —北京：化学工业出版社，2019.3（2021.2重印）
　　ISBN 978-7-122-33561-6

　　Ⅰ.①生… Ⅱ.①陈…②何… Ⅲ.①生药学-实验-教材②生药学-药物化学-化学实验-教材 Ⅳ.①R93-33②R284-33

　　中国版本图书馆 CIP 数据核字（2019）第 024503 号

责任编辑：褚红喜　　　　　　　　　　装帧设计：关　飞
责任校对：杜杏然

出版发行：化学工业出版社（北京市东城区青年湖南街 13 号　邮政编码 100011）
印　　装：三河市双峰印刷装订有限公司
787mm×1092mm　1/16　印张 13¾　彩插 4　字数 346 千字　2021 年 2 月北京第 1 版第 3 次印刷

购书咨询：010-64518888　　　　　　　售后服务：010-64518899
网　　址：http://www.cip.com.cn
凡购买本书，如有缺损质量问题，本社销售中心负责调换。

定　　价：38.00 元

《生药学与天然药物化学实验》
编写组

主　　编：陈立娜　　何立巍

副 主 编：李　琳　　范君婷

编写人员：（以姓氏笔画为序）：

王　萌（南京医科大学）

孙亚昕（南京中医药大学翰林学院）

李　琳（南京中医药大学翰林学院）

李园园（南京医科大学）

何立巍（南京中医药大学）

张丽颖（南京医科大学）

张阿琴（南京中医药大学翰林学院）

陈广通（南通大学）

陈立娜（南京医科大学）

范君婷（南京医科大学）

范博义（南通大学）

金　阳（南京医科大学）

赵玉荣（南京中医药大学翰林学院）

洪俊丽（南京医科大学）

侯宪邦（南京中医药大学翰林学院）

徐晓芳（南京中医药大学翰林学院）

前 言

生药学、天然药物化学是高等医药院校相关专业的主干课程，实验教学在课程学习中占有十分重要的地位。本书是依据《生药学》《天然药物化学》两门课程的教学大纲和人才培养需求，将具有内在紧密联系的两门课程有机结合，统一安排实验教学内容，增强实验教学的连贯性、渐进性和系统性，帮助学生全面理解天然药物相关实验的原理和过程，加强学生的实验设计能力、综合实验能力及研究创新能力。

全书分为四个部分。第一部分为"实验操作基础"，包括实验基本要求、实验基本操作与技术，其中实验基本操作与技术概述了生药的基源鉴定、性状鉴定、显微鉴定、理化鉴定以及天然药物常用提取、分离方法等。第二部分为"药用植物学的基础知识"，简要介绍植物的细胞、组织、器官，以及植物分类系统与分门别类。第三部分为"验证性实验"，共设有二十个实验，实验内容紧扣理论教学，通过让学生观察植物细胞、组织、器官的结构与特点，深入学习代表性重点生药的鉴别以及天然药物中各类化学成分的理化鉴定。第四部分为"综合性实验"，共设有十二个实验，涉及生药鉴别以及药材中有效成分的提取、分离、化合物鉴定和含量测定等内容，各院校可根据实际教学条件和教学计划对实验内容进行选择、调整，且每个实验后附有一些较为灵活的思考题，启发思考，拓展思维。附录部分简要列举了重要生药的高清鉴别照片，供学生自学、课前预习或课后拓展使用。

本书内容丰富，比较全面系统，适用性广，生药的鉴别、活性成分、质量标准等内容与《中国药典》（2015 版）紧密结合，可供医药院校药学专业、临床药学专业、制药工程专业、药物制剂专业、中药学及相关专业高年级本科生和研究生实验课教学使用，也可作为从事药学工作各类专业人员及医药工作爱好者的参考工具书。

在本书编写过程中，得到南京医科大学、南京中医药大学、南通大学有关院校领导以及化学工业出版社各领导的关怀和支持，在此一并表示衷心的感谢！由于我们的水平和能力有限，加之时间仓促，错误和疏漏之处，敬请广大读者批评指正。

编者
2018 年 12 月

目 录

第三部分　验证性实验 / 116

第四部分　综合性实验 / 172

附录　常见生药图 (见文后彩插)

Ⅰ 菌类与裸子植物类生药鉴别

Ⅱ 双子叶植物类生药鉴别（一）

Ⅲ 双子叶植物类生药鉴别（二）

Ⅳ 双子叶植物类生药鉴别（三）

Ⅴ 单子叶植物类生药鉴别

Ⅵ 动物类、矿物类生药鉴别

第一部分
实验操作基础

第一章　实验基本要求

第一节　实验课程的目的与要求

一、实验课程的目的

实验课程是一门操作性和实践性都很强的课程，学生将在教师指导下学习使用一定的仪器和设备，并就某些特定问题进行观察、测量、数据处理与分析，最终得出或验证某些科学结论。本教材将生药学实验与天然药物化学实验进行整合，以天然药物研究为导向，将药用植物学、生药学以及天然药物化学相关理论知识和实验内容有机结合。作为理论和实践相结合的课程，实验课程的开设，旨在通过有关基础理论学习、实验设计、实验仪器及器材的使用、实验操作、实验结果记录与分析、实验报告书写以及实验过程中的团结合作，培养学生初步掌握实验研究的基本方法和实验操作的基本技能，加深和巩固对课堂所学理论知识的理解，提高学生对专业知识的综合运用能力。

具体而言，《生药学与天然药物化学实验》的学习目的如下：

（1）通过基源鉴定、性状鉴定、显微鉴定、理化鉴定等生药学基础操作技能的训练，使学生熟悉生药鉴别的规范化操作，并在此基础上，通过对不同植（动）物及其不同部位真实样本的鉴别，培养学生掌握鉴别生药真伪、优劣的方法。

（2）在理论讲解的基础上，结合验证性实验，使学生熟练掌握天然药物常用提取分离方法，以及天然药物中糖类、醌类、黄酮类、萜类、生物碱类等化学成分的常用理化鉴定方法。

（3）通过综合性实验，以常用药材为研究对象，使学生了解天然药物研究的系统性过程，并掌握天然药物中有效成分提取、分离、鉴定、含量测定的基本操作技能，从而培养学生严肃认真的科学态度、较强的动手能力和实际的工作能力，为今后从事天然药物研究和开发等工作奠定实验基础。

二、实验课程的基本要求

实验教学的一个重要任务就是训练学生的基本操作技能，但由于实验课程的课时有限，为了保证生药学与天然药物化学实验顺利开展，并在有限的时间中系统性完成实验内容，要求学生在实验前、实验中、实验后三个阶段都做好充足准备，并遵守以下实验基本要求。

1. 实验前要求

（1）根据实验进度表，结合实验教材，认真复习与实验有关的课堂讲授内容，并阅读相关的参考文献。

（2）预习实验内容，了解实验原理、操作规程和实验意义，明确本次实验的目的、方法、步骤和注意事项，对于实验中涉及的化学品，尤其是有毒或易燃物质，应充分了解其性质。

（3）安排好实验计划，设计好实验原始记录的表格。如遇讨论课则应事先写好讨论提纲，并草拟发言稿。

（4）对于需同时进行的几项实验，预先思考实验的先后次序，做到实验时心中有数，不忙乱，不拖拉。

（5）准备好各种需自备的实验用品，如铅笔（H、HB各一支）、橡皮、直尺、实验报告纸等。

（6）实验前应清点并检查仪器是否完好（若有损坏应及时报损、补领），药品是否齐全，装置是否正确，经检查合格后方可开始实验。

2. 实验中要求

（1）严格遵守实验室规则，保持安静和良好的课堂秩序，尊重指导教师。

（2）实验前仔细聆听教师讲解，并作必要记录，对于有疑问或不清楚的操作步骤，应及时提出。

（3）实验过程应按照实验方法和步骤，进行规范和准确的操作，同时小组成员既要有明确分工，又要注意团结合作。这样既可提高实验的成功率，又能使每个同学都能得到应有的技能训练。

（4）由于实验时间有限，应当妥善安排实验操作，并将注意力集中在主要问题上，对于次要问题，尤其是一时难以解决的次要问题，可留待课外时间解决。

（5）对于实验中出现的各种现象，应做到认真、全面和敏锐地观察，并准确、及时、客观地记录结果。在没有获得预期结果时，也应据实记录。整个实验过程都不得敷衍、马虎和主观臆测。不允许实验后单凭记忆来描述实验结果。

（6）实验全程应积极主动思考：①取得了什么结果？②为什么出现这种结果？③这种结果的意义是什么？④出现非预期结果的原因是什么？力求了解每个实验步骤和实验结果的意义。

（7）各组实验器材不得调换混用，力求保持实验台面的整洁，做到有条不紊。

（8）应随时注意仪器状态，检查是否有漏气、破裂现象，同时也应注意安全，严防触电、火灾、中毒、腐蚀等事故发生。

3. 实验后要求

（1）按要求关闭实验仪器（如天平、真空泵、电热套、显微镜等），并清洁仪器表面。同时，清点实验器材，洗净擦干后放回原位。如有仪器、器材损坏或遗失，要立即报告负责教师。

（2）实验所得或待回收产物应每组单独收集，并贴好标签，注明品名、数量、组别、姓名，交给指导教师。

（3）值日生负责整理公共仪器，并做好实验室清洁卫生，离开实验室前应关好电源、水龙头和门窗。

（4）认真整理、分析实验结果，独立书写实验报告并按时交给负责教师评阅。

第二节　实验室守则与注意事项

实验室中的不安全因素具有变异性大、危害种类多的特点。一旦发生实验室安全事故，将造成人员伤亡、仪器设备损毁、教学科研停滞，给师生员工的家庭以及社会、国家带来重大的损失，甚至还可能连带发生其他刑事或民事的官司或赔偿。因此，为维护安全有序的教学和实验环境，学生在进入实验室后，应遵守实验室的各项规章制度，提高安全责任意识，不违章操作，严防爆炸、着火、中毒、触电、漏水等事故的发生，保障实验人员人身安全及健康。

一、实验室基本守则

（1）进入实验室必须穿实验服，不允许做与实验无关的事，未经允许不得擅自离开。

（2）学生进入实验室后应按指定位置就座，并保持室内安静。实验桌上的药品、试剂未经许可，不得擅自使用。

（3）实验人员必须熟悉实验仪器和消防设施的性能及使用方法，按规定要求进行操作。仪器使用过程中，应轻拿轻放，并保持仪器表面整洁，如有损坏或破损，应及时报告负责教师，并填写破损报告单，注明原因。贵重仪器未经允许不得擅自动用。

（4）严格控制药品用量，严禁把实验室药品带出实验室。

（5）严格规范使用强酸、强碱及有毒有害物质，不使用无标签（或无标识）容器盛放的试剂、样品。所有物品均需及时贴好标签，避免不必要的污染。

（6）公用仪器和药品，用完后应及时放回原处，不可乱盖瓶塞，以免污染。

（7）实验废弃物品、有机废液、有毒有害物质应分类集中放到指定地点，严禁乱放乱弃，严禁直接将强腐蚀、剧毒废液和清洗废水从实验室水槽和下水道中排放。废液桶（缸）内废物的体积达到桶（缸）高度的1/2时，应及时清除。

（8）水龙头（尤其冷凝水龙头）应随用随关。发现管道漏水、破裂等情况，必须及时采取措施和报修。

（9）爱护实验器材，注意节约药品和试剂，节约用水、用电。

二、实验室安全注意事项

（1）使用试剂时，应注意瓶上的标签，防止混合各种试剂。同时液体药品倾倒时不要将液体流挂在瓶外，如有残留，应及时用抹布擦干净。

（2）使用易燃、易挥发性的溶剂时，要远离火源并在通风地方进行；启封易挥发性的溶剂瓶盖时，面部应避开瓶口，以防气体冲到脸上。

（3）加热、回流或蒸馏低沸点易燃溶剂时，切忌使用明火，要根据溶剂的沸点选用水浴、油浴、沙浴或电热套。同时，加入的溶剂应适量，加热前要加入防暴剂或沸石。添加溶剂或补加沸石时必须停止加热，待降温后才能加入，否则会发生暴沸。

（4）有毒、有腐蚀性的药品应妥善保管，操作后应及时洗手，勿沾及五官和创口。如强腐蚀性试剂沾到皮肤或眼睛，要立即用水清洗，切不可用手抓、揉受伤部位。

（5）试管加热时，严禁将管口朝向别人或自己，以防液滴飞溅，造成事故。

（6）使用电气设备及各种分析仪器时，要先了解电路及操作规程。使用时，注意仪器和电线不要放在潮湿处，湿手不要接触电源。

第三节　实验记录的基本要求

实验记录是指在研究过程中，应用实验、观察、调查或资料分析等方法，根据实际情况直接记录或统计所形成的各种数据、文字、图标、声像等原始资料。作为科研活动的真实描述和记载，它是进行科学研究和技术总结的唯一原始记录，也是分析实验成败、总结实验经验的重要依据，对加强科研作风培养、保证科研工作质量、提高科技档案质量具有重要作用。

实验记录通常包括实验名称、实验目的、实验设计或方案、实验时间、实验材料、实验方法、实验过程、观察指标、实验结果和结果分析等内容。同时，为保证实验的科学性和规范性，实验记录需要做到记录原始、真实，内容完整、齐全，书写清晰、整洁等。

一、实验记录遵循的原则

1. 记录的原始性
由于实验记录是科研活动和成果的最原始凭证，所以实验数据一旦记录，可以进行补充，但不得随意涂改。如发现记录有误，可用单线划去并保持原有的字迹可辨，不得擦抹涂改。此外，重复实验而获得的新数据应重新记录，不能用于修正之前的实验结果。

2. 记录的及时性
实验过程中，现象一旦发生，数据一旦测得，就应立即进行记录，不得进行"回忆性"记录，避免错记、漏记现象的发生。

3. 记录的完整性
由于实验记录是分析实验成败、总结实验经验的重要依据，在记录过程中，应尽可能完整地记录实验各个要素，包括实验条件（如温度、湿度等），实验用试剂厂家、等级，仪器型号、精密度，实验操作顺序，实验现象，测量数据等。不能只注意结果，而忽略了对实验现象、条件和过程的记录。

4. 记录的系统性
实验作为一个系统性过程，观察到的现象可能随着时间变化而变化。尤其对于某些耗时较长的实验，更需要对实验过程中的现象和参数进行连续观察和记录。即使某些实验结果在短期内观察不到变化，也应进行记录。

5. 记录的客观性
实验记录应看到什么记录什么，不应对实验现象或结果做主观取舍。此外，对于废弃的数据或失败的实验，应及时分析其可能的原因，并在原始记录上注明。

二、实验报告的书写与要求

实验报告的书写是一项重要的基本技能，它不仅是对每一次实验的总结，更重要的是，可以培养和训练学生的逻辑归纳能力、综合分析能力和文字表达能力，是科学论文写作的基础，因此参加实验的每位学生均应及时认真地书写实验报告。实验报告书写的主要要求有以下几个方面。

（1）实验报告要求条理清楚、重点突出、结论准确。其中，实验目的与要求、实验原理、实验操作等部分可简单扼要叙述，但实验条件、关键操作应根据实际情况书写清楚。

（2）实验结果应该根据实验要求，将数据整理归纳、分析对比、计算，并尽量总结成图表，如标准曲线图、实验组和对照组结果比较表等。需对结果进行必要的说明、分析，并得出结论。

（3）绘图的实验报告，要求书面布局合理、图形真实、结构清晰。所绘结构要求线条流畅、粗细均匀、明暗一致。

（4）绘图完成后，用细直、均匀的平行直线从图的右边引出，对齐，注明各结构名称，可以直接用文字，也可以用数码代注，或在图下说明。

（5）每一幅图都应在其下方注明药材的名称、部位以及放大倍数。

第二章　实验基本操作与技术

第一节　生药的基源鉴定

生药的原植（动）物鉴定（identification of original plant or animal），是利用植（动）物分类学的基础知识与方法，对生药的基原进行鉴定，确定物种，给出原植（动）物的正确学名。这是生药鉴定的根本，也是生药后续生产、资源开发及新药研究工作的基础。生药基源鉴定的具体步骤如下所述。

一、观察植物形态

对具有较完整植物体的生药检品，应注意对其根、茎、叶、花、果实等器官进行观察；对花、果、孢子囊、子实体等繁殖器官应特别仔细观察，借助放大镜或解剖显微镜，可以观察微小的特征，如毛茸、腺点等形态构造。在实际工作中，经常遇到的检品是不完整的，通常是植物体的某一段或某一块器官，除对少数特征十分突出的品种可以鉴定外，一般都要追究其原植物，包括深入到产地调查、采集实物、进行对照鉴定。

二、核对文献

根据已观察到的形态特征和检品的产地、别名、效用等线索，查阅《中国药典》和全国性或地方性的中草药书籍和图鉴，加以分析对照。在核对文献时，首先应考查植物分类方面的著作，如《中国植物志》《中国高等植物图鉴》《新华本草纲要》《中国中药资源丛书》及有关的地区性植物志等；其次再查阅有关论述生药品种方面的著作，如《中药志》《中药材品种论述》《中药品种新理论的研究》《常用中药材品种整理和质量研究》《全国中草药汇编》《中药大辞典》《中药鉴定学》等。由于各书中记载植物形态的深度不同，对同一种植物的记述有时也会不一致，因此必要时，还需进一步查对原始文献，以便正确鉴定。原始文献即指第一次发现该种（新种）植物的植物工作者描述其特征并予以初次定名的文献。

三、核对标本

当知道未知种是什么科属时，可以到有关植物标本馆核对已定学名的该科属标本。要得到正确的鉴定，必须要求标本馆中已定学名的标本正确可靠。在核对标本时，要注意同种植物在不同生长期的形态差异，需要参考更多一些的标本和文献资料，才能保证所鉴定的学名准确。如有条件，与模式标本（发表新种时所被描述的植物标本）进行核对，或请有关专家、植物分类研究单位协助鉴定，使鉴定结果更为准确。

第二节　生药的性状鉴定

性状鉴定（macroscopical identification）是指通过人体的感官看、摸、闻、尝及水试、火试的直观方法，观察生药的形状、大小、色泽、表面、质地、气、味等特征，进行真实性鉴定的方法。这种鉴别方法，更多的是医药工作者长期经验积累的总结，方法简便易行、快速有效，是常用的生药鉴别方法之一。

一、根类生药

根类生药大多来自被子植物的根，通常没有节和节间，一般无芽。

1. 形状

根类生药呈圆柱形、圆锥形或不规则形等，平直弯曲或扭转。

2. 大小

长度、径度，如呈片状，应测量厚度。

3. 颜色

大部分所见的色泽。

4. 表面特征

表面光滑与否，有无鳞叶、叶痕、皮孔及皱纹等。

5. 质地

质坚或软。

6. 横断面

横断面呈粉质、角质、纤维状、粗糙或平坦等。色泽如何，皮部与中柱的比例，射线排列情况，形成层清晰与否。

7. 气和味

气芳香、微弱或特异，味苦、甘、咸、辛、辣、淡等。

二、根茎类生药

1. 形状

圆柱形、圆锥形、不规则形、分枝状等，是否连有根或残余地上茎等。

2. 样式

新鲜或干燥，有否去皮，切成段或片等。

3. 大小

长度、径度，如为片状，应测量厚度。

4. 色泽

大部分所见颜色，如有外皮脱落，则要注意脱落处的颜色。

5. 表面特征

节和节间是否明显，节上是否有叶痕、芽痕或退化鳞片状叶；根痕的有无及分布；皮孔的有无及分布、大小、孔色泽；表面平滑或有纹理或沟纹等。

6. 质地

坚硬、坚韧、柔软等，是否易折易断。

7. 横断面

平坦、粗糙、粉质、角质或纤维状等。色泽如何，皮部、木部及髓部的比例，维管束、射线的分布及排列情况，形成层清晰与否，是否成环。

8. 气和味

衡量生药品质的标准之一，如黄连味越苦越好。

三、茎木类生药

茎木类生药包括茎类生药和木类生药两类。茎类生药通常包括藤木茎、木本植物的枝条、茎的钩刺或附属物以及茎髓等。木类生药通常指木本植物茎形成层以内的部分，通称木材。

1. 形状

多为圆柱形，也有扁圆形、方形等。

2. 大小

长度和直径。

3. 色泽

草质藤本多为黄绿色，木质茎多为黄棕色或灰棕色，但也有其他颜色。

4. 表面特征

茎通常有节，节上有枝痕、叶痕或芽痕，节间可能有皮孔、纵纹或沟槽等。

5. 质地

坚硬、柔软、能否折断等。

6. 横断面

平坦或粗糙，颗粒性或纤维性。横断面要注意各部颜色、比例、形状等。

7. 气味

有的生药气味特异如桂枝气清香、味辛辣，有助于鉴别。

四、皮类生药

1. 来源

茎干皮、枝皮或根皮，为全部或部分。

2. 形状

扁平、弯曲、沟状或卷曲。

3. 大小

长、宽、厚度等。

4. 色泽

外表面与内表面的色泽如何，如外皮有脱落，要注意脱落处的颜色。

5. 表面特征

外表面粗糙或光滑，有无皮孔和其他附着物、凹凸沟纹等，皮孔的分布和形状。

6. 质地

坚硬、软韧、松脆等。

7. 横断面

平坦、纤维状、颗粒状，或是否有其他特征，如粉质或有丝状牵连、黏性等。各部组织的界限能否区分，各部排列及所占比例，色泽等。

8. 气味

有无特异臭气或味。

五、叶类生药

鉴别叶类生药，首先要注意生药的整体状态，如新鲜或干燥，平坦或略有破损或皱缩成团，是单叶或复叶，有无叶柄、枝梢，气味色泽如何；然后选择具有代表性的叶片，必要时用温水湿润后摊平，注意观察下面几个方面特征。

1. 形状

观察完整叶片的形状，如有破碎，其破碎情况如何。

2. 大小

叶片的宽度和长度，通常选择最大、最小和中等大小的叶片进行测量。

3. 表面特征

上下表面的色泽，光滑或粗糙，有无毛茸或腺点或其他色点，对光观察有无透明点（油点）或灰色斑点（草酸钙结晶）。

4. 叶缘

全缘、分裂或有缺刻、锯齿等。

5. 叶基

对称或不对称心形、圆形或楔形等。

6. 叶端

尖、钝、凹、凸等。

7. 叶脉

网状脉、羽状脉或平行脉。

8. 质地

革质、草质、纸质、肉质等。

9. 叶柄

是否存在，形状和长短如何，有无毛茸等。

六、花类生药

鉴别花类生药，首先要辨明入药部分是未开放的花蕾，或是已开放的花朵，或是花的一部分，如花瓣、柱头、花粉等。

若以花朵入药者，要注意观察萼片、花瓣、雄蕊和雌蕊的数目及其着生位置、形状、颜色、被毛、有无气味等；若以花序入药，要注意花序类型，总苞片或苞片的形状。当花序或花很小时，需将干燥生药湿润后，借助放大镜或解剖镜观察清楚。

七、果实类生药

果实类生药系指药用部分为植物果实的全部或部分。

1. 类型

观察确定果实的种类。单果类（浆果、核果、梨果、干果、荚果、角果、蒴果、翅果、双悬果等），聚合果，聚花果（复果）。

2. 形状

球形、卵形、扁球形、椭圆形等。

3. 大小

包括长度、直径、厚度的测量，如较小的果实测量时，可用毫米刻度尺。

4. 色泽

果实表面常稍有光泽，但也有无明显光泽者。果实成熟与加工后其颜色多加深、变暗。

5. 表面特征

干缩后的皱纹、表面毛茸、肋线、棱角、凹凸情况等，有无柱基、宿萼或宿存的花被。

6. 质地

肉质浆质、脆、轻、坚等。

7. 横断面

子房室数、胎座类型。

8. 种子

种子存在与否，种子数目、形状、大小、色泽等。

八、种子类生药

种子类生药大多是采用植物的成熟种子，包括种皮与种仁两部分。种仁包括胚乳及胚。但有的种子在胚发育过程中，胚乳被全部消化吸收，因此，成熟后的种子里只有种皮和胚两部分。有些生药只用种仁或种皮。此外，尚有应用肉质的假种皮入药的。鉴定时，重点是观察种皮的性状特征和构造。

1. 形状

大多呈圆球形、类球形或扁圆形，少数呈线形或纺锤形、肾形等。

2. 大小

测定其长度、直径、厚度。

3. 表面特征

种子表面有无纹理、突起、毛茸，以及脐点、合点、种脊的位置。

4. 种皮

内、外种皮的有无，或两者仅具其一，色泽、质地等。

5. 胚乳

内、外胚乳的有无，或两者仅具其一，色泽、质地等。

6. 胚

位置、形状、大小、胚根、子叶情况。

九、全草类生药

全草类生药大多为草本植物干燥的地上部分，主要是带叶的茎枝。有时尚带有花或果实。全草类生药的性状鉴定可参照根、茎、叶、花、果实以及种子各类生药。

十、动物类生药

在鉴别动物类生药时，一般应注意下列问题：①明确生药来源。弄清是动物全体入药，还是动物的某一器官或某一部分入药；是以动物的生理分泌物入药，还是动物的病理产物、排泄物或加工品入药。②注意动物类生药的形状、大小、颜色、质地、断面和气味等性状特点。

十一、矿物类生药

在鉴别矿物类生药时，应注意矿物类生药的形状、大小、色泽、表面特征、硬度、气味等。

第三节　生药的显微鉴定

一、显微鉴定的简介

显微鉴定（microscopical identification）是利用显微镜，观察药物内部的组织构造（histological structure）、细胞及细胞后含物（ergastic substance），描述其显微特征，制订显微鉴别依据，以鉴定药物真伪、优劣的方法，是生药鉴定的重要手段之一。显微鉴定是一项专门技术，需要有植（动）物解剖学、矿物晶体光学、植物显微化学等基础知识，掌握显微制片、摄影等基本手段。

显微鉴定主要包括组织鉴定和粉末鉴定，通常用于性状鉴定不易识别的生药，性状相似难以区别的多来源生药，破碎生药、粉末生药及由生药制成的丸散锭丹等中药生药成方制剂。由于鉴定材料、药用种类及药用部位的不同，选择鉴定的方法也不一样。鉴定时，要根据鉴定的对象和目的，选择代表性的生药样品，制备不同的显微切片进行鉴定。

二、显微鉴定的内容

1. 组织鉴定

组织鉴定（histological identification）是通过观察生药的各种切片，以生药的组织构造、细胞形状和细胞后含物形态等特征来鉴定生药的真伪。用于完整药材或能够满足切片条件的饮片的鉴定。组织鉴定适于药材性状特征不明显，或外形相似而组织构造不同的类似品、混淆品、代用品、伪品，或同属多来源药材的对比鉴别。一般来说，组织鉴定对不同科属来源的药材鉴别比较容易，对于相同科属来源的药材鉴别相对较困难。

2. 粉末鉴定

粉末鉴定（powder identification）是利用生药的粉末制片，通过观察生药的细胞、细胞后含物和颗粒物质的形态特征来鉴定生药的真伪。该法主要用于粉末药材、外形较大或组织构造无鉴别特征的药材、粉碎药材以及粉末性中成药的鉴别。

3. 显微化学反应

显微化学反应（micro-chemical reaction）是将生药的干粉、手切片或浸出液少量，置于载玻片上，滴加某些化学试剂使之产生沉淀或结晶，或产生特殊的颜色，在显微镜下观察反应结果，从而进行鉴定。显微化学反应主要用于细胞壁、糖类、蛋白质、草酸盐、碳酸盐和各类化学成分的鉴别。

此外，显微鉴定还包括显微常数测定，主要用于鉴别叶类生药中的栅表细胞比、气孔比、气孔指数、脉岛数、脉端数等。

三、显微鉴定的方法

1. 显微制片

显微制片主要包括组织制片、表面制片和粉末制片。在鉴定不同生药时，需要根据观察对象和目的制作合适的切片类型。

组织制片一般采用徒手、滑走、冷冻或石蜡切片法等制片方法。对植物类生药，如根、根茎、茎藤、皮、叶等，一般制作横切片进行观察，必要时制作纵切片；果实、种子类需同时制作横切片及纵切片进行观察；木类生药常需要对横切片、径向纵切片及切向纵切片三个切面进行观察。

表皮切片一般用于叶、花、果实、种子、全草类生药，观察叶片、萼片、花冠、果皮、种皮或其他器官表皮的细胞形状、气孔、腺毛、非腺毛、角质层纹理等表面（皮）的显微特征。

粉末制片用于观察药材的组织、细胞及细胞后含物特征，可直取目的物，选用不同的试液封片进行观察。

如需观察细胞的完整形态（如纤维、石细胞、导管、胞管等），可制作解离组织片进行观察。

2. 显微观察

观察生药组织切片或粉末中的细胞后含物时，一般用甘油-醋酸试液或蒸馏水装片观察淀粉粒，并利用偏振光显微镜观察未糊化淀粉粒的偏光现象；用甘油装片观察糊粉粒；观察菊糖时，可用水合氯醛试液装片不加热立即观察。为了清楚观察生药组织切片或粉末的细胞、组织，可用2～3滴水合氯醛试液装片透化，同时为避免析出水合氯醛结晶，可在透化后滴加1～2滴甘油，再加盖玻片。

观察细胞及其后含物时，常需要测量其直径、长短（以 μm 计），作为鉴定依据之一。测量时使用显微镜测微尺，测量较大的结构，如纤维、非腺毛，可在低倍镜下测量；测量淀粉粒等微细物体宜在高倍镜下进行。

四、显微鉴定的要点

1. 根类生药

（1）组织构造 根类生药大多数是被子类植物，可根据维管束组织特征，以区别其为双子叶植物根的初生构造、次生构造或单子叶植物根。

多数双子叶植物的根类生药为次生构造，表层为木栓组织；皮层狭窄；韧皮部较发达；形成层环多明显；木质部由导管、管胞、木纤维、木薄壁细胞及木射线组成；中央大多无髓。

少数双子叶植物的根类生药为初生构造，皮层宽，中柱小，韧皮部及木质部束数目少，相间排列，初生木质部为星芒状，一般无髓。有些双子叶植物根有异常构造，又称"三生构造"，如商陆根有数轮同心排列的形成层环及其所形成的三生构造。

单子叶植物根类生药一般无木栓组织，表皮细胞外壁常会发生增厚现象，也有表皮发育成数列根被细胞，细胞壁木栓化或木化；皮层宽广，占根的大部分，内皮层凯氏点（带）通常比较明显；中柱小，木质部束及韧皮部束数目多，相间排列成环；中央有髓。

根类生药常含有分泌组织，如乳汁管、树脂道、油室或油管、油细胞等，大多分布于韧皮部。根类生药中常有各种草酸钙结晶，包括簇晶、方晶、针晶、砂晶等。此外，纤维、石细胞、淀粉粒、菊糖的存在及性状对鉴定也具有重要的意义。

（2）粉末特征　根类生药中不存在叶肉组织，但其他细胞、组织碎片均有可能存在。木栓组织多见，或可见木栓石细胞。导管一般较粗，注意观察其类型、直径、导管分子的长度和末端壁的穿孔、纹孔的形状及排列。石细胞应注意观察其形状、大小、细胞壁增厚形态和程度、纹孔形状及大小、孔沟密度等特征。纤维应注意观察其形状、长短、粗细、端壁、胞壁增厚的程度及性质、纹孔类型、孔沟类型、排列等特征，同时还要注意纤维束的周围细胞是否含有结晶形成晶鞘纤维。观察分泌组织应注意分泌细胞、分泌腔（室）、分泌管（道）及乳汁管的类型、分泌细胞的形状、分泌物的颜色、周围细胞的排列及形态等特征。根的结晶多为草酸钙结晶，有时含有碳酸钙结晶、菊糖、硅质晶体等，应注意结晶的类型、大小、排列及含晶细胞的形态等。淀粉粒一般较小，应注意淀粉粒的多少、形状、类型、大小、脐点形状及位置、层纹等特征。

根类生药的头部常附有叶柄、茎的残基或者毛茸，在粉末中可见到叶柄的表皮组织、气孔和毛茸。

2. 根茎类生药

（1）组织构造　根茎类生药包括蕨类植物、双子叶植物及单子叶植物的根茎，主要根据其中柱、维管束的类型加以辨别。

蕨类植物根茎的最外层，多为厚壁性的表皮和下皮细胞，基本组织较发达。中柱类型包括原生中柱、双韧管状中柱及网状中柱等。此外，根茎表面鳞片的形状、边缘特征也有一定的鉴别意义。

双子叶植物根茎大多有木栓层；皮层中有时可见根迹维管束；中柱维管束为无限外韧型，环列；中心有髓；少数种类有三生结构。

单子叶植物根茎的最外层为表皮；皮层中有叶迹维管束；内皮层大多明显；中柱中散有多数有限外韧维管束或周木维管束。

根茎类生药有时含有油室或油细胞，细胞后含物多为淀粉粒和草酸钙针晶束。

（2）粉末特征　与根类相似。注意鳞茎、块茎、球茎常含多量大型的淀粉粒；鳞茎的鳞叶表面常可观察到气孔。单子叶植物根茎常见环纹导管。蕨类植物根茎一般只有管胞，无导管。

3. 茎藤类生药

（1）组织构造　茎藤类生药大多为双子叶植物茎，少数为单子叶植物茎或裸子植物茎，典型区别在于其维管束的类型和排列不同。

双子叶植物茎分为草质茎和木质茎。草质茎大多有表皮；皮层为初生皮层，外侧常分化为厚角组织，有的可见内皮层；中柱鞘常分化为纤维或夹杂有石细胞；束中形成层明显；次生韧皮部大多成束状或板状；髓射线宽，髓较大。木质茎最外层多为木栓组织；皮层为次生皮层；中柱鞘厚壁细胞多连续或断续成环；形成层明显，次生韧皮部和次生木质部成筒状结构；髓射线较窄，髓较小。

单子叶植物茎最外层为表皮，基本组织内散生许多有限外韧维管束，无髓。

裸子植物茎的构造与双子叶植物木质茎相似，但木质部多为管胞，无导管，韧皮部为筛胞。

（2）粉末特征　藤茎类生药显微观察要点基本与根类、根茎类生药相同。

4. 皮类生药

（1）组织构造　皮类生药指来源于被子植物（主要为双子叶植物）及裸子植物形成层以外的部分，主要包括木栓组织、皮层和韧皮部。以茎干皮较多，根皮、枝皮较少。观察木栓组织时应注意木栓细胞的层数、颜色、细胞壁的增厚程度。皮层狭窄，是由栓内层形成的次生皮层。韧皮部占大部分，注意韧皮射线的宽度、射线平直或弯曲或偏向一边。韧皮部及皮层往往有厚壁组织存在，注意观察纤维或石细胞的形状、大小、壁的厚度、排列形式等。还应注意树脂道、油细胞、乳汁管等分泌组织及草酸钙结晶。

（2）粉末特征　皮类生药粉末显微观察要点主要有木栓细胞、纤维、石细胞、分泌组织及草酸钙结晶等。一般无木栓部的组织，如管胞、导管等。

5. 木类生药

（1）组织构造　木类生药通常从三个切面进行观察。横切面主要观察年轮为同心的环轮。木射线呈辐射状分布，注意观察木射线宽度及密度、导管与木薄壁细胞的比例及分布类型、导管与木纤维的直径及形状。径向纵切面主要观察木射线的高度、宽度及细胞类型，木射线在径向纵切面上呈横带状，与轴向的导管、木纤维、木薄壁细胞相垂直，同时注意观察导管的类型、导管分子的长短、直径及有无侵填体、木纤维的类型及大小、壁厚度、纹孔等。切向纵切面主要观察木射线的形状、宽度、高度及类型，其中宽度是指最宽处的细胞列数，高度是指从上到下的细胞层，同时观察导管、木纤维等。

（2）粉末特征　通常以导管、韧性纤维、纤维管胞、木薄壁细胞的形态特征以及细胞后含物作为其鉴别要点。

6. 叶类生药

（1）组织构造　叶类生药通常经过主脉做横切片观察表皮、叶肉及主脉维管束的组织构造，注意观察上下表皮的形状、大小、外壁、气孔、角质层厚度及细胞后含物，特别是毛茸的类型和特征。叶肉组织要注意观察栅栏组织细胞的大小、形状、列数、比例及分布。对于主脉维管束，应注意观察维管组织的形状、类型，以及周围或韧皮部外侧有无纤维层。

（2）表面制片　叶类生药的表面制片主要观察其表面细胞、气孔以及各种毛茸的全形。注意观察上、下表皮细胞的形式，垂周壁，角质层纹理；注意观察气孔的类型及副卫细胞数；注意观察非腺毛、腺毛的细胞形态、细胞壁的厚度及其表面特征。此外，通过测定栅表细胞比、气孔数、气孔指数及脉岛数，对鉴别亲缘相近的同属植物的叶，具有一定的参考价值。

（3）粉末特征　与叶的表面制片基本一致，但毛茸多碎断，粉末中还可见到叶片的横断面及细胞后含物。

7. 花类生药

花类生药可将完整的花做表面制片进行观察，也可将苞片、花萼、花冠、雄蕊或雌蕊等分别做表面切片。苞片、花萼的构造与叶相似，但其叶肉组织不甚分化，呈海绵组织状。花粉粒是花类生药鉴别的重要特征，应注意观察其形状、大小、萌发孔或萌发沟状态、外壁构造及雕纹等特征。

8. 果实类生药

（1）组织构造　果实类生药一般观察果实的组织特征，可分为外果皮、中果皮和内果皮。外果皮为1列表皮细胞，注意重要观察点同叶。中果皮为多列薄壁细胞，有细小维管束散布；内果皮变异较大。

（2）粉末特征　果实类生药主要观察外果皮细胞的形状、垂周壁的增厚状况、角质层纹理以及腺毛、非腺毛的有无及特征，同时也应注意观察中果皮、内果皮的细胞形态等特征。

9. 种子类生药

（1）组织构造　种子类生药主要观察种皮的构造。此外，种子的外胚乳、内胚乳或子叶细胞的形状、细胞壁增厚程度，以及所含脂肪油、糊粉粒或淀粉粒，也具有一定的中药鉴定意义。

（2）粉末特征　种子类生药主要观察种皮的表面观及断面形态特征。毛茸、草酸钙结晶、糊粉粒、淀粉粒、分泌组织碎片，也是种子类生药重要的鉴别特征。

10. 全草类生药

全草类生药大多为草本植物的地上部分，少数为带根的全株。通常包括草本植物的各个部位，其显微鉴定可参照以上各类生药的鉴别特征。

11. 菌类生药

菌类生药大多以子实体或菌核入药，应注意观察菌丝的形状、有无分枝、颜色、大小，团块、孢子的形态，结晶的有无、形态、大小及类型。此外，菌类生药应无淀粉粒和高等植物的显微特征。

12. 动物类生药

根据药物部位不同，动物类生药可分为动物全体、分泌物、病理产物和角甲类等类型。

对于动物全体，应注意观察皮肤碎片细胞的形状与色素颗粒的颜色，肌纤维、刚毛、体壁碎片及骨髓片的形态、颜色、大小或表面纹理等，以及鳞片的有无、纹理及角质增厚特征；对于分泌物和病理产物，应注意观察团块的颜色及其包埋物的性质特征，表皮脱落组织，毛茸及其他细胞的形状、大小、颜色等特征；对于角甲类生药，应注意观察碎片的形状、颜色、横断面和纵断面观的形态特征及色素颗粒颜色。

13. 矿物类生药

除龙骨等少数化石类生药外，矿物类生药一般无植（动）物显微特征。主要注意观察晶体的大小、直径或长径，晶形的棱角、锐角或钝角；色泽、透明度、表面纹理及方向、光洁度以及偏光显微镜下的特征等。

第四节　光学显微镜的使用

一、显微镜的简介

显微镜是生药学、生物学和医学等学科观察研究的重要工具。通过显微镜的使用，人们可以看到肉眼看不到的细小结构，使认知范围极大地扩展。显微镜的种类很多，常分为光学显微镜和非光学显微镜。光学显微镜包括单式显微镜和复式显微镜。学生实验常用的复式显微镜是研究生药细胞结构、组织特征及器官构造的重要工具。

二、显微镜的构造

复式显微镜可分为单筒镜与双筒镜。两者基本构造（图1-2-1）大致相同，可分为用以成像所用的光学系统和装置光学系统的机械系统。

1. 机械系统

（1）镜座　显微镜的基座部分，常为马蹄形，用以稳固和支持镜身。

（2）镜柱　连于镜座的直立支持部分。

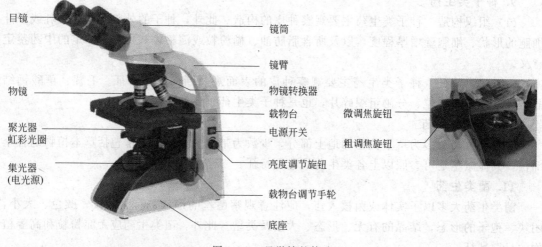

图 1-2-1　显微镜的构造

（3）镜臂　镜柱与镜筒间的连接部分，弯曲如臂，为取放镜体时的手握部位。镜柱与镜臂之间有一活动关节，可使镜体在一定范围内转动，便于观察。近年来生产的显微镜，其镜柱、镜臂多连为一体，无倾关节。

（4）镜筒　显微镜上部中空的圆孔，上端放置目镜，下端与物镜转换器相连。

（5）物镜转换器　固定在镜筒的下方。具有安装接物镜的螺旋口，转动转换器，可更换物镜，并将物镜转移到镜筒的正下方，保证物镜与目镜的光线合轴。

（6）载物台　放置标本的圆形或方形平台，中央有一通光孔。台上装有压片夹或机械移动器，用以固定或调节玻片的位置。

（7）调焦装置　为调节镜筒升降的齿轮，通过调节物镜与标本间的距离，得到清晰的物像。通常在镜臂两侧，有大小两对之分。大的一对称为**粗调焦旋钮**，转动一周可使镜筒升降 10mm 的距离；小的一对称为**微调焦旋钮**，转动一周可使镜筒升降 0.1mm 的距离。

2. 光学系统

（1）目镜　安装于镜筒上端，又称接目镜，可将物镜放大了的实像进一步放大。其上端刻有 5×、10×、15× 等字样，表示放大倍数。

（2）物镜　装在物镜转换器上，通常可分为低倍镜（4×、10×、15×）、高倍镜（40×、45×、80×）和油镜（100×）三种。

（3）聚光器　位于载物台下，用以聚集来自反光镜的光线，透过通光孔照射于标本物体上。聚光器常可上下或左右旋转，装有虹彩光圈操纵杆，可使虹彩光圈口径扩大或缩小，以控制通光量。

（4）光源　早期的显微镜使用反光镜将光线反射到聚光器上，现在使用的显微镜多采用电光源（集光器），多为 6V、10V 的碘钨灯。

三、显微镜的成像原理

显微镜主要是依据凸透镜成像原理对物体进行放大。

显微镜的目镜和物镜都可以看成是一个凸透镜。标本经过物镜第一次放大后，再通过目镜进行第二次放大。因此，我们观察实验标本时，所看到的最后物像，是经二次放大的、方向相反的倒置虚像，而物体最后的放大倍数是目镜放大倍数与物镜放大倍数的乘积。

四、显微镜的使用

1. 取镜

从镜箱中取出显微镜时,以右手握住镜臂,左手平拖镜座,保持镜筒直立向上,将显微镜平置于桌上座位的左前方,距桌缘5~6cm。

2. 对光

旋转转换器,将低倍物镜对准载物台圆孔,用左眼在目镜上观察。将反光镜转向光源,使光线射入镜筒,并调节光圈,达到视野光线清晰明朗,成为均匀而明亮的白光。若使用电光源,应接通电源,打开显微镜开关,旋转亮度调节旋钮,使光亮强度合适并充满整个视野。

3. 低倍镜观察

(1)将标本玻片放于载物台上,盖玻片朝上,使检视物对准光孔,然后用压片夹将玻片固定。

(2)先从侧面观察物镜与玻片之间的距离,并顺时针方向调节**粗调焦旋钮**,使低倍镜距离玻片0.5~1cm。然后在目镜上观察,再慢慢逆时针方向转动**粗调焦旋钮**至看到放大的物像,随后改用**微调焦旋钮**调节,直至物像最清晰为止。

(3)焦点调好后,可根据需要,移动玻片使要观察的部位处于最佳位置。在视野中看到的是检视物的倒像,因此在移动玻片时要向相反的方向移动。

此外,还可以调节聚光器及虹彩光圈,对视野内的光线进行调节。

4. 高倍镜观察

(1)在低倍镜中找到物像后,将需要放大部位移至视野中央(因高倍镜只能将视野中心的一部分放大),直接转动**物镜转换器**,将高倍镜转至中央并定位。

(2)转换至高倍镜后,正常情况下能够看到模糊的物像,只需稍微调动**微调焦旋钮**,便可看到清晰的物像。

(3)转换至高倍镜后,视野内的亮度必然比低倍镜时变暗,需要重新调节聚光器及虹彩光圈,对视野内的光线进行调节。

5. 收镜

观察结束后,应先升高镜筒或降低载物台,抽出玻片,然后转动物镜转换器,使物镜镜头与通光孔错开,再降下镜筒,用亮度调节旋钮将光源亮度降至最低,后关闭电源(或竖直反光镜)。擦净镜体,罩上防尘罩。最后,按照取镜要求对号归入显微镜的镜箱内。

五、显微镜使用的注意事项

(1)携镜时,必须右手握紧镜臂,左手托住镜座,切不可一只手提取。

(2)放置显微镜时,勿离桌边太近,镜体的倾斜度不得超过300°,防止倾倒坠地。

(3)使用单筒显微镜观察时,必须用双眼,切勿紧闭一眼。

(4)勿用污物、水、药品等沾污显微镜的各部位,保持显微镜的清洁。光学部分的灰尘必须用镜头毛刷拂去,或用吹风球吹去,再用擦镜纸轻擦,切忌用手指或其他粗糙物如纱布等擦拭,以免损坏镜面。

(5)所观察标本必须加盖盖玻片,制作带水或试剂的玻片标本,必须两面擦干再放在载物台上观察,以免溶液流出污染和腐蚀镜体。

(6)如遇机件失灵,使用困难时,绝不可强行转动,更不能任意拆修,应立即报告指导教师解决，以免造成损坏。

（7）不用时应加塑料罩，及时放入镜盒内。

第五节　临时制片技术

一、植物制片技术简介

在自然状态下，即使利用显微镜也无法观察到植物体的内部组织构造，必须经过特殊的技术手段，将要观察的植物材料做成极薄的片状体，使光线能通过待观察的材料，才能利用显微镜对植物组织结构进行观察研究。植物制片技术是一种将生物材料制成适于在光学显微镜下观察的极薄片状体的技术与方法。

植物制片技术的方法很多，可根据保存的时间分为两种类型：一种是临时制片，另一种是永久制片。永久制片是一种使切片长期保存的制片手段，必须经过固定、脱水、透明、包埋、切片、染色、封藏等复杂的制作过程。而临时制片则是为满足临时观察研究需求，不需要长时间保存的一种简便方法，它是教学科研中常用的一种方法。临时制片的方法很多，主要包括临时装片法、徒手切片法、粉末制片法、涂片制片法、压片制片法、整体封藏制片法、组织离析制片法等。

二、植物临时制片方法

1. 临时装片法

临时装片法主要用于植物的表皮层观察，取活体待观察的植物组织（徒手切片法、表皮或一些低等植物等小型实验材料），用尖头镊取一小块表皮，迅速平铺在载玻片的水滴或染剂上，用盖玻片盖上，避免气泡，除去多余水分，即可观察。其优点是可以保证材料的生活状态和天然色泽，一般多作为临时观察或用某些化学试剂做组织化学反应。

2. 徒手切片法

徒手切片法是指用剃刀或保险刀片，将新鲜材料或预先固定好的材料切成薄片，不经染色或经简单染色，制成水装片后进行临时观察。一般是先将材料切成 2～3cm 小段，坚硬的材料可用水煮、50%乙醇-甘油（1∶1）浸泡，软化后再切片。切片时，左手拇指和食指夹住材料，用中指托起，材料要高于手指。将刀口放在外缘 1/4 处，刀片贴切面平拉，注意不要来回拉锯。切下的薄片用湿毛笔转移至盛水的培养皿中，选择最薄的切片在载玻片上观察。

此方法的优点是不需要复杂的设备，方法简便，制片迅速，而且能观察到植物组织的天然色泽和活体结构，常用于研究植物解剖结构、细胞组织化学成分等，能够较快地得到结果；其缺点是对于体积过小、太软、太硬的材料则难于切片，而且不能制作连续切片。

3. 粉末制片法

粉末制片法是用于制备粉末性生药、以生药粉末制备的中成药及其原料药材料末的显微鉴定制片法。一般是先将药材烘干、粉碎、过 5～6 号筛。取粉末适量，加水（不透化，观察淀粉粒）或水合氯醛，加热、透化，再加稀甘油（观察细胞、草酸钙结晶等细胞后含物），或加乙醇（观察橙皮苷或菊糖团块）。

4. 涂片制片法

涂片制片法主要用于果肉、汁液、微生物等无固定组织结构的样品。取一干净载玻片，将一滴待观察样品滴在载玻片左侧，用另一干净载玻片的窄边接触样品，使液态样品沿两片载玻片接触处展成一条细线，再迅速将上边载玻片以45°角向右侧推动，即在第一张载玻片上形成一薄层样品膜，可自然风干待用。

5. 压片制片法

压片制片法是将植物的器官或组织经过处理后压在载玻片上，使细胞成一薄层，便于进行观察的一种制片方法。该方法主要适用于植物的幼嫩器官，如根尖、茎尖或幼叶，用以观察与研究植物染色体。

该方法是将一些幼嫩、柔软的材料置于载玻片上，加染液一滴，盖上载玻片，用拇指垂直用力挤压，使组织散成一薄片，再进行观察，如观察植物根尖染色体或花粉发育阶段。

6. 整体封藏制片法

整体封藏制片法不经过切片步骤，将小而扁平的植物材料全部封藏起来，因此用此方法制作的玻片标本可显示出植物或植物某部分器官的整体。该方法一般用于微小或扁平的材料，如丝状或叶状的藻类、菌类、蕨类的圆叶体、孢子囊、纤小的苔藓植物，以及被子植物的表皮、花粉粒、幼胚等幼小的器官。

7. 组织离析制片法

组织离析制片法是用各种化学药剂或机械等处理，使组织细胞的胞间层溶解，细胞彼此分离，最终获得分散的、单个的完整细胞，以便观察不同组织的细胞形态或特征。经离析的材料可以制作装片观察，也可制成永久玻片标本长期使用。

离析液的种类很多，需要根据不同的植物材料适当选用。铬酸-硝酸离析法是以10％铬酸和10％硝酸等量混合而成的溶液作为离析液，主要用于木质化的组织，如导管、管胞、纤维等；浓硝酸法是以30％～40％浓硝酸作为离析液，主要用于木材坚硬的材料；盐酸-草酸铵离析法是以盐酸-酒精溶液作为离析液，作用较为缓和，适用于草本植物的髓、薄壁细胞和叶肉组织等柔软材料；氢氧化钠透明离析法通常以5％～10％氢氧化钠作为离析液，是目前最简单的离析方法，氢氧化钠的浓度选择可随材料坚硬程度适当增加。

第六节　生物绘图技术

生物绘图技术是学习植物形态解剖和植物分类必须掌握的技能和技巧，通过绘图可以帮助理解植物体外部形态和内部结构的特征，能准确反应植物的某些典型细节和种间区别。

生物绘图不同于美术图，要求科学性和准确性，即所绘图大小比例要力求准确，不能作艺术上的夸张。因此在绘图前必须掌握植物学基本知识，认真观察清楚所绘对象，选择具有代表性的植物标本，以保证所绘形态结构的准确性。在此基础上，通过版面和布局的构思，注意对比和统一，力求构图时突出重点、兼顾一般、布局合理，使绘出的图形达到科学性和艺术性的统一。

生物绘图是黑白点线图，采用圆点的疏密和粗细均匀的衬影线条描绘成图像，线条要光滑均匀，打圆点时笔要垂直，点要圆而细，忌用涂抹阴影的方法代替点线。应注意轻重适宜、有疏有密、层次分明，以统一体现整体和突出重点。

生物绘图一般是绘制墨线图，用具较为简单。①笔：实验报告绘图只用铅笔，常用2H～3H硬性铅笔勾画图形的轮廓，用HB中性铅笔描绘物象；如为印刷或出版物绘图，则常用钢笔或专用绘图笔。②纸：实验报告常用无格的实验报告纸；如为印刷或出版物绘图，则用专用绘图硫酸纸。③其他用具有直尺、比例尺、绘图橡皮等。此外，如为了印刷或出版需用钢笔在硫酸纸上绘图，则需准备绘图专用黑墨水（最好带有蘸水器）、遮护板、双面刀片等。

一、生物显微绘图方法

1. 生物显微绘图的基本步骤要点

生物显微绘图是在显微镜观察的基础上，绘制出植物细胞、组织和器官内部构造的特征，包括绘制组织详图和简图；器官内部构造图又分为横切面图、纵切面图和表面观图。

（1）绘图前首先要确定图的合理布局，可根据绘图数量及图纸大小来安排图的位置、确定图的大小。在图的右侧要留出注字位置，下方留出书写图题的地方。在允许范围内，应充分放大，以便能清楚地表示各部分的结构特点和相互关系。

（2）先绘草图，用削尖的 HB 铅笔轻轻在图纸上勾画出图形轮廓，以便于修改。勾画草图时要注意图的轮廓和各部分比例是否与实物相符合。

（3）草图经修改后，正式用 2H 硬铅笔，按顺手方向用线条一笔勾出细胞轮廓，线条要粗细均匀、光滑清晰、接头处无痕迹。

（4）图内明暗和颜色深浅应用不同密度的小圆点来表示。

（5）图注最好在图右侧，用平行线引出，一律用正楷字体书写，整齐一致。

（6）绘图和文字一律用黑色铅笔，不要用钢笔、有色水笔或圆珠笔绘图或书写。

（7）实验题目写在绘图报告纸上方，图题及所用材料名称和部位写在图下方，并注明放大倍数，如 10×40。

（8）图纸上要保持整洁。

2. 组织简图的绘制

组织简图是用线条表示各种组织的界限，用特定的符号表示某些特殊组织类型和特征，无需绘出细胞形状的方法绘制的构造图。如图 1-2-2 所示为组织简图代表符号。

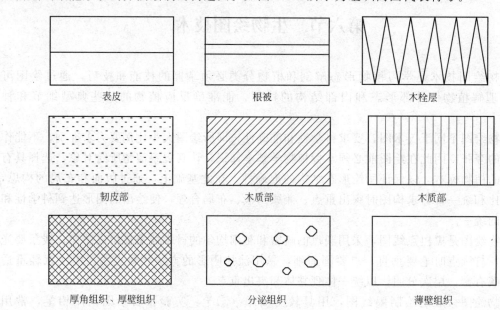

图 1-2-2　组织简图代表符号

3. 组织详图的绘制

组织详图是以细胞的详细形状和特征（细胞壁厚度、增厚的层纹、典型内含物等）以及分布特点绘制的器官、组织、细胞的构造图。

组织详图包括器官构造图、解离组织图、组织粉末图等，其中器官构造图可根据要求和观察内容绘制全图和局部图。图1-2-3为鸢尾属植物幼根横切面的部分组织详图。

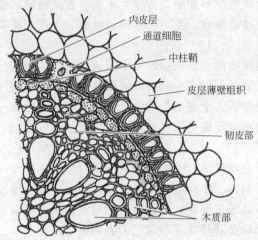

内皮层
通道细胞
中柱鞘
皮层薄壁组织
韧皮部
木质部

图 1-2-3　鸢尾属植物幼根横切面的部分组织详图

二、植物形态图的绘制要求与步骤

原植物形态图包括植物全株图和器官形态图。首先要挑选完好、有代表性的标本，绘图时，应结合标本的特点，将构思、构图、统调、渐层、对称、对比、比例、虚实等原理灵活地运用到画图中，使画图达到科学性和艺术性的完美统一。通常步骤如下：①根据比例确定位置；②勾出轮廓；③实描；④衬影；⑤注字。

1. 绘图方法

（1）勾绘轮廓法　此法适宜描绘鲜活全株标本。具体方法是：将植物标本放在灯光与墙壁之间，在墙壁上映出的标本影子上蒙一张白纸，描出影子的轮廓，然后根据标本的特征仔细绘制、修改并填绘细部结构。此法的特点是方便、快捷，中心部位误差小，但是边缘的误差较大，因此必须注意投射的影子不宜太大。

（2）蒙绘轮廓法　此法适宜绘制大型复叶标本，因为复叶尤其是小叶形小而多的类型，叶片较大，对照绘制过于琐碎。具体方法是：将复叶平铺并固定在桌上，用透明纸蒙覆在标本上勾绘轮廓，然后对照标本进行加工修改并填绘细节部分。此法的特点是方便、准确。

（3）透光绘制法　此法适宜已经压干，尚未上台纸的标本。具体方法是：将标本置于透图桌上（桌面中央为玻璃，下面安装一只灯泡），标本上蒙一张薄而质优的绘图纸，打开灯光即可描出轮廓，然后对照标本再加工。此法的优点是植物的质地、厚薄特征明显。

（4）按比例绘制法　此法较为常用。具体方法是：首先熟悉标本的整体形态和各部分特征，用卡尺或比例尺量取各部分的长和宽，分别标于纸上，绘出轮廓，然后再填绘各部分的微细特征。

以上方法在绘图过程中，可以结合标本的实际情况灵活使用。

2. 绘制形态图的注意事项

（1）根　根通常向下生长，自上而下渐细。绘图要突出主根的形状、长短，侧根和纤维根的生长部位，如有块状、纺锤状、球状膨大部分，应作为重点放在明显的位置，描绘清楚，肥厚多汁的圆锥根、圆球根或圆柱根，宜用光滑流利的线条表现，用反光表现其质地。如为攀缘根、寄生根等变态根，还应明确绘出被攀附物体或寄主。可用圆点的疏密或平行线的长短表示某些较暗部位。

（2）茎　注意茎的形状、质地、分枝情况和表面特征。幼茎和草质茎比较柔软多汁，绘图线条要圆滑流利，阴影线要少而细滑；多年生木质茎表面粗糙，裂纹较多，要用刚硬线条表现其明暗和质地。还应注意腺点、毛茸、卷须、叶痕、皮孔、枝刺、裂纹等特征。采用疏密、明暗等手法表现分枝情况。

（3）叶　叶形是鉴别植物的重要依据，可采用透光绘制法和按比例绘制法相结合准确绘制，向光一侧的叶缘用线要细，背光一侧的叶缘用线稍粗。主脉从叶基用双线向叶端逐渐过渡至单线，下表面侧脉用单线，上表面侧脉向光一侧用细线，背光一侧用粗线分出明暗，用渐细的单线画向叶缘，细脉则用极细的线条绘出。用线、点的粗细、疏密表现叶的质地。用短线条勾出叶表面的毛茸等。

（4）花　先画外形，花瓣较薄，一般不用或少用衬影。花萼常用衬影，并用衬影表现花萼上毛茸等附属物的虚实明暗。雄蕊应根据其数目、长短、离合情况来绘制。花药的背光一侧常用衬影。雌蕊应根据其子房形状、花柱粗细长短、柱头分裂数目来绘制。如绘花的剖面图，注意不可缺少花各部分尤其是花萼和花冠的剥离痕迹。

（5）花序　首先根据花序的外形和小花的排列方式、开花顺序绘出轮廓。如花轴上的小花较大如轮伞花序，应将面朝绘图者较近的花仔细刻画，背着绘图者较远的花虚描；花轴上的小花较小如伞形花序，则不必细画出每朵小花，只需绘出大概外形。花序轴已开放的小花应细画，未开放的小花画出轮廓即可。

（6）果实和种子　肉质果如浆果、瓠果、梨果等富含液汁，线条应光滑流畅，少用衬影；果皮如有白粉如葡萄、苹果等，用小点衬影；坚果果皮坚硬，用刚性线条绘其表面；翅果用柔性线条表现其果翅；果皮上如有腺点，可用大小不一的小点衬影。种子形态图的绘制基本方法和要求同果实。

在绘制植物分类插图时，应注意将各器官合理地安排在一幅图中，通常是将完整植株或枝条作为主体绘制，留下部分空间绘出部分重要器官如花、果实或种子，以利于鉴别，有些叶的特征如蕨类植物叶的孢子囊群，也应绘出部分放大图。

第七节　生药的理化鉴定

生药的**理化鉴定**（physico-chemical identification）是利用物理或化学的分析方法，对生药中所含有效成分或主要成分进行定性和定量分析，以鉴定其真伪和品质优劣的一种方法。生药的理化鉴定技术发展很快，新的分析手段和方法不断出现，是确定生药真伪优劣和控制生药质量最为重要的技术手段。现将常用的生药理化鉴定方法包括一般理化鉴定、分光光度法和色谱法。

一、一般理化鉴定

1. 物理常数
一般理化鉴定的物理常数包括相对密度、旋光度、折射率、硬度、黏稠度、沸点、凝固点、熔点等，这对挥发油油脂类、树脂类、液体类生药（如蜂蜜）和加工品类（如阿胶）等生药的真实性和纯度的鉴定，具有重要的意义。

2. 呈色反应

利用生药的化学成分能与某些试剂产生特殊的颜色反应来进行鉴别。一般在试管中进行，亦可直接在生药断面或粉末上滴加试液，观察颜色变化以了解某成分所存在的部位。如将马钱子胚乳薄片置于白瓷板上，加1‰钒酸铵的硫酸溶液1滴，迅速显紫色（显示含有士的宁）；另取切片加发烟硝酸1滴，显橙红色（显示含有马钱子碱）。

3. 沉淀反应

利用生药的化学成分能与某些试剂产生特殊的沉淀反应来鉴别。如赤芍用水提取，滤液加三氯化铁试液，生成蓝黑色沉淀。

4. 泡沫反应和溶血指数的测定

利用皂苷的水溶液振摇后能产生持久性的泡沫和溶解血液中红细胞的性质，可测定含皂苷类成分生药的泡沫指数或溶血指数，以此作为质量指标。

5. 微量升华

利用生药中所含的某些化学成分在一定温度下能升华的性质获得升华物，在显微镜下观察其结晶形状、颜色及化学反应作为鉴别特征。如大黄粉末升华物有黄色针状（低温时）、树枝状和羽状（高温时）结晶，在结晶上加碱液则结晶溶解呈红色，可进一步确证其为蒽醌类成分。薄荷的升华物为无色针簇状结晶（薄荷脑），加浓硫酸2滴及香草醛结晶少许，显黄色至橙黄色，再加蒸馏水1滴即变紫红色。牡丹皮、徐长卿根的升华物为长柱状或针状、羽状结晶（牡丹酚）。斑蝥的升华物（30～140℃）为白色柱状或小片状结晶（斑蝥素），加碱液溶解，再加酸液又析出结晶。

6. 显微化学反应

显微化学反应指细胞及其代谢产物与一定的化学试剂作用，所发生的颜色变化、沉淀产生、结晶生成、气体逸出等一系列化学反应现象。实验时将生药的干粉、切片或浸出液少量，置于载玻片上，滴加某些化学试液，在显微镜下观察反应结果。如黄连粉末滴加稀盐酸，可见针簇状小檗碱盐酸盐结晶析出；穿心莲叶用水湿润，制作横切片，滴加乙醇后加Kedde试液，叶肉组织显紫红色（显示穿心莲内酯类的不饱和内酯环反应）。

7. 荧光分析

利用生药中所含的某些化学成分在紫外光或自然光下能产生一定颜色的荧光的性质进行鉴别。通常直接取生药饮片、粉末或浸出物在紫外光灯下进行观察。例如黄连饮片的木质部显金黄色荧光；秦皮的水浸液显天蓝色荧光（自然光下亦明显）。有些生药本身不产生荧光，但用酸、碱或其他化学方法处理后，可使某些成分在紫外光灯下产生荧光。例如芦荟水溶液与硼砂共热，所含芦荟素即发生反应显黄绿色荧光。有些生药表面附有地衣或真菌，也可能有荧光出现。利用荧光显微镜可观察生药的荧光及中药化学成分存在的部位。

二、分光光度法

分光光度法是通过测定被测物质在特定波长或一定波长范围内的吸收度进行定性和定量分析的方法。生药分析中常用的分光光度法有紫外-可见分光光度法、红外分光光谱法、原子吸收分光光度法等。

1. 紫外-可见分光光度法

紫外-可见分光光度法（ultraviolet-visible spectrophotometry）是根据有机分子对200～

760m 波长范围电磁波的吸收特性所建立的光谱分析方法。此法不仅能测定有色物质，对有共轭双键等结构的无色物质也能测定，具有灵敏、简便、准确的特点，既可作定性分析又可作含量测定。生药中含有紫外吸收的成分或本身有颜色的成分，在一定的浓度范围内，其溶液的吸收度与浓度符合朗伯-比尔定律，均可以采用该方法进行分析。有些成分本身没有吸收，但加入合适的显色试剂显色后也可用此法测定。该方法适于测定生药中的部位成分，如总黄酮、总蒽醌、总皂苷的测定。

2. 红外分光光谱法

红外光谱（infrared spectrophotometry）的专属性强，几乎没有两种单体的红外光谱完全一致，因此红外光谱可用于对生药成分的定性鉴别。

3. 原子吸收分光光度法

原子吸收分光光度法（atomic absorption spectrophotometry）的测定对象是显原子状态的金属元素和部分非金属元素，如铅、镉、砷、汞、铜等，这是目前用于测定生药和生药制品中微量元素的常用方法之一。

三、色谱法

色谱法（chromatography）根据分离原理分为吸附色谱法、分配色谱法、离子交换色谱法与排阻色谱法等；根据分离方法又分为纸色谱法、柱色谱法、薄层色谱法、气相色谱法、高效液相色谱法等。薄层色谱法是生药理化鉴别中最为重要的定性鉴别方法；气相色谱法和高效液相色谱法则是最为常用的定量分析方法。

1. 薄层色谱法

薄层色谱法（thin layer chromatography，TLC）是将供试品溶液点于薄层板上，在展开容器内用展开剂展开，使供试品中的化学成分分离，所得色谱图与对照物同法获得的色谱图对比，从而达到鉴别目的。对照物包括化学对照品、对照提取物或对照药材。对于有色物质，直接观察色斑；对于无色物质，可在紫外光（254nm 或 365nm）下检视，或喷以显色剂加以显色，或在薄层硅胶中加入荧光物质，采用荧光猝灭法检视。采用薄层扫描仪则可以进行含量测定，但由于分离效能、检测灵敏度、准确度及重复性等的限制，薄层扫描法已很少应用于生药的定量分析。

2. 气相色谱法

气相色谱法（gas chromatography，GC）是采用气体为流动相（载气）进行分离的色谱分析方法，最适用于分析含挥发油及其他挥发性成分的生药。氮、氦、氢可用作载气；色谱柱为填充柱或毛细管柱；检测器有火焰离子化检测器（flame ionization detector，FID）、热导检测器（thermal conductivity detector，TCD）、氮磷检测器（nitrogen-phosphorus detector，NPD）、火焰光度检测器（flame photometric detector，FPD）、质谱检测器（mass spectrometric detector，MSD）、电子捕获检测器（electron capture detector，ECD）等。气相色谱-质谱联用技术（LC/MS）适于分析挥发油的组成。

3. 高效液相色谱法

高效液相色谱法（high performance liquid chromatography，HPLC）是采用高压输液泵将流动相泵入装有填充剂的色谱柱中，对供试品进行分离测定的色谱分析方法。最常用的填充剂为十八烷基硅烷键合硅胶；流动相可以采用固定比例或按规定程序改变比例（梯度洗脱）的溶剂组成；最常用的检测器是紫外检测器（ultraviolet detector，UVD）和二极管阵列检测器（diode array detector，DAD），荧光检测器（fluorescence detector，FLD）、蒸发光散射检测器（evaporative light scattering detector，ELSD）、示差检测器（refractive index detector，RID）、电化学检测器（electrochemical detector，ECD）、质谱检测器（MSD）等也常使用。

高效液相色谱法具有分离效能高、分析速度快、重现性好、灵敏度和准确度高等优势，是生药含量测定的首选方法。随着仪器的普及化以及蒸发光散射检测器和质谱检测器的商品化，HPLC 在生药分析中的应用更加广泛。高效毛细管电泳（high performance capillary electrophoresis，HPCE）和毛细管电色谱（capillary eletrochromatography，CEC）等色谱分析方法在生药分析中也具有应用价值。

第八节　天然药物常用提取方法

天然药物的化学成分非常复杂，化学结构、理化性质及含量都差别很大。天然药物化学成分的提取是用适当的溶剂或适当的方法将化学成分从天然药物的组织中抽提出来的过程，是天然药物生产的前处理过程。本节主要介绍目前最常用的提取方法，包括溶剂提取法、水蒸气蒸馏法、升华法和超声波提取法四种。

一、溶剂提取法

1. 溶剂提取法的原理

天然药物成分的提取，多采用溶剂提取法，根据天然药物中各种成分在溶剂中的溶解度大小遵循"相似相溶"原理而进行。选用对有效成分溶解度大，对无效成分或杂质溶解度小的溶剂，通过溶剂浸润、溶解、扩散的过程，将有效成分从天然药物组织内部溶解出来。

应用溶剂提取法时，所用溶剂可以是单一溶剂，如水或乙醇；也可以是多种溶剂分步提取，即选择两种以上不同极性的溶剂，由低极性到高极性，根据各成分在不同溶剂中溶解度的差异分步提取，达到初步分离的效果；还可以采取混合溶剂进行提取，使之极性更适应所提取成分的溶解度要求。

2. 常用提取溶剂的分类与选择

天然药物的提取应根据欲提取成分的亲水性与亲脂性选择与之相适应的溶剂。实验室常用有机溶剂的极性由弱到强的顺序可表示如下：

石油醚（低沸点→高沸点）＜四氯化碳＜苯＜二氯甲烷＜乙醚＜三氯甲烷＜乙酸乙酯＜正丁醇＜丙酮＜乙醇＜甲醇＜乙腈＜水＜吡啶＜乙酸。

通常我们将溶剂分为水（强极性溶剂）、亲水性有机溶剂及亲脂性有机溶剂三大类。

（1）水　水是一种强极性溶剂。可提取天然药物中亲水性的成分，如无机盐，糖类（单糖、低聚糖及淀粉、树胶、黏液质等），鞣质，氨基酸，蛋白质，有机酸盐，生物碱盐及各种苷类。另外，可用酸水提取碱性成分，如生物碱；也可用碱水提取含羧基或羟基的成分，如有机酸、黄酮、蒽醌、内酯、香豆素以及酚类。水作为提取溶剂，优点是廉价、无毒、易得，适用范围广；缺点是沸点高，专属性差，提取物杂质较多，过滤及浓缩较困难，提取液易霉变、变质，不易保存。

（2）亲水性有机溶剂　亲水性有机溶剂是指与水能混溶的有机溶剂，如甲醇、乙醇、丙酮等。其中以乙醇最为常用。乙醇对药材细胞的穿透力较强，溶解性能较好。亲水性成分（除强亲水性的蛋白质、黏液质、果胶、淀粉和部分多糖外）和亲脂性成分大多能在乙醇中溶解。此外，用乙醇提取，可抑制酶的活性；提取液不易降解、发霉、变质；提取后溶剂可以回收利用，且毒性小，来源方便。

（3）亲脂性有机溶剂　亲脂性有机溶剂是指与水不能混溶的有机溶剂，如石油醚、二氯甲烷、氯仿、乙醚、乙酸乙酯等。这些溶剂的选择性强，不容易提取出亲水性杂质。但这类溶剂对植物组织的透入能力较弱，往往需要长时间、多次反复才能取得较好的提取效果。并且这类溶剂挥发性大，多易燃，一般有毒，价格较贵。因此，当大量提取天然药物时，直接应用此类溶剂有一定的局限性。

另外，溶剂选择时还需要注意以下三点：

① 溶剂不能与待提取成分发生不可逆的反应；

② 溶剂对待提取成分的溶解度需要远大于对杂质的溶解度，或反之；

③ 溶剂要经济、易得，使用安全，便于回收及重复利用。

3. 常用溶剂提取方法

（1）浸渍法（maceration）　取药材粗粉，在常温或加热（<80℃）的条件下，置于适宜容器中，加入适量溶剂，密闭，不断搅拌或振摇，浸渍3～5天，使有效成分浸出，滤过。药材再加入适量溶剂浸泡2～3次，使有效成分大部分浸出。然后将药渣充分压榨、滤过，合并滤液，经浓缩后可得提取物。

本法适用于有效成分遇热易被破坏，或含有大量多糖、淀粉、树胶、果胶和黏液质的天然药物的提取。本法操作简便，但缺点是提取时间长，溶剂用量大，提取效率不高。若用水作为溶剂时易发霉、变质，需加入适量的三氯甲烷、正丁醇等作为防腐剂。

（2）渗漉法（percolation）　将药材粗粉放在有盖容器内，再加入药材粗粉量60%～70%的浸出溶剂均匀湿润后，密闭，放置15min至数小时，使药材提前充分膨胀后备用。取渗漉筒，一般为圆柱形或圆锥形。另取脱脂棉一团，用浸出液润湿后，铺垫在渗漉筒的底部，然后将已湿润膨胀的药材粗粉分次装入渗漉筒中，每次装药后，均须摊匀压平。药粉装完后，用滤纸或纱布将药材面覆盖，并加一些玻璃等重物，以防加入溶剂时药粉被冲浮起来。然后向渗漉筒中缓缓加入溶剂，应注意需要先打开渗漉筒下方浸液出口的活塞，以排除

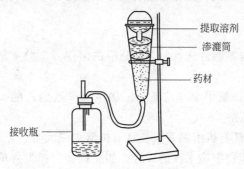

提取溶剂
渗漉筒

药材

接收瓶

图 1-2-4　渗漉法示意图

筒内空气。待溶液自下口流出时，关闭活塞。流出的溶剂应再倒回筒内，并继续添加新溶剂至高出药粉表面数厘米，加盖放置数小时，使溶剂充分渗透扩散。开始渗漉时，漉液流出速度以每秒1～2滴为宜。渗漉过程中需随时补充新溶剂，使药材中有效成分充分浸出。药材粉末与渗漉溶剂的用量的比例一般为1∶4～1∶8。

本法因随时添加新溶剂，故植物细胞内外保持较大的浓度差，提取效率较高，既适用于预试提取也适用于大规模提取。但本法的缺点是溶剂用量大，耗时长。实验装置见图1-2-4。

（3）煎煮法（boiling）　取药材饮片或粗粉，置于适当容器中，加水浸没药材，充分浸泡后，加热煎煮，待药液沸腾后，继续保持微沸一定时间，然后进行过滤，得到水煎液。药渣再加适量水，重复操作数次至水煎液味淡薄为止。合并各次水煎液，浓缩即得提取物。一般需煎煮2～3次，煎煮的时间可根据药材的量及质地而定。对少量质松、轻薄的药材，第一次可煮沸20～30min，而对于量多或质地坚硬的药材，第一次煎煮1～2h，第二、三次煎煮时间可酌情减少。

该法是最传统的提取方法，简便易行，但水溶性杂质较多，水煎液也易发霉，且挥发性或受热易被破坏的成分不宜用此法。

（4）回流提取法（refluxing） 将药材粗粉装入圆底烧瓶内，添加溶剂使没过药材表面1～2cm，烧瓶内药材及溶剂的总量一般不超过烧瓶容积的2/3。烧瓶上方连接冷凝管，置于水浴中或电热套中加热回流一定时间，电热套加热温度不可太高，煮沸后能维持微沸回流即可。滤出提取液，药渣再添加新溶剂回流提取。一般需提取3次，合并提取液，减压蒸馏回收溶剂即得提取物。大量提取时，一般使用有蒸气加热隔层的提取罐。

此法提取效率比冷浸法高，但溶剂用量也大，操作也较复杂，受热易被破坏的成分不宜用此法。

（5）连续回流提取法（索氏提取法，Soxhlet） 实验室常用的连续提取装置为索氏提取器（图1-2-5），共分三部分，上部是冷凝管，中部是带有虹吸管的提取筒，下部为圆底烧瓶。三部分通过磨口严密连接。先将研细的药材粉末装入滤纸筒中，轻轻压实，以少量脱脂棉盖住上端，然后放入提取筒中，再将提取筒下端和盛有适量提取溶剂的烧瓶连接，上端接上冷凝管。安装完毕后，水浴加热，当溶剂沸腾时，蒸汽通过提取筒旁的侧管上升到达冷凝管中，被冷凝成为液体后，滴入提取筒中，当筒中液体的液面超过虹吸管的最高处时，由于虹吸作用，提取液自动全部流入烧瓶中，烧瓶内的溶液再受热汽化上升，而被溶出的中药成分因不能汽化而留在烧瓶中，如此循环提取，直至药材中的可溶性成分大部分提出后为止，一般需要数小时才能完成。

该法与回流提取法相比，所需溶剂量较少，提取也较完全，但提取受热时间长，受热易被破坏的成分不宜采用此法。

二、水蒸气蒸馏法

水蒸气蒸馏法（steam distillation）适用于具有挥发性，能随水蒸气蒸馏而不被破坏，且难溶或不溶于水的成分提取。这类成分沸点在100℃以上，且在约100℃时有一定的蒸气压。当与水一起加热，其蒸气压和水的蒸气压总和为一个大气压时，液体开始沸腾，水蒸气将挥发性成分一并带出。馏出液经冷凝往往分出油水两层，将油层分出即得挥发性成分。

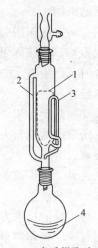

图1-2-5 索氏提取法
示意图

1—素瓷套筒（或滤纸套筒，存放固体）；2—蒸汽上升管；3—虹吸管；4—萃取用溶剂

首先根据所欲提取的挥发油的密度选择合适的挥发油提取器，然后称取适量药材装入烧瓶中，加入蒸馏水及沸石，振摇混合后，连接提取器和冷凝管，自冷凝管上端加水使充满测定器的刻度部分并溢流入蒸馏瓶时停止。大功率加热至沸后，开始有挥发油形成，调小功率，待油量不再增加，静置1h后，放水分层，油层下降至上端与刻度"0"线平齐，读取挥发油量，计算生药量（mL·g^{-1}），尽量放出水层，接收挥发油，加入无水硫酸钠干燥，密闭、遮光保存。

该法主要用于挥发油的提取，也可用于某些小分子生物碱（如麻黄碱、槟榔碱）和小分子酚性物质（如丹皮酚等）的提取。但该法需要将原料加热，不适用于受热易被破坏的成分的提取。

三、升华法

某些固体化学成分受热直接变成气态，遇冷后又凝固为固体的性质称为升华。此法简单易行，但具有升华性的化学成分较少，仅见于少数单萜类、生物碱类、游离羟基蒽醌、香豆素和有机酸类等成分。如樟木中的樟脑、茶叶中的咖啡因、大黄中游离蒽醌类、牡丹皮中的丹皮酚等。升华法虽然简单易行，但中草药炭化后，往往产生挥发性的焦油状物，黏附在升华物上，不易精制除去。其次，化学成分往往升华不完全，产率低，有时还伴随有分解现象。故实际应用受到限制。

四、超声波提取法

超声波提取技术（ultrasonic extraction）是近年来应用于天然药物有效成分提取的有效方法。超声波是指频率在声频以上，即 $20\sim50\text{MHz}$ 电磁波，它是一种机械波，需要能量载体——介质来进行传播。

超声波提取药材的原理主要包括机械作用、空化作用及热学作用。

（1）机械作用　它是指超声波在介质中传播可以使介质在其传播空间内产生振动，从而强化介质的扩散、传质。超声波的机械作用可以粉碎液体中的颗粒，使细胞组织变形，破坏介质的结构。

（2）空化作用　它被认为是超声提取的主要机制，是指液体中的微小气泡在超声作用下产生振动，在液体中形成空腔，当声压达到一定值时，气泡迅速膨胀，然后突然闭合，气泡闭合时可产生强大的冲击波。利用超声的空化作用可以破坏植物细胞壁，有助于有效成分的溶出与释放。

（3）热学作用　它是指超声波在介质中传播的过程中，其声能可以不断被介质的质点吸收，所吸收的能量大部分转化成热能，从而使介质本身和药材组织温度升高，加速有效成分的溶解。

此外，超声波的一些次级效应，如乳化、扩散、击碎、化学作用等也会促进有效成分的溶解、扩散。

与传统的提取方法比，超声波提取法具有提取速度快、提取效率高、无需高温加热、溶剂用量少、操作简单易行等优点，对绝大多数的中药材提取均适用。

第九节　天然药物常用分离方法

一、溶剂萃取法

1. 溶剂萃取法的简介与原理

溶剂萃取法（extraction）是在提取液中加入一种与其不相混溶的溶剂，充分振摇从而增加两相接触的机会，使原提取液中的某种待分离成分逐渐转移到加入的溶剂中，而其他成分仍留在原提取液中，如此反复多次操作，将所需成分萃取出来的分离方法。

溶剂萃取法的原理是利用待分离的混合物中各组分在两种互不相溶的溶剂中的分配系数不同而实现分离的。根据分配定律，在恒定的温度和压力下，溶质在两相互不相溶的溶剂中达到分配平衡时，如果其在两相中的分子量相等，则其在两相中的浓度之比为常数，即分配系数 K：

$$K = C_U/C_L \tag{1-1}$$

式中，K 代表分配系数；C_U 代表溶质在上相溶剂中的浓度；C_L 代表溶质在下相溶剂中的浓度。

混合物中各成分在同一萃取系统的两相溶剂中分配系数各不相同。萃取时若混合物中各成分在两相溶剂中分配系数相差越大，则萃取分离效果越好。我们用分离因子 β 来表示分离的难易，β 为 A、B 两种溶质在同一溶剂系统中分配系数的比值，即：

$$\beta = K_A / K_B (K_A > K_B) \tag{1-2}$$

一般情况下，当 $\beta \geqslant 100$ 时，仅需一次萃取即可达到基本分离；当 $10 \leqslant \beta < 100$ 时，则需萃取 10～12 次才能达到分离；当 $\beta < 2$ 时，则需 100 次以上萃取才能实现基本分离；当 $\beta \approx 1$ 时，即表示两种物质分配系数相近，该溶剂系统无法实现分离。

2. 溶剂萃取法的分类与选择

溶剂萃取法常分为简单萃取法、pH 梯度萃取法和固相萃取法。

（1）简单萃取法　该法是实验室最常用的初步分离技术。简单萃取一般是在分液漏斗、下口瓶或萃取罐中进行，实验室小量萃取大多是在分液漏斗中进行（见图 1-2-6），如果从水提液中萃取脂溶性成分，则可以选用环己烷、二氯甲烷或乙醚-水混合溶剂等。如果从水提液中萃取亲水性成分，一般选用乙酸乙酯、正丁醇等有机溶剂。

（2）pH 梯度萃取法　pH 梯度萃取法是通过依次改变溶液的 pH，从而改变待分离物质的溶解度，利用液-液萃取实现有效分离的一种方法。其基本原理为：利用有机酸和有机碱在游离态和成盐态时溶解度的差别来实现的。

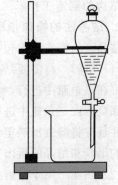

图 1-2-6　简单萃取装置图

pH 梯度萃取法通过逐级改变溶液的 pH，从而使酸性强弱不同的有机酸或碱性强弱不同的有机碱得以分离。天然药物中蒽醌类、黄酮类、生物碱类化合物均可采用此方法进行分离。例如采用 pH 梯度萃取法分离酸性强弱不同的黄酮类成分时，可用 pH 由低至高的碱性缓冲溶液作萃取剂依次萃取，可使酸性由强到弱的黄酮类成分被分别萃取出来。

（3）固相萃取法　固相萃取法（solid-phase extraction）是近年来发展起来的一种样品预处理技术，该技术是由液固萃取和液相色谱技术结合发展而来，主要用于样品的分离、纯化和浓缩。固相萃取的原理就是利用固体吸附剂将液体样品中的目标化合物吸附而留在固体表面，其他干扰组分则随样品母液通过萃取柱，然后再用适当的洗脱液将目标化合物洗脱下来，从而达到分离和富集目标化合物的目的。固相萃取作为样品前处理技术，在实验室中得到了越来越广泛的应用。相对于传统的液-液萃取法，固相萃取可以提高目标化合物的分离率，优化样品的预处理过程。

二、结晶和重结晶技术

1. 结晶和重结晶的简介与原理

结晶法（crystallization）是分离和精制固体化学成分最常用的方法。其利用混合物中各成分在某种溶剂或某种混合溶剂中溶解度的不同来达到分离的目的。在结晶操作中，样品溶解后需趁热过滤，以除去不溶性杂质，之后滤液冷置析晶并再次过滤，在得到所需晶体的同时，也将可溶性杂质留在滤液里。因此，通过一次结晶操作，不仅可以除去不溶性杂质，又可除去可溶性杂质，从而使固体样品得到纯化。而重结晶（recrystallization）是将晶体溶于溶剂或熔融以后，又重新从溶液或熔体中结晶的过程。一般来讲，结晶和重结晶没有本质区别，除了处理的原料有所不同外，操作原理和方法基本相同。但结晶状化合物在反复重结晶过程中，结晶析出的速度将越来越快，纯度也会越来越高。

天然药物化学成分在常温下多呈固体状态，可采用结晶法达到分离和精制的目的。在获得晶体后，能够有效地制成单体化合物，用于结构的鉴定，因此，获得结晶并纯化至单体是鉴定天然药物化学成分、研究其分子结构的重要途径。但值得注意的是，虽然能结晶的物质大部分是较纯的化合物；但并不意味该物质一定是单体，其也有可能是混合物。此外，有些物质即使达到了很高的纯度，也不一定能结晶或者不容易结晶，只呈现无定形粉末状态。这种情况往往需要制备结晶性的衍生物或盐来进行精制，如生物碱可制备成各种盐类，羟基化合物可制成乙酰化物或苯甲酰化合物；然后将结晶性衍生物或盐经结晶法精制，再用化学方法处理使其恢复原来的状态，进而提高化合物纯度。当然，某些无法结晶的化合物，在通过一系列检查后，确证其为单一化合物时，也可直接进行化学鉴定和化学结构的测定工作。

2. 结晶法的操作步骤

结晶法的操作通常包括溶解、热滤、析晶、过滤四个步骤。

（1）溶解　将需要结晶处理的固体物质或粗晶溶解于沸腾或近于沸腾的适宜溶剂中。操作时可在三角瓶中进行，若为挥发性较大或沸点较低的有机溶剂，则可在装有回流冷凝装置的圆底烧瓶或三角瓶中进行。为了防止样品留在母液中而造成损失，加入溶剂的量应尽可能少，并且应将溶剂加热至沸腾或近于沸腾，使溶剂产生最大的溶解度，以利于冷却后过饱和溶液的形成和结晶的析出。

（2）热滤　由于溶解样品的溶液是一个热的过饱和溶液，遇冷极易析出晶体，因此必须趁热过滤，以除去不溶性杂质。过滤前可先用溶剂润湿并温热过滤漏斗和滤纸，必要时要保温过滤。过滤时应将热溶液分次倾入漏斗，以防在漏斗上冷却而析出结晶。结晶溶液如含胶状物质，可在滤纸上加一层硅藻土或石棉等助滤剂，防止滤纸堵塞。

（3）析晶　将滤液静置，慢慢冷却，待晶体析出。在这一过程中，溶液浓度高、降温快，将导致析晶速度变快，但此时结晶的颗粒较小，杂质也可能较多。如若析晶速度太快，超过了化合物晶核的形成和分子定向排列速度，则只能得到无定形粉末。同时，过高的溶液浓度也会导致溶液中杂质浓度或溶液黏度的增大，反而阻碍结晶的析出。因此，在操作中只有溶液浓度适当，并慢慢降低温度，才能析出结晶较大并且纯度较高的晶体。

（4）过滤　在该过程中，将采用抽滤法滤出所得结晶，并用少量冷的溶剂进行洗涤，以便除去沾附在晶体表面的母液。操作时先把母液抽干，将结晶压紧，尽量抽除母液，然后停止抽气，加入少量冷的溶剂浸泡片刻，再抽滤。如此反复多次，每次溶剂用量不宜过多。最后一次洗涤后，尽量抽干溶剂，取出结晶干燥即得。

3. 结晶溶剂的选择

在结晶过程中，除了以上四个步骤的正确操作以外，还要特别注意结晶条件的选择，其中又以结晶溶剂的选择最为重要，一般应符合以下几点：

① 溶剂对有效成分的溶解度随温度的变化应越大越好。即加热时溶解度大，可以使有效成分充分溶解；而冷却时溶解度变小，使有效成分尽可能完全析出。

② 溶剂对杂质的溶解度随温度的变化应越小越好。也就是说，如果冷热都不溶，可作为不溶性杂质除去；如果冷热都易溶，则作为可溶性杂质除去。

③ 溶剂的沸点不宜过高或过低。沸点过低，溶剂容易挥发，难以控制某些可溶性杂质

的析出；沸点太高，则不便浓缩，附在结晶上也不易除去。

④ 溶剂应不与欲结晶成分发生化学反应。

使用单一溶剂不理想时，可选用两种或两种以上溶剂组成的混合溶剂。一般先用溶解度大的溶剂加热溶解样品，然后向溶液中滴加溶解度小的第二种溶剂至浑浊，加热使澄清，若不能澄清，可再滴加第一种易溶溶剂，至浑浊全部变澄清为止，静置等待析晶。选择溶剂时，一般希望第一种溶解度大的溶剂其沸点低于第二种溶剂。冷置析晶时，低沸点溶剂较易挥发，比例逐渐减少，溶液易达到过饱和状态，有利于结晶的形成。

4. 结晶纯度的判定

（1）观察结晶的形状、色泽，测定熔点　纯结晶性化合物都具有一定的晶型和均匀的色泽，而在不同溶剂中得到的结晶形状、熔点可能有所不同。单纯化合物结晶的熔距应在 0.5℃左右，但由于结晶结构的原因，可允许在 1～2℃ 范围内。应注意，有些化合物仅有分解点，而熔点不明显。

（2）色谱检测　可采用薄层色谱对结晶物的纯度进行判定。用三种以上不同展开系统展开时，若均显示单一斑点，一般表示为单一化合物。但也有例外，对于立体异构的混合物，尤其是手性化合物的混合物，可制备成衍生物再进一步鉴定。

三、薄层色谱技术

1. 薄层色谱的简介与原理

薄层色谱（thin layer chromatography，TLC），也称薄层层析，是将吸附剂均匀地铺在载体（玻璃板、聚酯薄膜、铝箔等）上，把欲分离分析的样品点样加到薄层色谱板上，然后用适当的溶剂系统展开，在一定条件下显色或在日光或紫外光下观察所获得的斑点，从而达到分离、分析、鉴定和定量的目的。

薄层色谱具有价廉、设备简单、操作容易、展开时间短、灵敏度和分辨率高、可使用腐蚀性显色剂等优点，已成为分离鉴定中药有效成分有无的常用方法之一。在分离中药有效成分过程中，通过薄层色谱的斑点变化可以指示分离的效果。此外，薄层色谱还可以用于指导选择柱色谱的溶剂系统。

2. 薄层色谱的分类与选择

薄层色谱的吸附剂种类较多，能用于柱色谱的各种吸附剂、支持剂，如硅胶、氧化铝、聚酰胺、硅藻土、纤维素、淀粉等，均可用作薄层色谱的吸附剂或支持剂。其中，由于硅胶、氧化铝、聚酰胺的吸附性能良好，适用于各类化合物的分离，应用十分广泛。

（1）硅胶　硅胶是一种常用的极性吸附剂。它可用通式 $SiO_2 \cdot x H_2O$ 表示，具有多孔性的硅氧环交联结构，其骨架表面的硅醇基能通过氢键与极性或不饱和分子相互作用。硅胶的吸附性能取决于硅胶中硅醇基的数量和含水量。随着水分的增加，吸附能力下降。若吸水量超 17%，只可用于分配色谱的载体。当硅胶加热到 100～110℃ 时，其表面所吸附的水分能被可逆地除去，因此通过加热的方式可活化硅胶。但活化温度不宜过高，以防止硅胶表面的硅醇基脱水缩合转变为硅氧烷结构而失去吸附能力，一般以 105℃ 活化 30min 为宜。

硅胶吸附色谱是使用最为广泛的一种色谱，天然药物各类化学成分大多用其进行分离，尤其适用于中性或酸性成分的分离。

（2）氧化铝　氧化铝也是一种常用的极性吸附剂，由氢氧化铝在高温下（约 600℃）脱水制成得。色谱用氧化铝有碱性、中性、酸性三种。

氧化铝吸附色谱的应用范围有一定的限制，主要用于分离碱性或中性亲脂性成分，如生物碱、甾体、萜类等成分。但氧化铝对树脂、叶绿素及其他杂质的吸附能力较强，常用于提取物的预处理，去除部分杂质，以便后续的纯化和分离。

（3）聚酰胺　聚酰胺是通过酰胺键聚合而成的一类高分子化合物，分子中含有丰富的酰胺基。由于其酰胺键与酚类、酸类、醌类、硝基化合物等形成氢键的数目不同、强度不同，故聚酰胺对这些化合物产生不同强度的吸附作用。聚酰胺分子中既有极性的酰胺基团，又有非极性的脂肪键，因而具有双重色谱的性能。当用含水流动相时，聚酰胺作为非极性的固定相，其色谱行为类似反相色谱，苷比苷元先洗脱。当用不含水流动相时，聚酰胺作为极性的固定相，其色谱行为类似正相色谱，苷元比苷先洗脱。

3. 薄层色谱的操作技术

（1）展开剂的选择　薄层色谱展开剂的选择主要是根据吸附剂的性能、样品的附着力、样品的溶解度和溶剂的极性等因素来考虑。也可以参照文献经验，根据同类化合物的展开剂来选择合适的溶剂系统，并亲自实践调整。此外，如果样品在溶剂中溶解度很大，原点将变成空心圆，影响随后的线性展开，所以原则上应选择对被测成分可以溶解但溶解度不是很大的溶剂。如果溶解样品的溶剂在原点残留，将会改变展开剂的选择性。若为亲水性溶剂残留在原点，会吸收大气中的水分，将对色谱质量产生影响，因此除去原点残存溶剂是必要的。

（2）点样

① 点样方式　分为自动点样和手动点样。自动点样采用半自动点样仪或全自动点样仪，按预设程序自动点样。手动点样最常采用的器具为微量毛细管，灵活方便，常用于各种TLC鉴别中。点样前先在离薄层板一端 1.0～1.5cm 处，用铅笔轻轻地画一条线作为点样线。采用边点样边用吸耳球吹干溶剂的方式。在同一原点进行多次点样时，要尽可能使每次的点样环中心重合、直径大小一致，以免形成多个环状。点样环在原点的不均匀分布将使展开后的色谱图带不够清晰和整齐。操作过程应注意小心用点样器垂直接触薄层板表面以防止损伤板面。若薄层吸附剂表面被损坏或点成洼孔，则展开后斑点成不规则形状，将影响测定结果。

② 点样量　原点位置对样品容积的负荷量有限，体积不宜太大。一般对 250nm 厚薄的薄层板，每点所含样品质量为 5～15μL，通常配成 1%～2% 的点样浓度。点样量太小，不能检出清晰的斑点从而影响判断；点样量太多或者太浓，斑点脱尾或重叠，将会降低分离效率。当点样量适合时，可采用点状点样。在一块薄层板上如果需要点几个样品时，样品的间隔在 1cm 为宜，而且各斑点需要点在同一水平线上。当点样量过大，原点无法负荷时，可采用条带状点样，这样会得到更好的分离效果，提高分辨率。

（3）展开

① 展开剂的配制　配制展开剂时，应严格控制其比例准确度。展开剂配好后如果浑浊不清，不能立即使用，应转移入分液漏斗中，待其静置分层澄清后再取其上层或下层液进行展开。

② 展开剂的用量　展开剂的用量以薄层板放入的深度距原点 5mm 为宜，切勿倒入过多，以防原点浸入展开剂，成分将被展开剂溶解而不随展开剂在薄层板上分离。

③ 溶剂蒸气的作用　溶剂蒸气在薄层色谱中起着重要作用，它和流动相（展开剂）、固定相（吸附剂）一起构成了一个作用机制复杂的三维层析过程。为了克服溶剂蒸气的影响，可将点好样的薄层板在展开剂的蒸气中预饱和 15～30min。待展开至规定距离（一般为溶剂展开至薄层板的 3/4 高度），取出薄层板，标记溶剂前沿，晾干。

（4）显色　一般薄层展开结束后，先在日光下观察有无有色的斑点，然后再在紫外光下观察有无荧光斑点，最后再用显色剂显色。显色方式有喷雾显色、浸渍显色和蒸气显色。实验中最常用的是喷雾显色。喷雾显色是将显色剂用喷雾的方法均匀喷于薄层板上，操作时要尽可能控制液滴细微，同时使板各部位的喷雾密度尽可能一致。显色剂的量要适当，太多则烘干时间延长，使斑点显色时间延长，多余显色剂流向薄层板下方，容易产生斑点变形；太少则斑点反应不完全。

（5）检视与记录　样品经色谱分离后，通常用比移值（R_f）表示物质移动的相对距离。

$$比移值(R_f) = \frac{原点至色谱斑点中心的距离}{原点至展开剂前沿的距离} \tag{1-3}$$

R_f 随分离化合物的结构、固定相、流动相的性质、温度等多种因素的不同而变化。当各因素固定时，R_f 就是一个特定的常数，因而可以作为定性分析的依据。在实际工作中，由于影响因素太多，实验数据往往与文献报道的不完全一致，因此在化学成分的鉴定时常常采用与化学对照品共薄层同步展开的方法来分析。

薄层图谱应及时进行检视和记录，以避免图谱因环境因素发生变化。尽可能以光学照片或电子图像的形式保存。紫外光下拍摄图谱时，应使用滤光片滤除紫外光，以免图谱与肉眼观察间存在色差，确保实验记录的真实完整。

四、硅胶柱色谱技术

1. 硅胶柱色谱的简介与原理

硅胶（silica gel）是硅酸部分脱水后的产物，其成分是 $SiO_2 \cdot xH_2O$，为多孔无定形或球状颗粒，其表面存在着硅醇基团（—Si—OH）和暴露的硅氧烷键（—Si—O—Si—）。硅胶呈化学惰性且具有较大的吸附量，易于制备成不同类型、孔径、表面积，因而广泛应用于吸附色谱中。它是液-固吸附色谱的主要固定相，也是液-液分配色谱最重要的载体。通过化学修饰对硅胶表面进行改性，得到的各种化学键合相，可适用于不同分离模式。

在一定条件下，硅胶与被分离物质之间产生物理和化学作用。物理作用来自硅胶表面与待分离物质之间的范德华力；化学作用主要是硅胶表面的硅醇基团与待分离物质之间的氢键作用。一般情况下，在硅胶柱色谱中，与固定相产生强相互作用的样品分子比较难被洗脱，在柱内停留的时间较长。反之，与固定相产生较弱相互作用的样品分子比较容易被洗脱，因而在柱内停留的时间较短。

硅胶柱色谱具有柱效高、选择性好及分析速度快等特点，因而被广泛应用于中草药化学成分的分离提纯以及高纯度物质的制备等。

2. 硅胶的分类和选择

根据硅胶表面是否通过化学修饰进行改性，可以分为硅胶和键合硅胶。

（1）硅胶　硅胶是最常用的正相色谱填料，按其粒径大小，分为 100～200 目、200～300 目和 300～400 目等规格。其中 100～200 目的硅胶常用于粗提物的分段以及简单样品的分离，且只需常压操作。而粒径更小的硅胶分离效率更高，常用于分离度较小的样品的分离，但往往需要加压操作。由于硅胶表面的硅醇基团极性较强，因此，在分离过程中极性较弱的组分最先被洗脱出色谱柱。

硅胶是一种酸性吸附剂，适用于芳香油、萜类、甾体、黄酮、蒽醌类等中性或者弱酸性成分的分离。由于碱性物质能与硅胶作用，易发生拖尾甚至一定的死吸附，故硅胶不适用于碱性物质的分离。硅胶柱色谱常用的洗脱剂为单个或者多个溶剂的混合溶液。单一溶剂的极性大小顺序如下：

石油醚＜环己烷＜二氯甲烷＜氯仿＜乙酸乙酯＜丙酮＜正丙醇＜甲醇＜水

（2）键合硅胶　键合硅胶是以硅胶为基质，借助化学方法，将不同的有机官能团以共价键的形式连接到硅胶表面的硅醇基团上。键合硅胶因其良好的机械强度、化学稳定性和热稳定性，在生物、化学、医药等领域的分离分析工作中广泛应用。根据键合官能团极性的不同，键合硅胶主要分为**非极性键合相硅胶**和**极性键合相硅胶**。

非极性键合相硅胶是指在硅胶表面键合非极性或者弱极性的烃基，如十八烷基（—C_{18}）、辛烷基（—C_8）与苯基（—Phenyl）等。其中十八烷基硅烷键合硅胶（octadecylsilyl，简称ODS），也称C_{18}，以柱效高、分离性好、适用性广，已成为此类填料的代表，广泛应用于反相色谱。由于ODS表面的键合相基团极性较弱，因此，样品流出色谱柱的顺序是极性强的组分最先被洗脱，而极性弱的组分会在色谱柱上有更强的保留。ODS柱色谱常用于中等或大极性成分的分离，流动相通常为水和色谱有机试剂的混合溶液，最常用的组合溶剂是"甲醇-水"和"乙腈-水"。单一溶剂的冲洗强度如下：水＜甲醇＜乙腈＜乙醇＜丙醇＜异丙醇＜四氢呋喃。随着ODS柱可分离样品种类的增多和应用范围的扩大，其流动相系统通过适当调整pH或加入盐类物质或相反的离子、维持较高的缓冲浓度等，可产生改善洗脱时间和峰形的效果。其中醋酸盐缓冲液和磷酸盐缓冲液在流动相系统中比较常用，但是要注意的是，对于ODS柱这一类非极性键合相色谱柱，流动相切勿pH＜2或pH＞7。

极性键合相硅胶是指在硅胶表面键合极性较强的有机官能团，如氨基（—NH_2）、氰基（—CN）、二醇基 [—$CH(OH)CH_2OH$] 及硝基（—NO_2）等。极性键合相硅胶大多数用于正相色谱，少数可用于反相色谱。其在用于正相色谱时，需用低极性流动相，如正己烷等，适用于一些小极性或中等极性成分的分离。在用于反相色谱时，需用强极性流动相，如"甲醇-水"和"乙腈-水"等，适用于一些大极性成分的分离。

3. 硅胶柱色谱的操作技术

由于硅胶与键合硅胶性质的差异，因此二者的柱色谱操作方法也有所不同，在此选择具有代表性的硅胶柱色谱和ODS柱色谱分别介绍其操作方法。

（1）硅胶柱色谱

① 装柱　色谱柱的规格由待分离样品的量和吸附难易程度来决定。一般柱管直径为0.5～10cm，长度为直径的10～40倍。填充吸附剂的量为样品质量的20～50倍，柱体高度应占柱管高度的3/4，柱子过于细长或过于粗短都不利于样品分离。装柱前，柱子应洗净、干燥，并取一小团脱脂棉用溶剂润湿后塞入管中，用一长玻璃棒将其轻轻送到底部，适当捣压，赶出棉团中的气泡，但不能压得太紧，以免阻碍溶剂畅流（如管子带有筛板，则可省略该步操作）。接着将柱子垂直固定在铁架台上，再往柱内的脱脂棉上面加入一层约0.5cm厚的洁净硅胶，并从对称方向轻轻叩击柱管，使砂面平整。

常用的装柱方法有干法装柱和湿法装柱两种。

a. **干法装柱**　首先，在柱内装入2/3体积的初始洗脱剂，接着在管口上放一漏斗，把硅胶经漏斗以细流状倾泻到管柱内。同时用套在玻璃棒（或铅笔等）上的橡皮塞轻轻敲击管柱，使硅胶均匀地沉降到底部。其次，填充完毕后，用滴管吸取少量初始洗脱剂把黏附在管壁上的硅胶颗粒冲入柱内，继续敲击管柱直到柱体不再下沉为止。最后，打开层析柱底部的活塞，并用锥形瓶收集流出的洗脱剂，将柱体上层液面高度降至0.1～1cm。再把收集的洗脱剂反复循环通过柱体几次，便可得到沉降紧实的柱体。

b. **湿法装柱**　该方法与干法装柱类似，所不同的是，装柱前硅胶需要预先用初始洗脱剂调成淤浆状，在倒入淤浆时，应尽可能连续均匀地一次完成。如果柱子较大，应事先将硅胶泡在一定量的初始洗脱剂中，并充分搅拌后过夜（排除气泡），然后再装柱。

无论是干法装柱，还是湿法装柱，装好的色谱柱应充填均匀、松紧适宜一致，没有气泡和裂缝；否则会造成洗脱剂流动不规则而形成"沟流"，引起色谱带变形，从而影响分离效果。

② 上样　常用的上样方法有干法上样和湿法上样两种。

a. 干法上样　把待分离的样品用少量挥发性强的有机溶剂溶解后，再加入等量的硅胶中，搅拌均匀后挥去溶剂。如此得到的样品硅胶粉末再小心加到色谱柱的顶层，并保证样品层平整。干法上样适用于一些溶解性差或量大的样品。

b. **湿法上样**　用少量极性较小的溶剂（最好就是洗脱剂，如果洗脱剂的溶解度不好，则可以用极性较大的溶剂，但必须少量）将样品溶解后，再用胶头滴管沿着色谱柱内壁均匀加入样品溶液。然后用少量洗脱剂将容器和滴管冲洗净并全部加到柱内，再用洗脱剂把黏附在管壁上的样品溶液淋洗下去。慢慢打开活塞，调整液面和柱面相平为止，再关好活塞。湿法上样适用于溶解性较好或量少的样品。如果样品是液体，还可直接加样。

无论是干法上样，还是湿法上样，上完样后，须在样品层上面再铺一层干净的硅胶并塞一团脱脂棉以保护样品层在补充洗脱剂时不被冲散。

③ 洗脱与检测　将选好的洗脱剂沿柱管内壁缓慢地加入色谱柱内，直到充满为止（注意勿冲起柱面覆盖物）。打开活塞，让洗脱剂慢慢流经柱体，洗脱开始。在洗脱过程中，注意随时添加洗脱剂，以保持液面的高度始终高于柱面。在进行大柱洗脱时，可在柱顶连接一个储液球，这样可以随时加液，保证柱内洗脱剂充足。如果采用梯度溶剂洗脱，则应从极性最小的洗脱剂开始，依次增加极性，并记录每种溶剂的体积，直到最后一个成分流出为止。洗脱的速度也是影响分离效果的一个重要因素。大柱一般调节在每小时流出的毫升数等于柱内吸附剂的克数。中小型柱一般以 1~5 滴/秒的速度为宜。

在洗脱液的收集过程中，有色物质，按色带分段收集，两色带之间要另收集，可能两组分有重叠。对无色物质的接收，一般采用分等份连续收集，每份流出液的体积毫升数等于吸附剂的克数。若洗脱剂的极性较强，或者各成分结构很相似时，每份收集量就要少一些。具体收集量体积的确定要通过薄层色谱检测，视分离情况而定。洗脱完毕，采用薄层色谱对各收集液进行鉴定，把含相同组分的收集液合并，除去溶剂，从而达到分离目的。

（2）ODS柱色谱

① 装柱　ODS柱色谱属于反相色谱，所用流动相极性较大，黏度也较大，所以通常用加压或减压柱。新购的ODS，需用甲醇浸泡过夜后，方可装柱使用。开放❶ODS柱色谱常用干法装柱，装柱方法与硅胶柱色谱基本相同。填充完毕后，用滴管吸取少量初始洗脱剂把黏附在管壁上的ODS颗粒冲入柱内，再用真空泵将柱内溶剂抽至减压柱底连接的接收瓶中，并把收集的初始洗脱剂反复循环通过柱体数次，便可得到紧实的柱体。

② 上样　开放ODS柱色谱常用干法上样。由于ODS填料价格昂贵，需反复使用，为了防止填料被污染，需将两层直径与色谱柱直径相同的滤纸垫在柱内填料的顶端。上样前，样品溶解后需要用 $0.22\mu M$ 的膜过滤，再加入等量的ODS填料中，搅拌均匀后除去溶剂。接着将得到的粉末小心加到色谱柱的顶层，并保证样品层平整。上完样后，在样品层上面铺一层干净的ODS填料并塞脱脂棉以保护样品层在补充洗脱剂时不被冲散。

③ 洗脱与检测　将选好的洗脱剂沿柱管内壁缓慢地加入柱内，直到充满为止，打开真空泵，让洗脱剂流经柱体，洗脱开始。在洗脱过程中，注意随时添加洗脱剂，以保持液面的

---

❶　"开放"一词，是指未对色谱柱施加任何压力，让其在重力作用下洗脱。

高度恒定，特别应注意不可使柱面暴露于空气中。对于复杂样品，可采用 10%、30%、50%、70%、100%的甲醇梯度洗脱。

ODS 柱色谱的检测方法与硅胶柱色谱基本相同。洗脱完毕，需采用 ODS 薄层色谱或 HPLC 对各收集液进行鉴定，把含相同组分的收集液合并，除去溶剂，从而达到分离目的。

五、氧化铝柱色谱技术

1. 氧化铝的简介与原理

氧化铝（alumina）与硅胶一样同属于极性吸附剂，其吸附能力比硅胶强，主要适用于亲脂性化合物的分离。氧化铝具有价廉、吸附力强、载样量大等优点，因此应用也较广泛。

氧化铝的分离原理主要为化合物与其表面通过四种作用力产生吸附作用，这四种作用力包括偶极-偶极相互作用、成盐作用、配位作用和氢键作用。需要注意的是，氧化铝对于含有羧基的化合物、酸性较强的酚类化合物会形成死吸附。同时，对于一些对碱性敏感的化合物，如内酯类、强心苷类、某些萜类等，易发生内酯环开裂、酯的水解、异构化、聚合等副反应。因此限制了氧化铝的使用，其主要用于一些对弱碱稳定的亲脂性成分特别是生物碱的分离和天然药物成分中杂质的脱除和精制。

2. 氧化铝的分类与选择

工业用氧化铝是将氢氧化铝以不超过 700℃加热煅制而成，因其含有少量碳酸钠而碱性太强，需要处理后才能使用。商品用氧化铝按制备方法不同分为三种：**碱性氧化铝**、**中性氧化铝**和**酸性氧化铝**。

（1）碱性氧化铝（pH 9.0～10.0）　取工业用氧化铝，加水煮沸处理至溶液的 pH 为 9.0～10.0 时得到碱性氧化铝。碱性氧化铝适合分离碱性成分（如生物碱），也适用于分离中性成分（如萜、甾体、强心苷类等）。但不适宜醛、酮、酸、内酯类等化合物的分离，因为碱性氧化铝可能与上述成分发生次级反应，如络合、异构化、氧化、消除反应等。

（2）中性氧化铝（pH 6.5～7.5）　中性氧化铝一般采用碱性氧化铝通过水洗或加入 5%醋酸溶液处理以除去其碱性而得。中性氧化铝适用范围最广泛，适用于生物碱、萜、醛、酮、挥发油、甾体等中性物质的分离，以及对酸碱不稳定的苷类、内酯类成分的分离。

（3）酸性氧化铝（pH 4.0～4.5）　酸性氧化铝一般采用工业用氧化铝用 7%盐酸酸化处理而得。不仅可中和氧化铝中含有的碱性杂质，并可使氧化铝颗粒表面带有 Cl^-，从而具有离子交换剂的性质，适合于酸性成分的分离。酸性氧化铝适用于有机酸、酸性氨基酸和酚类等酸性物质，天然及合成酸性色素的分离，以及对酸稳定的中性物质的分离。

3. 氧化铝柱色谱的操作技术

氧化铝柱色谱的一般操作技术、洗脱剂的选择等与硅胶柱色谱相似，可参考本节"硅胶柱色谱技术"的相关内容进行。

六、聚酰胺柱色谱技术

1. 聚酰胺的简介与原理

聚酰胺是一类由酰胺键聚合而成高分子聚合物，聚酰胺既有半化学吸附即氢键吸附色谱的性质，又有分配色谱的性质，属于"双重色谱"吸附剂。

（1）"氢键吸附原理"学说　聚酰胺分子中存在着许多酰胺基（—CONH—），可以与酚类、酸类、黄酮类、醌类及硝基类化合物形成分子间氢键，形成氢键缔合而产生吸附，从而与不形成氢键的化合物分离。化合物与聚酰胺的吸附能力又因不同化学成分形成氢键的数目、强度不同而不同，洗脱溶剂通过改变聚酰胺对化学成分的氢键缔合能力将不同成分分离。聚酰胺的吸附强弱取决于各种化合物与聚酰胺形成氢键缔合的能力，在含水溶剂中主要有以下规律：①分子中能形成氢键的基团越多，吸附力越强；②成键位置对吸附力也有影响，易形成分子内氢键者，分子吸附力降低；③分子内芳香程度越高或共轭双键越多，吸附力越强，反之则减弱。

（2）"分配色谱原理"学说　随着聚酰胺色谱的不断扩展使用，有些分离结果无法用"氢键吸附原理"解释。如萜类、甾体、生物碱类、强心苷等化合物很难与聚酰胺形成分子内氢键，但它们也可以用聚酰胺色谱分离。因为在聚酰胺分子中既有非极性的脂肪链，又有极性的酰胺基团，因此具有"双重保留"机制。当采用极性洗脱剂（如水、含水甲醇等）时，聚酰胺作为非极性固定相，其色谱行为类似于反相分配色谱。当采用极性较小的非水流动相（如三氯甲烷-甲醇、乙酸乙酯-甲醇等）时，聚酰胺中的酰胺基和通过氢键吸附的水分子作为极性固定相，其色谱行为类似于正相分配色谱。对于能够形成氢键吸附的化合物，"氢键吸附原理"仍占主导作用。

聚酰胺是一种用途十分广泛的分离色谱，各种极性、非极性化合物均适用，特别适合于黄酮类、醌类、酚酸类等多元酚类化合物、含有羧酸以及含有羰基的化合物，此时，"氢键吸附原理"占主导作用。

2. 聚酰胺的分类与选择

聚酰胺又称锦纶或尼龙，具有许多种类，其中色谱中最常用的锦纶 6（聚己内酰胺）和锦纶 66（聚己二酰己二胺）。锦纶 6 和锦纶 66 既有亲水的性质，又有亲脂的性质，故它们既可用于分离水溶性成分，又可用于分离脂溶性成分。此外，分子量的大小对聚酰胺的理化性质及色谱性能有很大的影响。分子量太小的聚酰胺，在常用的有机溶剂特别是含氯的有机溶剂中的溶解度较大，而且也不太稳定，在处理中易被酸碱所破坏。因此在处理过程中会污染分离的样品。分子量太大的聚酰胺，其亲水性和可塑性均较差，也不适合色谱使用。而锦纶 6 和锦纶 66 的分子量在 16000～20000 之间，熔点在 200℃ 以上，分子量大小适中，故在色谱分离中最为常用。它们可溶于浓盐酸、甲酸、热冰醋酸，微溶于醋酸、苯酚等溶剂，不溶于水、甲醇、乙醇、丙酮、乙醚、三氯甲烷、苯等常用的有机溶剂，对碱较稳定，对酸尤其是无机酸稳定性较差。

3. 聚酰胺柱色谱的操作技术

聚酰胺柱色谱的一般操作技术与硅胶、氧化铝等相似，可参考本节"硅胶柱色谱技术"的相关内容。

聚酰胺的填装通常采用湿法装柱，其载样量较大，每 100mL 聚酰胺一般可上样 1.5～2.5g 样品。聚酰胺柱色谱使用的洗脱剂系统可分为两大类，即氢键吸附色谱用洗脱剂和分配色谱用洗脱剂：①当主要为氢键吸附色谱时，常用的洗脱剂为含水极性溶剂系统，如递增的不同浓度的乙醇水溶液，使其洗脱能力不断增加。若仍有组分未洗脱，可采用稀氨水或稀甲酰胺溶液洗脱，分段收集。聚酰胺色谱常用的洗脱剂洗脱能力从弱到强为：水<甲醇或乙醇（浓度由低到高）<丙酮<稀氢氧化钠水溶液或氨水<甲酰胺<二甲基甲酰胺<尿素水溶液。②当主要为分配色谱时，常用的洗脱剂为极性较小的有机溶剂系统，与硅胶、氧化铝柱色谱相似。值得注意的是，含氯的溶剂对聚酰胺聚合物本身具有一定的溶解相，容易污染样品，应尽量避免使用。

聚酰胺薄层色谱是寻找聚酰胺柱色谱分离条件和检查柱色谱各流分组成和纯度的重要手段，通常采用商品聚酰胺薄膜。展开溶剂既可采用含水极性溶剂系统，也可采用极性较小的有机溶剂系统。

七、凝胶柱色谱技术

1. 凝胶柱色谱的简介与原理

凝胶是一种不带电具有多孔隙的三维网状结构的多聚体，在水中可膨胀，其特点为操作方便，可循环使用，无损失的分离和纯化，对多种天然产物有良好的分离和纯化效果。

凝胶色谱的分离原理为分子筛原理，根据凝胶的孔径和被分离化合物的分子大小不同而达到分离目的。当样品分子溶液通过凝胶柱时，各组分在柱内的保留程度取决于分子尺寸大小及分子形状大小。小分子可以渗透进入凝胶内部空隙中而被滞留，中等分子可部分进入，大分子则完全不能进入。因此各组分按分子量由大到小的顺序进行洗脱分离，这种效应称为"**分子筛效应**"，因此凝胶色谱又称为分子排阻色谱、凝胶过滤色谱、凝胶渗透色谱等。凝胶色谱分离过程见图 1-2-7。

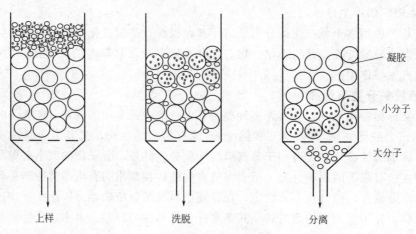

图 1-2-7　凝胶色谱分离过程

2. 凝胶的分类与选择

常用于分离天然产物的凝胶，按其骨架的化学结构特点和洗脱溶剂适用范围，可分为**葡聚糖凝胶**（Sephadex G）或**羟丙基葡聚糖凝胶**（Sephadex LH-20）。

（1）葡聚糖凝胶（Sephadex G）　此类凝胶又称交联葡聚糖，由平均分子量一定的葡聚糖和交联剂（3-氯-1,2-环氧丙烷）通过醚键的形式相互交联而成的三维多孔性网状结构。凝胶因其结构中具有多羟基而极性大，能吸水膨胀成胶粒。由于醚键的不活泼性，又具有较高的稳定性。Sephadex G 型凝胶不溶于水及稀酸碱溶液，仅适用于流动相为水的色谱分离，适合于水溶性成分如多糖、蛋白质和肽类的分离。因其在有机溶剂如甲醇、乙醇中易溶解，限制了其用于分离水溶性差的成分。市售的商品凝胶型号按交联度大小分类，并以吸水量多少表示，不同规格适用于分离分子量不同的物质。以 Sephadex G-25 为例，G 为凝胶，后附数字表示该型号的干凝胶每 1g 吸水量乘以 10，即 G-25 表示此干凝胶吸水量为 $2.5\text{mL} \cdot \text{g}^{-1}$。此外，商品型号还有 G-10、G-15、G-50、G-75 等。型号数字越大，吸水量越大，凝胶体积膨胀越大，孔隙也越大，可用于大分子物质的分离；反之，可用于小分子物质的分离。

（2）羟丙基葡聚糖凝胶（Sephadex LH-20）　此类凝胶是在 Sephadex G-25 分子中经羟丙基化处理后的产物，即 ROH→ROCH₂CH₂CH₂OH。与 Sephadex G 相比，其分子中羟基总数不变，但碳原子所占比例相对增加，因此亲脂性增强，具有亲脂和亲水双重特性，故不仅可以在水中使用，也可以在极性有机溶剂或含有机溶剂的水中使用。可用于极性较小化合物的分离。另外，Sephadex LH-20 除了保留葡聚糖凝胶原有的分子筛特性，可以根据分子量大小分离物质外，在极性与非极性溶剂组成的混合溶剂中也能起到反相分配色谱的效果。Sephadex LH-20 适用于不同类型天然产物的分离纯化，如黄酮、生物碱、蒽醌、香豆素、皂苷等。

3. 凝胶柱色谱的操作技术

（1）凝胶及样品的预处理　商品化的交联葡聚糖凝胶通常为干燥的颗粒，使用前必须浸入洗脱液充分溶胀。如溶胀不彻底，装柱后，凝胶会继续溶胀，导致色谱柱不均匀，影响色谱分离效果，甚至会造成色谱柱的胀裂。

样品采用尽可能少的水或者洗脱液溶解，由于其中的杂质较多，容易污染堵塞凝胶柱。此时可将样品过滤或离心，除去不溶性杂质，防止样品中的一些沉淀物污染凝胶。这样既能提高纯化率，也能起到保护凝胶的作用。

（2）凝胶的装柱　将色谱柱垂直安装于铁架台上，在柱顶部连接一个长颈漏斗，在搅拌状态下向色谱柱内缓缓加入凝胶悬浮液，同时打开色谱柱下口，维持适当的流速。凝胶颗粒在柱中均匀地沉积，直到达到所需高度为止。拆除漏斗，用较小的滤纸片盖住凝胶柱床表面，用大量的水或洗脱液洗涤过夜。

（3）凝胶柱的上样、洗脱与收集　装好的色谱柱至少使用相当于 3 倍量的洗脱液平衡，待平衡液与柱床表面平行时，关闭出口。将需要分离的样品制成澄清的上样液，用胶头滴管吸取样品溶液，在床表面上约 1cm 高度，沿色谱柱柱壁加入样品溶液。再打开色谱柱的下口活塞，使样品完全渗入凝胶柱内，再关闭出口。在柱床上面覆以薄层脱脂棉，以保护柱床表面。然后加入洗脱液进行洗脱。凝胶柱色谱的洗脱较慢，每份的体积较小，收集的流分较多，最好能与自动收集器相连。样品检识以薄层检出为主。

（4）凝胶的再生　凝胶色谱填料在分离后用洗脱液稍加平衡即可进行下一次色谱。但有时往往有一些污染物沉积在柱床表面或是凝胶柱床表面颜色改变，此时可将表层凝胶用刮刀去掉，加一些新溶胀的凝胶再进行平衡。如果整个色谱柱有微量污染，可用 0.8%氢氧化钠和 0.5mol·L^{-1}氯化钠溶液处理。色谱柱经多次反复使用后，如果色谱柱床污染严重，则需要将凝胶再生，重新装柱后方可使用。凝胶再生的方法为用 50℃左右的 2%氢氧化钠和 0.5mol·L^{-1}氯化钠的混合液浸泡后，再用水洗至中性，即可。

八、大孔吸附树脂柱色谱技术

1. 大孔吸附树脂的简介与原理

大孔吸附树脂（macroporous adsorption resin）是一类具有大孔网状结构的高分子聚合物吸附剂，是 20 世纪 60 年代继离子交树脂后的新型分离介质。在化学结构上，它与离子交换树脂相似，不同之处在于它不含离子交换基团。

大孔吸附树脂的分离原理是吸附性和分子筛性相结合。它的吸附性与树脂表面的孔径吸附、表面电性、范德华力或氢键有关；分子筛性与其良好的三维网状结构和很大的比表面积有关。大孔吸附树脂的理化性质稳定，机械强度高、热稳定性较好，在常温下，不溶于任何酸、碱、亲水性有机溶剂。同时它具有选择性好、吸附速度快、吸附容量大、解析和再生处理方便等优点，使用寿命长。

大孔吸附树脂近年来被广泛应用于中草药化学成分的分离与富集工作，适用于多种有效成分或有效部位的分离纯化，如多糖和苷类物质的分离；黄酮苷、生物碱和三萜类化合物的分离等。

2. 大孔吸附树脂的分类与选择

按大孔吸附树脂骨架的化学结构特点和易吸附化学物质的性能，可分为非极性、弱极性、中极性、极性大孔树脂四类，常见的商品大孔吸附树脂型号及性质见表 1-2-1。

表 1-2-1　常用的商品大孔吸附树脂型号及性质

吸附剂名称	树脂结构	极性	比表面积/$m^2 \cdot g^{-1}$	生产商
Amberlite XAD-2	苯乙烯	非极性	330	Rohm-Haas
Amberlite XAD-6	丙烯酸酯	中极性	498	Rohm-Haas
Amberlite XAD-7	2-甲基丙烯酸酯	中极性	450	Rohm-Haas
Amberlite XAD-9	亚砜	极性	250	Rohm-Haas
Amberlite XAD-10	丙烯酰胺	极性	69	Rohm-Haas
D101	苯乙烯	非极性	480～520	中国
AB-8	苯乙烯	弱极性	480～520	中国
Diaion HP-20	苯乙烯	非极性	590	日本三菱

（1）非极性大孔吸附树脂　该类树脂是由偶极矩很小的单体聚合制得的树脂，如由苯乙烯和二乙烯苯缩合而成，故又称芳香族吸附树脂，不带任何功能基，孔表面的疏水性较强，最适用于由极性溶剂（如水）中吸附非极性物质。这类非极性大孔吸附树脂应用最为广泛。

（2）弱极性大孔吸附树脂　该类树脂是指由苯乙烯（或甲基苯乙烯）、二乙烯苯及少量极性单体（如丙烯酸酯等）共聚而成。由于加入的极性物质在吸附树脂内分布较为均匀，因此这类树脂对分离纯化对象的亲水部分和疏水部分均有一定的吸附，吸附性能更为全面，使用方法与非极性大孔吸附树脂相同。

（3）中极性大孔吸附树脂　该类树脂是由甲基丙烯酸酯和甲基丙烯酸乙二醇酯等中极性单体聚合而成，是含有酯基的吸附树脂，其表面兼有疏水和亲水两部分。既可在极性溶剂中吸附非极性物质，又可在非极性溶剂中吸附极性物质。

（4）极性大孔吸附树脂　该类树脂主要是指含有氰基、酰氨基、亚砜基、吡啶基、氨基等极性基团的吸附树脂，主要通过静电相互作用吸附极性物质，从非极性溶液中吸附极性物质。

3. 大孔吸附树脂柱色谱的操作技术

（1）大孔吸附树脂的预处理　由于商品大孔吸附树脂常含有未聚合的单体、致孔剂、交联剂、分散剂、防腐剂和残留的有机溶剂等，主要为脂溶性物质，对人体有害，为了保证用药安全，故在使用前必须经过预处理除去。此外，大孔吸附树脂一般具有 60％～75％ 的含水量，用水湿润主要是保护其内部结构不被破坏。在储存过程中有可能会因失水而缩孔，故通过合理的预处理方法还可以使树脂的孔得到最大限度的恢复。

将大孔吸附树脂置于容器中用水洗 2～3 次，浸于乙醇中，浸泡 12h 后装柱。再用乙醇以每小时 2 倍柱体积的流速通过树脂层，洗至洗出液 1mL 加纯化水 9mL 不显白色浑浊为止，再用蒸馏水以同样流速洗净乙醇。

（2）样品的预处理　需经大孔吸附树脂处理的样品往往是用热水、适当浓度的乙醇或其他溶剂提取出的提取液，杂质较多，容易污染堵塞树脂。此时可将样品过滤、沉淀、调节pH 等处理，除去部分杂质，制成澄清的上样液，这样既能提高纯化率，也能保护树脂的使用寿命。或者将样品先溶于少量有机溶剂中，以适量树脂拌样，挥去溶剂后，再将拌有样品的树脂加到柱上。

（3）大孔吸附树脂的装柱　大孔吸附树脂通常是以水为溶剂进行湿法装柱。将大孔吸附树脂置于烧杯中，加水后充分搅拌，赶尽气泡。放置几分钟待大部分树脂沉降后，倾倒去上面的泥状微粒。反复上述操作直到上层液透明为止。因为粒度小的树脂较难沉降，故搅拌后放置的时间要长一些，若急于将上清液倒掉，往往损失较大。

将色谱柱垂直固定在铁架台上，在色谱柱的底部放少许薄脱脂棉，在上述准备好的树脂中加入少量的水，搅拌后倒入垂直的色谱柱中，使树脂沉降，让水流出。如果把粒度大小范围较大的树脂和多量的水搅拌后分几次倒入，则色谱柱上下部的树脂粒度往往会不一致，影响分离效果，故最好一次性将树脂倒入。此外，装柱过程中不要让气泡进入色谱柱。如有气泡进入，样品溶液与树脂的接触就不均匀，同样影响分离效果。最后，在色谱柱的顶部加一层干净的脱脂棉，以免加液时把树脂冲散。注意尽量使色谱柱填装均匀，忌搅动、干柱床、空心柱与气泡柱。

（4）大孔吸附树脂的上样、洗脱与收集　将水放至与色谱柱上部柱床水平面相同时，在色谱柱上部加入上述准备好的样品溶液（多数为水溶液），一边从色谱柱下部放出色谱柱中的原有溶剂，一边从色谱柱上部补加样品溶液，此时色谱柱的流速要适当。常用的洗脱方法是依次用水、不同浓度的乙醇或甲醇、丙酮等进行洗脱。回收溶剂，用薄层色谱进行检测，相同者合并。一般当洗脱液蒸干后留有很少残渣时，就可更换下一个洗脱剂。采用等份收集，将洗脱液用薄层色谱定性检查，根据检查结果，将成分相同的洗脱液合并。减压回收溶剂，得到分离纯化的组分。

（5）大孔吸附树脂的再生　大孔吸附树脂经再生后可反复使用。通常树脂使用以后，会在树脂表面和内部残留一些杂质，故先用乙醇将其洗至无色，再用水将乙醇洗去，即可再用。如果树脂颜色较深，可依次用水、稀酸（2%～5%）、稀碱（2%～5%）、乙醇、丙酮、水等溶剂进行洗涤或浸泡再生，直至树脂接近原颜色为宜，继而用水洗至中性，即可再用。如果树脂经过多次反复使用，致使色谱柱床挤压过紧或树脂破碎过多，影响流速和分离效果，可将树脂从色谱柱中取出，用水漂洗去太小的颗粒和悬浮的杂质，然后用乙醇等溶剂浸泡洗去杂质，再重新装柱使用。

九、离子交换色谱技术

1. 离子交换色谱的简介与原理

离子交换树脂（ion exchange resin）是人工合成的高分子聚合物，由具有特殊网状结构的母核和离子交换基团组成。外观呈球形或无定形颗粒，不溶于水但可在水中膨胀。其化学结构与大孔树脂相似，区别在于其含有离子交换基团。

离子交换树脂的分离原理是利用其可解离的离子交换基团与溶液中被分离物质中的阳离子或阴离子发生交换，利用交换能力的差异分离不同类型离子化合物。化合物离子通过交换柱时的移动速率取决于与离子交换树脂的亲和力、电离程度以及溶液中各种竞争性离子的性质和浓度。

离子交换树脂的物理性能包括**粒度**、**交联度**、**交换当量**等指标。色谱用离子交换树脂的粒度一般为60～120目或更细。颗粒越细，达到交换平衡的速度就越快。但是若颗粒过细，则需要通过加压或减压来增大流速。交联度表示离子交换树脂中交联剂的百分含量。商品树脂的交联度范围一般为1%～16%，需根据被分离成分的性质选择。若被分离物质分子量较大，选用低交联度的树脂；分子量小，选用高交联度的树脂。一般阳离子交换树脂的交联度为8%，阴离子交换树脂的交联度为4%。交换当量表示离子交换树脂的交换能力，为每1g树脂可以交换离子的毫克摩尔数。

天然产物中有些成分具有酸性、碱性及两性基团，在水中多呈解离状态，可依据其解离度不同，采用离子交换树脂柱色谱分离，如生物碱、氨基酸、肽类、有机酸、酚类、黄酮类等成分的分离。

2. 离子交换树脂的分类与选择

离子交换树脂由母核部分和离子交换部分组成。按照其离子交换基团的主要性质和类型，可分为**阳离子交换树脂**和**阴离子交换树脂**两大类。每类树脂再根据功能基解离度不同进行细分，阳离子树脂可分为强酸型和弱酸型，阴离子树脂可分为强碱型和弱碱型。

（1）强酸型阳离子交换树脂　这类树脂含有强酸性基团，如磺酸基（—SO_3H），容易在溶液中解离出 H^+，故显强酸性。树脂解离出 H^+ 后，本体所含的负电基团，如 SO_3^-，结合溶液中的其他阳离子，完成了树脂中 H^+ 与溶液中阳离子的交换。强酸型树脂的解离能力很强，在酸性或碱性溶液中均能解离和产生离子交换作用。

（2）弱酸型阳离子交换树脂　这类树脂含有弱酸性基团，如羧基（—COOH），能在水中解离出 H^+ 而呈酸性。树脂解离后余下的负电基团，如 R—COO^-，与溶液中的其他阳离子吸附结合，完成阳离子交换反应。这种树脂的酸性较弱，在低 pH 环境中难以解离和进行离子交换，只能在碱性、中性或微酸性溶液中（如 $pH=5\sim14$）反应。

（3）强碱型阴离子交换树脂　这类树脂含有强碱性基团，如季铵基（—N^+R_3OH），在水中离解出 OH^- 而呈强碱性。树脂解离出 OH^-，本体所含的正电基团与溶液中的阴离子吸附结合，从而产生阴离子交换反应。这种树脂的解离性很强，在不同 pH 下都能正常反应。

（4）弱碱型阴离子交换树脂　这类树脂含有弱碱性基团，如伯氨基（—NH_2）、仲氨基（—NHR）或叔氨基（—NR_2），它们在水中能解离出 OH^- 而呈弱碱性。解离出 OH^- 后的正电基团与溶液中的阴离子吸附结合，完成阴离子交换反应。这种树脂需要在微碱、中性或酸性条件（如 $pH=1\sim9$）下反应。

3. 离子交换树脂色谱的操作技术

（1）离子交换树脂的预处理　商品离子交换树脂多以稳定的钠型或氯型存在，且含有合成时未聚合的单体、致孔剂、交联剂等杂质，因此在使用前必须经过预处理，将钠型或氯型转为 H 型或 OH 型，并除去杂质。首先将离子交换新树脂用蒸馏水浸泡 $1\sim2$ 天，使其充分溶胀后，再装在色谱柱中按以下方法处理。

① 阳离子交换树脂的预处理　该类新树脂多以稳定的钠型存在，要转为 H 型备用。用 10 倍量 $2mol\cdot L^{-1}$ 盐酸溶液在柱中洗脱交换，树脂转为 H 型，再用蒸馏水洗呈中性。然后用 10 倍量 $2mol\cdot L^{-1}$ 氢氧化钠溶液洗脱交换，转为钠型，用蒸馏水洗至中性或近中性。重复操作 $1\sim2$ 次。最后用树脂体积 10 倍量 $2mol\cdot L^{-1}$ 盐酸溶液进行处理，使之变为 H 型，再用蒸馏水洗至中性，即可供备用。

② 阴离子交换树脂的预处理　该类新树脂多以稳定的氯型存在，要转为 OH 型备用。用 10 倍量的 $2mol\cdot L^{-1}$ 氢氧化钠溶液在柱中洗脱交换，树脂转为 OH 型，再用蒸馏水洗呈中性。然后用 10 倍量 $2mol\cdot L^{-1}$ 盐酸溶液洗脱交换，转为氯型，用蒸馏水洗至中性或近中性。重复操作 $1\sim2$ 次。最后用树脂体积 10 倍量 $2mol\cdot L^{-1}$ 氢氧化钠溶液进行处理，使之变为 OH 型，再用蒸馏水洗至中性，即可供备用。

（2）离子交换树脂的装柱　离子交换树脂通常也是以水为溶剂进行湿法装柱。其装柱方法与本节"大孔吸附树脂柱色谱技术"相似，可参考。

（3）离子交换树脂的样品交换　先将水放至与离子交换树脂色谱柱上部柱床水平面相同时，再将样品配成适当浓度的水溶液加到柱顶，以适当的流速通过离子交换树脂，直到被分离的成分全部被交换到树脂上。

（4）离子交换树脂的样品洗脱与收集　当样品溶液通过离子交换树脂柱时，亲和力强的离子先被交换而被吸附在树脂柱上，而亲和力弱的离子先被洗脱。大多数离子交换树脂通常是在水溶液或含有水的极性溶液中进行洗脱分离，为了获得最佳的洗脱效果，经常采用竞争的溶剂离子，并同时保持溶剂 pH 的恒定。常用的洗脱剂有强酸、强碱、盐类、不同 pH 的缓冲溶液等。既可以是单一浓度，也可以是梯度浓度洗脱。采用等份收集，将洗脱液用薄层色谱定性检查。根据检查结果，将成分相同的洗脱液合并。减压回收溶剂，得到分离纯化的化学成分。

（5）离子交换树脂的再生　离子交换树脂可反复使用，采用预处理的方法进行再生。离子交换树脂不用时需加水保存，保存时，阳离子树脂转为钠型，阴离子树脂转为氯型。

第二部分
药用植物学的基础知识

第一章　植物的细胞

植物**细胞**（cell）是构成植物体的形态结构和生命活动的基本单位。**单细胞植物**是由一个细胞构成的个体，一切生命活动都由这个细胞来完成；**多细胞植物**是由许多形态和功能不同的细胞组成，这些细胞相互依存，彼此协作，共同完成复杂的生命活动。

不同植物种类、存在部位的植物细胞以及同一个细胞在不同的发育阶段，其形状和构造是不相同的。为了便于学习，通常将各种植物细胞的主要构造集中在一个细胞内说明，这个细胞称为典型植物细胞或模式植物细胞。

一个典型的植物细胞是由**原生质体、细胞后含物和生理活性物质、细胞壁**三部分组成。细胞外面包围着一层比较坚韧的细胞壁，它是植物细胞区别于动物细胞的显著特征，壁内的生活物质总称为原生质体，主要包括细胞质、细胞核、质体、线粒体等；其内含有多种非生命的物质，它们是原生质体的代谢产物，称为细胞后含物；细胞内还存在一些生理活性物质。光学显微镜下可观察到细胞壁、细胞质、质体、细胞核和液泡等，其他精细结构需要在电子显微镜下才能观察到（图 2-1-1）。

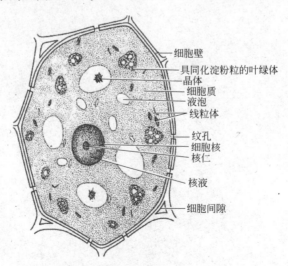

图 2-1-1　典型的植物细胞构造

第一节 原生质体

原生质体（protoplast）是细胞内有生命的物质的总称，包括细胞质、细胞核、质体、线粒体、高尔基体、核糖体、溶酶体等，是细胞的主要部分，细胞的一切代谢活动都在这里进行。

构成原生质体的物质基础是**原生质**（protoplasm）。原生质是细胞结构和生命物质的基础，化学成分十分复杂，而且随着细胞不断地进行代谢活动，其组成成分也在不断地变化。它的基本化学成分是蛋白质、核酸、类脂和糖等。原生质的物理特性表现在它是一种无色半透明、具有弹性、略比水重（相对密度为 1.025～1.055）、有折射性的半流动亲水胶体。原生质的化学成分随着细胞新陈代谢不断地变化。

一、细胞质

细胞质（cytoplasm）为半透明、半流动、无固定结构的基质，充满在细胞壁和细胞核之间，是原生质体的基本组成部分。在细胞质中还分散着**细胞器**，如细胞核、质体、线粒体和后含物等。在年幼的植物细胞里，细胞质充满整个细胞，随着细胞的生长发育和长大成熟，液泡逐渐形成和扩大，将细胞质挤到细胞的周围，紧贴着细胞壁。细胞质与细胞壁相接触的膜称为**细胞质膜或质膜**，与液泡相接触的膜称作**液泡膜**。它们控制着细胞内外水分和物质的交换。在质膜与液泡之间的部分称作**中质**（基质、胞基质），细胞核、质体、线粒体、内质网、高尔基体等细胞器分布在其中。

细胞质有自主流动的能力，这是一种生命现象。在光学显微镜下，可以观察到叶绿体的运动，其主要原因就是细胞质在流动。细胞质的流动很容易受温度、光线和化学物质等环境条件的影响，邻近细胞受损伤时也容易刺激细胞质流动。细胞质的流动能促进细胞内营养物质的流动，有利于新陈代谢，对于细胞的生长发育、通气和创伤的恢复都有一定的促进作用。

在电子显微镜下可观察到细胞质的一些细微和复杂的构造，如质膜和内质网等。

1. 质膜

质膜（细胞质膜，plasmic membrane）是指细胞质与细胞壁相接触的一层薄膜，在光学显微镜下不易直接识别，在细胞发生质壁分离时，原生质体表面的一层光滑的薄膜即为质膜。在电子显微镜下，可见质膜具有明显的 3 层结构，两侧成两个暗带，中间夹有一个明带。3 层的总厚度约为 7.5nm，其中两侧暗带各约 2nm，中间的明带约为 3.5nm。明带的主要成分为脂类，暗带的主要成分为蛋白质。这种在电子显微镜下显示出具有 3 层结构成为 1 个单位的膜，称为**单位膜**（unit membrane）。细胞核、叶绿体、线粒体等细胞器表面的包被膜一般也都是单位膜，其层数、厚度、结构和性质都存在差异。

2. 质膜的功能

（1）选择透性　质膜对不同物质的通过具有选择性，它能阻止糖和可溶性蛋白质等许多有机物从细胞内渗出，同时又能使水、盐类和其他必需的营养物质从细胞外进入，从而使细胞具有一个合适而稳定的内环境。

（2）渗透现象　质膜的透性还表现出一种**半渗透**现象，由于渗透的功能，所有分子不断地运动，并从高浓度区向低浓度区扩散，如质壁分离现象。

（3）调节代谢的作用　质膜通过多种途径调节细胞代谢。植物体内不同细胞对多种激素、药物和神经介质有高度选择性。一般认为，它们是通过与细胞质膜上以蛋白质为主的特异受体结合而起作用的，蛋白质与激素、药物等结合后发生变构现象，改变了细胞膜的通透性，进而调节细胞内各种代谢活动。

（4）对细胞识别的作用　生物细胞对同种和异种细胞的认识，对自己和异己物质的识别的过程为**细胞识别**。单细胞植物及高等植物的许多重要生命活动都和细胞的识别能力有关，如有花植物的雌蕊能否接受花粉进行受精等。

二、细胞器

细胞器（organelle）是细胞质内具有一定形态结构、成分和特定功能的微小器官，也称拟器官。目前认为，细胞器包括细胞核、质体、线粒体、液泡、内质网、高尔基体、核糖核蛋白体（核糖体）和溶酶体等。其中前4种可以在光学显微镜下观察到，其他则只能在电子显微镜（图2-1-2）下看到。

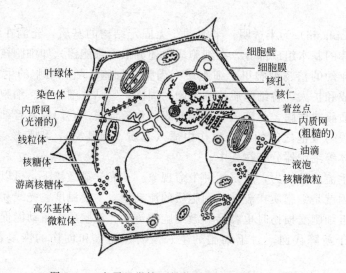

图 2-1-2　电子显微镜下植物细胞内主要成分图解

1. 细胞核

除细菌和蓝藻外，所有的植物细胞都含有**细胞核**（nucleus）。通常高等植物的细胞只具有一个细胞核。细胞核一般呈圆球形、椭圆形、卵圆形，或稍伸长。细胞核的大小差异很大，其直径一般都在 $10\sim20\mu m$ 之间，最小的细胞核直径只有 $1\mu m$，如一些真菌；最大的细胞核直径可达 1mm，如苏铁受精卵。

在光学显微镜下观察活细胞，因细胞核具有较高的折射率而易看到，其内部似呈无色透明、均匀状态，比较黏滞，但经过固定和染色以后，可以看到其复杂的内部构造。细胞核包括**核膜、核仁、核液**和**染色质** 4部分。

（1）核膜（nuclear envelope）　它是细胞核外与细胞质分开的一层界膜，真核生物具有明显核膜，而原核生物无明显核膜。在光学显微镜下观察，核膜只有一层薄膜。在电子显微镜下观察，它是双层结构的膜，这两层膜都是由蛋白质和磷脂双分子构成的。核膜上有呈均匀或不均匀分布的许多小孔，称为**核孔**（nuclear pore），它是细胞核与细胞质进行物质交换的通道。

（2）核仁（nucleolus）　它是细胞核中折射率更强的小球状体，通常有一个或几个。核仁主要是由蛋白质和 RNA 所组成，还可能含有少量的类脂和 DNA。核仁是核内 RNA 和蛋白质合成的主要场所，与核糖体的形成有关，并且还能传递遗传信息。

（3）核液（nuclear sap）　核液为充满在核膜内的透明而黏滞性较大的液胶体，其中分散着核仁和染色质。核液的主要成分是蛋白质、RNA 和多种酶，这些物质保证了 DNA 的复制和 RNA 的转录。

（4）染色质（chromatin）　分散在细胞核液中易被碱性染料（如藏红花、甲基绿）着色的物质。当细胞核进行分裂时，染色质成为一些螺旋状扭曲的染色质丝，进而形成棒状的**染色体**（chromosome）。每种植物染色体的数目、形状和大小是不相同的。但对于同一物种来说，则是相对稳定不变的。染色质主要由 DNA 和蛋白质所组成，还含有 RNA。

由于细胞的遗传物质主要集中在细胞核内，所以细胞核的主要功能是控制细胞的遗传和生长发育；也是遗传物质存在和复制的场所，并且决定蛋白质的合成；还控制质体、线粒体中主要酶的形成，从而控制和调节细胞的其他生理活动。

2. 质体

质体（plastid）是植物细胞特有的细胞器，由蛋白质、类脂等所组成，与碳水化合物的合成和贮藏有密切关系。在细胞中数目不一，其体积比线粒体大，比细胞核小。质体（图2-1-3）可分为两种类型：一种为含色素的质体，有**叶绿体**和**有色体**两种；一种是不含色素的质体——**白色体**。

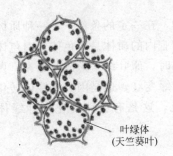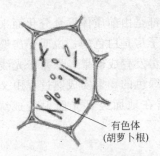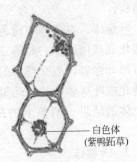

叶绿体　　　　　　　　有色体　　　　　　　　白色体
（天竺葵叶）　　　　　（胡萝卜根）　　　　　（紫鸭跖草）

图 2-1-3　质体的种类

（1）叶绿体（chloroplast）　高等植物的叶绿体多为球形、卵形或透镜形的绿色颗粒状，厚度为 $1\sim 3\mu m$，直径 $4\sim 10\mu m$，很少超过 $10\mu m$。在低等植物中，叶绿体的形态变化较大，有带状、杯状、钟状等形态。不同植物和不同细胞含有的叶绿体数目也有所不同，在同一个细胞可以有十至数十个不等。在电子显微镜下观察时，叶绿体呈现复杂的超微结构，外面由双层膜包被，内部为无色的溶胶状蛋白质基质，其中分散着许多含有叶绿素的**基粒**（granum），每个基粒是由许多双层膜片围成的扁平状圆形的类囊体叠成，在基粒之间，有基质片层将基粒连接起来。

叶绿体主要由蛋白质、类脂、核糖核酸和色素所组成，此外还含有与光合作用有关的酶和多种维生素等。叶绿体主要含有**叶绿素 A**（chlorophyll A）、**叶绿素 B**（chlorophyll B）、**胡萝卜素**（carotin）和**叶黄素**（xanthophyll）4 种色素。它们均为脂溶性色素，其中叶绿素是主要的光合色素，它能吸收和利用太阳光能，把叶从空气中吸收来的二氧化碳和根从土壤中吸收来的水分合成有机物，并将光能转为化学能贮藏起来，同时放出氧气。胡萝卜素和叶黄素不能直接参与光合作用，只能把吸收的光能传递给叶绿素，起辅助光合作用的功能。所以说叶绿体是进行光合作用和合成同化淀粉的场所。叶绿体中所含的色素以叶绿素为多，遮盖了其他色素，所以呈现绿色。当营养条件不利、气温降低或叶片衰老时，叶绿素含量降低，叶片呈黄色或橙黄色。

叶绿体广泛分布于绿色植物的叶、茎、花萼和果实中的绿色部分，如叶肉组织、幼茎的皮层，根一般不含叶绿体。

（2）**有色体**（chromoplast） 又称**杂色体**，在细胞中常呈针形、圆形、杆形、多角形或不规则形状，其所含的色素主要是胡萝卜素和叶黄素等，使植物呈现黄色、橙红色或橙色。有色体主要存在于花、果实和根中，在蒲公英、唐菖蒲和金莲花的花瓣中，以及在红辣椒、番茄的果实或胡萝卜的根里都可以看到有色体。植物所呈现的很多颜色除与有色体相关外，还与细胞液中含有的多种水溶性色素有关。有色体和色素的主要区别在于：有色体是质体，是一种细胞器，具有一定的形状和结构，存在于细胞质中，主要是黄色、橙红色或橙色；而色素通常是溶解在细胞液中，呈均匀状态，主要是红色、蓝色或紫色，如花青素。

有色体对植物的生理作用还不十分清楚，它所含的胡萝卜素在光合作用中是一种催化剂。有色体存在于花部，使花呈现鲜艳色彩，有利于昆虫传粉。

（3）**白色体**（leucoplast） 它是一类不含色素的微小质体，通常呈球形、椭圆形、纺锤形或其他形状。多见于不曝光的器官如块根或块茎等细胞中。少数曝光的器官也有白色体，如鸭跖草属植物叶表皮细胞中存在围绕细胞核的白色体。白色体与积累贮藏物质有关，它包括合成淀粉的造粉体、合成蛋白质的蛋白质体和合成脂肪油的造油体。

在电子显微镜下，可观察到有色体和白色体都是由双层膜包被，但内部没有基粒和片层等结构。

叶绿体、有色体和白色体都是由前质体发育分化而来的，在一定的条件下，一种质体可以转化成其他质体。如番茄的子房是白色的，说明子房壁细胞内的质体是白色体，白色体内含有原叶绿素，当受精后的子房发育成幼果，暴露于光线中时，原叶绿素形成叶绿素，白色体转化成叶绿体，这时幼果是绿色的。果实成熟过程中又由绿变红，这是因为叶绿体转化成有色体的结果。胡萝卜的根露在地面经日光照射变成绿色，这是有色体转化为叶绿体的缘故。

3. 线粒体

线粒体（mitochondria）是细胞质中呈颗粒状、棒状、丝状或分枝状的细胞器，比质体小，一般直径为 $0.5\sim1.0\mu m$，长 $1\sim2\mu m$。在光学显微镜下，需要特殊的染色，才能加以观察。在电子显微镜下可观察到，线粒体由内外两层膜组成，内层膜延伸到线粒体内部折叠形成管状或隔板状突起，这种突起称**嵴**（cristae），嵴上附着许多酶，在两层膜之间及中心的腔内是以可溶性蛋白为主的基质。

线粒体是细胞中碳水化合物、脂肪和蛋白质等物质进行氧化（呼吸作用）的场所，在氧化过程中释放出细胞生命活动所需的能量，因此线粒体被称为细胞的"**动力工厂**"。此外线粒体对物质合成、盐类的积累等起着很大的作用。

4. 液泡

液泡（vacuole）是植物细胞特有的结构。在幼小的细胞中，液泡分散在细胞质中，是不明显的，体积小、数量多。随着细胞的生长，小液泡逐渐变大并相互融合，最后在细胞中央形成一个或几个大型液泡，可占据整个细胞体积的90%以上，而细胞质连同细胞器一起，被中央液泡推挤成为紧贴细胞壁的一个薄层。如图2-1-4所示。

液泡外被一层膜，称为**液泡膜**（tonoplast），它是有生命的，是原生质的组成部分。膜内充满**细胞液**（cell sap），是细胞新陈代谢过程产生的混合液，它是无生命的，是非原生质的组成部分。细胞液的成分非常复杂，在不同植物、不同器官、不同组织内，其成分也各不

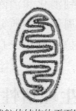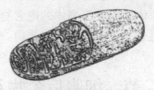

线粒体结构的平面图

典型的线粒体(立体图)
切去一部分，显示两个膜层

图 2-1-4　洋葱根尖细胞（示液泡形成各阶段）

相同，同时也与发育过程、环境条件等因素有关。各种细胞的细胞液可能包含的主要成分除水外，还有各种代谢物如**糖类**（saccharides）、**盐类**（salts）、**生物碱**（alkaloids）、**苷类**（glucosides）、**单宁**（tannins）、**有机酸**（organic acids）、**挥发油**（volatile oils）、**色素**（pigments）、**树脂**（resins）、**草酸钙结晶**等，其中不少化学成分具有强烈生理活性，是植物药的有效成分。液泡膜具有特殊的选择透过性。液泡积极参与细胞内的分解活动、调节细胞的渗透压、参与细胞内物质的积累与移动，在维持细胞质内外环境的稳定方面起着重要的作用。

5. 内质网

内质网（endoplasmic reticulum）分布在细胞质中，是由双层膜构成的网状管道系统，管道以各种形态延伸或扩展成为管状、泡囊状或片状结构。在电子显微镜下的切片中，内质网是两层平行的单位膜，每层膜厚度约为 5nm，两层膜的间隔有 40～70nm，此外还有由膜围成的泡、囊或更大的腔，将细胞质隔成许多间隔。

内质网可分为两种类型：一种是膜的表面附着许多核糖核蛋白体（核糖体）的小颗粒，这种内质网称为**粗面内质网**，其主要功能是合成输出蛋白质（即分泌蛋白），还能产生构成新膜的脂蛋白和初级溶酶体所含的酸性磷酸酶。另一种内质网上没有核糖核蛋白体的小颗粒，这种内质网称**光滑内质网**，主要功能是多样的，如合成、运输类脂和多糖。两种内质网可以互相转化。

6. 高尔基体

高尔基体（Golgi body）是与植物的分泌作用有关的细胞器，几乎所有动物和植物细胞中都普遍存在。高尔基体分布于细胞质中，主要分布在细胞核的周围和上方，是由两层膜所构成的平行排列的扁平囊泡、小泡和大泡（分泌泡）组成。高尔基体的功能是合成和运输多糖，并且能够合成果胶、半纤维素和木质素，参与细胞壁的形成，此外还与溶酶体的形成、细胞的分泌作用有关系。

7. 核糖体

核糖体（ribosome）又称核糖核蛋白体或核蛋白体，是蛋白质合成的场所，能将氨基酸装配成肽链。每个细胞中核糖体可达数百万个。核糖体是细胞中的超微颗粒，通常呈球形或长圆形，直径为 10～15nm，游离在细胞质中或附着于内质网上，而在细胞核、线粒体和叶绿体内较少。核糖体由 45%～65%蛋白质和 35%～55%核糖核酸组成，其中核糖核酸含量占细胞中核糖核酸总量的 85%。

8. 溶酶体

溶酶体（lysosome）分散在细胞质中，是由单层膜构成的小颗粒，其主要功能是进行细胞内消化。数目可多可少，一般直径为 0.1～1μm，膜内含有各种能水解不同物质的消化酶，如蛋白酶、核糖核酸酶、磷酸酶、糖苷酶等，当溶酶体膜破裂或损伤时，酶释放出来，同时也被活化。溶酶体的功能主要是分解大分子，起到消化和消除残余物的作用。此外，溶酶体还有保护作用，溶酶体膜能使溶酶体的内含物与周围细胞质分隔，显然这层界膜能抗御溶酶体的分解作用，并阻止酶进入周围细胞质内，保护细胞免于自身消化。

第二节　细胞后含物和生理活性物质

细胞中除含有生命的原生质体外，尚有许多非生命的物质，它们都是细胞新陈代谢过程中的产物。一类是细胞后含物，另一类是生理活性物质。

一、细胞后含物

后含物（ergastic substance）一般是指细胞原生质体在代谢过程中产生的非生命物质。后含物的种类很多，有的是一些废弃的物质如草酸钙晶体；有的则是一些可能再被利用的储藏营养物质，以淀粉、蛋白质、脂肪和脂肪油最普遍。它们分布的形式多种多样，呈液体状态或晶体状或非结晶固体状存在于液泡或细胞质中。后含物的种类、形态和性质随植物种类不同而异，因此细胞后含物的特征是生药鉴定上的依据之一。

1. 淀粉

淀粉（starch）是葡萄糖分子聚合而成的长链化合物，它是细胞中碳水化合物最普遍的储藏形式，在细胞中以颗粒状态［称为**淀粉粒**（starch grain）］储存于植物的根、茎及种子等器官的薄壁细胞的细胞质中，如马铃薯、半夏、葛、玉蜀黍、绿豆等。淀粉粒是由造粉体（白色体的一种）积累贮藏淀粉所形成。积累淀粉时，先从一处开始，形成淀粉粒的核心，称为**脐点**（hilium），然后环绕着脐点形成许多明暗相间的同心轮纹，称为**层纹**（annular striation lamellae），如果用乙醇处理，这时淀粉脱水，层纹就随之消失。层纹的形成是由于淀粉积累时，**直链淀粉**（葡萄糖分子成直链排列）和**支链淀粉**（葡萄糖分子成分支排列）相互交替地分层积累的缘故，直链淀粉较支链淀粉对水的亲和力强，两者遇水膨胀性不一样，从而显出了折射性的差异。淀粉粒多呈圆球形、卵圆形或多角形，脐点的形状有点状、线状、裂隙状、分叉状、星状等，脐点有的位于中央，如小麦、蚕豆等，或偏于一端，如马铃薯、藕、甘薯等。层纹的明显程度，也因植物种类的不同而异。各种淀粉粒见图 2-1-5。

淀粉粒有单粒、复粒、半复粒 3 种类型：**单粒淀粉粒**（simple starch grain）只有 1 个脐点，有无数层纹围绕这个脐点；**复粒淀粉粒**（compound starch grain）具有 2 个以上的脐点，各脐点分别有各自的层纹围绕；**半复粒淀粉粒**（half compound starch grain）具有 2 个以上的脐点，各脐点除有本身的少数层纹围绕外，外面还包围着共同的层纹。

淀粉不溶于水，在热水中膨胀而糊化。从化学结构来分，直链淀粉遇碘液显蓝色；支链淀粉遇碘液显紫红色。一般植物同时含有两种淀粉，加入碘液显蓝色或显紫色。用甘油醋酸试液装片，置于偏光显微镜下观察，淀粉粒常显偏光现象，已糊化的淀粉粒无偏光现象。

不同植物所含的淀粉粒在类型、形状、大小、层纹和脐点的位置等方面各有其特点，因此淀粉粒的有无及其形态特征，可作为生药鉴定上的依据之一。

2. 菊糖

菊糖（inulin）由果糖分子聚合而成，多含在菊科、桔梗科和龙胆科部分植物根的薄壁细胞中，山茱萸果皮中亦有。菊糖能溶于水，不溶于乙醇。因此观察菊糖，应将含有菊糖的材料浸入乙醇中，一周以后做成切片，置于显微镜下观察，可在细胞中看见球状、半球状或

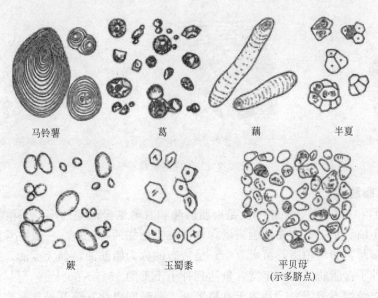

马铃薯　　　　　　葛　　　　　　　藕　　　　　　半夏

蕨　　　　　　玉蜀黍　　　　　　平贝母
(示多脐点)

图 2-1-5　各种淀粉粒

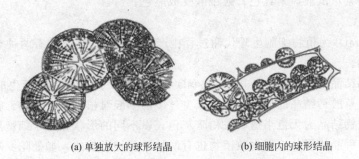

(a) 单独放大的球形结晶　　　(b) 细胞内的球形结晶

图 2-1-6　大丽花根内的菊糖球形结晶

扇状的菊糖结晶。菊糖加 10％α-萘酚的乙醇溶液，再加硫酸，显紫红色，并很快溶解。图 2-1-6所示为大丽花根内的菊糖球形结晶。

3. 蛋白质

细胞中贮藏的**蛋白质**（protein）常呈固体状态，化学性质稳定，是非活性的、无生命的物质，与原生质体中呈胶体状态的有生命的蛋白质在性质上完全不同。贮藏的蛋白质可以是结晶体的或是无定形的小颗粒，存在于细胞质、液泡、细胞核和质体中。结晶蛋白质因具有晶体和胶体的二重性，因此称**拟晶体**（crystalloid），以与真正的晶体相区别。蛋白质的拟晶体有不同的形状，但常常被一层膜包裹成圆球状的颗粒，称为**糊粉粒**（aleurone grain）。有些糊粉粒既包含有定形蛋白质，又包含有拟晶体，成为复杂的形式。

糊粉粒多分布于植物种子的胚乳或子叶中，有时它们集中分布在某些特殊的细胞层中，特称为**糊粉层**（aleurone layer）。例如谷物类种子胚乳最外面的一层或多层细胞，含有大量糊粉粒，即为糊粉层。蓖麻和油桐的胚乳细胞中的糊粉粒，除了拟晶体外还含有磷酸盐球形体。糊粉粒和淀粉粒常在同一细胞中相互混杂。图 2-1-7 为各种糊粉粒的详图。

蛋白质的检验：①将蛋白质溶液放在试管里，加数滴浓硝酸并微热，可见黄色沉淀析出，冷却片刻再加过量氨液，沉淀变为橙黄色，即**蛋白质黄色反应**；②遇碘试液显棕色或黄棕色；③在硫酸铜和苛性碱的水溶液的作用下则显紫红色；④蛋白质溶液加硝酸汞试液，显砖红色。

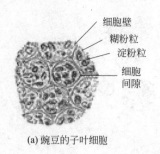

细胞壁
糊粉粒
淀粉粒
细胞间隙

(a) 豌豆的子叶细胞

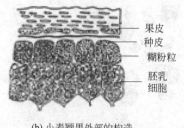

果皮
种皮
糊粉粒
胚乳细胞

(b) 小麦颖果外部的构造

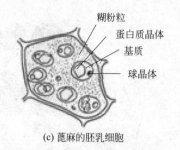

糊粉粒
蛋白质晶体
基质
球晶体

(c) 蓖麻的胚乳细胞

图 2-1-7　各种糊粉粒

4. 脂肪和脂肪油

脂肪（fat）和脂肪油（fixed oil）是由脂肪酸和甘油结合而成的酯，是植物贮藏的一种营养物质，呈小油滴状态分布在细胞质里，常存在于植物的种子中。一般在常温下呈固态或半固态的称为**脂肪**，如乌桕脂，可可豆脂；呈液态的称为**脂肪油**，如大豆油，芝麻油，花生油。有些植物种子含脂肪油特别丰富含量达到种子干重的 $45\%\sim60\%$。

脂肪和脂肪油均不溶于水，易溶于有机溶剂，遇碱则皂化，遇苏丹Ⅲ溶液显橙红色、红色和紫红色；遇紫草试液显紫红色；遇锇酸变成黑色。

5. 晶体

晶体（crystal）为植物细胞生理代谢过程中产生的废物，常见的有两种类型：**草酸钙结晶和碳酸钙结晶**。

（1）草酸钙结晶（calcium oxalate crystal）　植物体在代谢过程中产生的草酸与钙盐结合而成的晶体。草酸钙结晶的形成，可以减少过多的草酸对植物所产生的毒害，被认为具有解毒作用。草酸钙结晶为无色半透明或稍暗灰色，以不同的形状分布于细胞液中，通常一种植物只能见到一种晶体形状，但少数植物也有两种或多种形状的，如曼陀罗叶含有簇晶、方晶和砂晶。草酸钙结晶在植物体中分布很普遍，随着器官组织的衰老，草酸钙结晶也逐渐增多，但其形状和大小在不同种植物或在同一植物的不同部位有一定的区别，可作为生药鉴定上的依据之一。

针晶
（半夏块茎）

簇晶
（大黄根状茎）

方晶
（甘草根）

砂晶
（牛膝根）

柱晶
（射干根状茎）

双晶
（莨菪叶）

图 2-1-8　各种草酸钙结晶

常见的草酸钙结晶形状（图 2-1-8）有以下几种：

① **单晶**（solitary crystal）　又称方晶或块晶，通常呈正方形、长方形、斜方形、八面体、三棱体等形状，常为单独存在的单个晶体，存在于甘草、黄柏、秋海棠叶柄等植物细胞中。有时呈双晶（twin crystals），如莨菪叶中等。

② **针晶**（acicular crystal）　晶体呈两端尖锐的针状，在细胞中多成束存在，称为**针晶束**（raphides）。一般存在于含有黏液的细胞中，如半夏块茎、黄精和玉竹的根状茎细胞中等。也有的针晶不规则地分散在细胞中，如苍术根状茎细胞中。

③ **簇晶**（cluster crystal；rosette aggregate）　晶体由许多八面体、三棱形单晶体聚集而成，通常呈三角状星形或球形，如人参根、大黄根状茎、椴树茎、天竺葵叶等细胞中。

④ **砂晶**（micro crystal；crystal sand）　晶体呈细小的三角形、箭头状或不规则形，通常密集于细胞腔中。因此，聚集有砂晶的细胞颜色较暗，很容易与其他细胞相区别，如颠茄、牛膝、地骨皮等细胞中。

⑤ **柱晶**（columnar crystal；styloid）　晶体呈长方形，长度为直径的 4 倍以上，形如柱状。如射干等鸢尾科植物的细胞中。

草酸钙结晶不溶于稀醋酸，加稀盐酸溶解而无气泡产生；但遇 10％～20％硫酸溶液便溶解并形成针状的硫酸钙结晶析出。

（2）**碳酸钙结晶**（calcium carbonate crystal）　它是由植物细胞壁的特殊瘤状突起上所聚集的大量的碳酸钙或少量的硅酸钙而形成，一端与细胞壁相连，另一端悬于细胞腔内，形状如一串悬垂的葡萄，通常呈钟乳体状态存在，故又称**钟乳体**（cysyolith）。多存在于爵床科、桑科、荨麻科等植物叶表皮细胞中，如穿心莲叶、无花果叶、大麻叶等的表皮细胞中可见到碳酸钙结晶。图 2-1-9 为碳酸钙结晶的切面观与表面观。

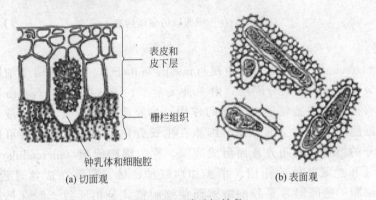

（a）切面观　　　　　　　　　　（b）表面观

图 2-1-9　碳酸钙结晶

碳酸钙结晶加醋酸或稀盐酸则溶解，同时有 CO_2 气泡产生，可与草酸钙结晶相区别。

此外，除草酸钙结晶和碳酸钙结晶以外，还有石膏结晶，如柽柳叶中；靛蓝结晶，如菘蓝叶中；橙皮苷结晶，如吴茱萸和薄荷叶中；芸香苷结晶，如槐花中等。

二、生理活性物质

生理活性物质是一类能对细胞内的生化反应和生理活动起调节作用的物质的总称。它包括酶、维生素、植物激素和抗生素等，对植物的生长、发育起着非常重要的作用。

第三节　细胞壁

细胞壁（cell wall）是包围在植物细胞原生质体外面的具有一定硬度和弹性的薄层，它是由原生质体分泌的非生活物质（纤维素、果胶质和半纤维素）形成的，但近代研究证明，在细胞壁尤其是初生壁中含有少量具有生理活性的蛋白质。细胞壁对原生质体起保护作用，能使细胞保持一定的形状和大小，与植物组织的吸收、蒸腾、物质的运输和分泌有关。细壁是植物细胞所特有的结构，它与液泡、质体一起构成了植物细胞与动物细胞不同的三大结构特征。由于植物的种类、细胞的年龄和细胞执行功能的不同，细胞壁在成分和结构上的差别是极大的。

一、细胞壁的分层

在光学显微镜下，通常可将相邻两细胞所共有的细胞壁分成**胞间层**、**初生壁**和**次生壁**3层。图 2-1-10 为细胞壁的显微构造。

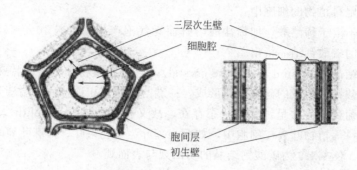

图 2-1-10　细胞壁的显微构造

1. 胞间层

胞间层（intercellular layer）又称**中层**（middle lamella），为相邻两个细胞所共有的薄层，是细胞分裂时最早形成的分隔层，由一种无定形、胶状的果胶（pectin）类物质所组成。胞间层有着把两个细胞粘连在一起的作用。果胶质能溶于酸、碱溶液，又能被果胶酶分解，使得细胞间部分或全部分离。细胞在生长分化过程中，胞间层可以被果胶酶部分溶解，这部分的细胞壁彼此分开而形成间隙，称为**细胞间隙**（inercellular space）。细胞间隙能起到通气和贮藏气体的作用。果实如西红柿、桃、梨等在成熟过程中由硬变软，就是因为果肉细胞的胞间层被果胶酶溶解而使细胞彼此分离所致。沤麻是利用微生物产生的果胶酶，使胞间层的果胶溶解破坏，导致纤维细胞分离。在药材鉴定上，常用硝酸和氯酸钾的混合液、氢氧化钾或碳酸钠溶液等解离剂，把植物类药材制成解离组织，进行观察鉴定。

2. 初生壁

细胞在生长过程中，由原生质体分泌的物质（主要是纤维素、半纤维素和果胶类）添加在胞间层的内方，形成**初生壁**（primary wall）。初生壁一般较薄，厚 $1\sim3\mu m$，能随着细胞的生长而延伸，这是初生壁的重要特性。原生质体分泌的物质还可以不断地填充到细胞壁的结构中去，使初生壁继续增长，称为**填充生长**。原生质体分泌的物质增加在胞间层的内侧使细胞壁略有增厚，称为**附加生长**。代谢活跃的细胞，通常终身只具有初生壁。在电子显微镜下，可看到初生壁的物质排列成纤维状，称为**微纤丝**。微纤丝是由平行排列的长链状的纤维素分子所组成。纤维素是构成初生壁的框架，而果胶类物质、半纤维素以及木质素、角质等填充于框架之中。

3. 次生壁

次生壁（secondary wall）是在细胞停止增大以后，在初生壁内侧继续积累的细胞壁层。它的成分主要是纤维素和少量的半纤维素，生长后期常含有**木质素**（lignin）。次生壁一般较厚（$5\sim10\mu m$），质地较坚硬，因此有增强细胞壁机械强度的作用。次生壁是在细胞成熟时形成，直至原生质体停止活动，次生壁也就停止了沉积。次生壁往往是在细胞特化时形成的，成熟时原生质体死亡，残留的细胞壁起支持和保护植物体的作用。植物细胞一般都有初生壁，但不是都有次生壁。在电子显微镜下，次生壁也是由微纤丝所构成，只不过微纤丝交织排列的方向与初生壁中的微纤丝略有不同，但从微纤丝的排列趋向来看，较晚形成的初生壁和最初形成的次生壁常无区别。

二、纹孔和胞间连丝

1. 纹孔

细胞壁次生增厚时，在初生壁上不是均匀地增厚，很多地方留下一些没有次生增厚的部分，只有胞间层和初生壁，这种比较薄的区域称为**纹孔**（pit）。相邻两个细胞的纹孔在相同部位常成对存在，称为**纹孔对**（pit pair）。纹孔对之间的薄膜称为**纹孔膜**（pit membrane）。纹孔膜两侧没有次生壁的腔穴常呈圆筒或半球形，称为**纹孔腔**（pit cavity），由纹孔腔通往细胞壁的开口，称为**纹孔口**（pit aperture）。纹孔的存在有利于细胞间水和其他物质的运输。根据纹孔对的形状和结构，将纹孔对分为 3 种类型：**单纹孔、具缘纹孔**和**半缘纹孔**，如图 2-1-11所示。

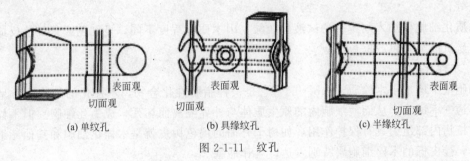

图 2-1-11　纹孔

　（1）单纹孔（simple pit）　结构简单，其构造是次生壁上未加厚的部分呈圆筒形，即从纹孔膜全纹孔口的纹孔腔呈圆筒状。单纹孔多存在于加厚壁的薄壁细胞、韧型纤维和石细胞中。当次生壁很厚时，单纹孔的纹孔腔就很深，形状如一条长而狭窄的孔道或沟，称为纹孔道或纹孔沟。

　（2）具缘纹孔（bondered pit）　最明显的特征就是，在纹孔周围的次生壁向细胞腔内形成的突起呈拱状，中央有一个小的开口，这种纹孔称为具缘纹孔。突起的部分称为纹孔缘，纹孔缘所包围的里面部分呈半球形，即为纹孔腔。纹孔口有各种形状，一般多成圆形或狭缝状。在显微镜下，从正面观察具缘纹孔呈现两个同心圆，外圈是纹孔膜的边缘，内圈是纹孔口的边缘。松科和柏科等裸子植物管胞上有具缘纹孔，其纹孔膜中央特别厚，形成纹孔塞。纹孔塞具有活塞的作用，能调节胞间液流，这种具缘纹孔从正面观察呈现 3 个同心圆。具缘纹孔常分布于纤维管胞、孔纹导管和管胞中。

　（3）半缘纹孔（half bordered pit）　它是单纹孔和具缘纹孔分别排列在纹孔膜两侧所构成的，是导管或管胞与薄壁细胞相邻的细胞壁上所形成的纹孔对，从正面观察具有两个同心圆。观察粉末时，半缘纹孔与不具纹孔塞的具缘纹孔难以区别。

2. 胞间连丝

许多纤细的原生质丝从纹孔穿过纹孔膜或初生壁上的微细孔隙，连接相邻细胞，这种原生质丝称为**胞间连丝**（plasmodesmata）。它使植物体的各个细胞彼此连接成一个整体，有利于细胞间物质运输和信息传递。在电子显微镜下观察，可见在胞间连丝中有内质网连接相邻细胞的内质网系统。胞间连丝一般不明显，然而柿、黑枣、马钱子等种子内的胚乳细胞中，由于其细胞壁较厚，胞间连丝较为显著，但也需经过染色处理，才能在显微镜下观察到。图2-1-12为柿核的胞间连丝的详图。

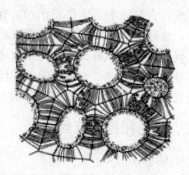

图 2-1-12　柿核的胞间连丝

三、细胞壁的特化

细胞壁主要是由纤维素构成，具有一定的韧性和弹性。纤维素遇氧化铜氨液能溶解；加氯化锌碘试液，显蓝色或紫色。由于环境的影响和生理功能的不同，植物细胞壁常常发生各种不同的特化，常见的有：**木质化**（lignification）、**木栓化**（suberization）、**角质化**（cutinization）、**黏液质化**（mucilagization）和**矿质化**（mineralization）等。

1. 木质化

细胞壁内增加了木质素，它是芳香族化合物，可使细胞壁的硬度增强，细胞群的机械力增加。随着木质化细胞壁变得很厚时，其细胞多趋于衰老或死亡，如导管、管胞、木纤维、石细胞等。

木质化细胞壁加入间苯三酚试液和盐酸，因木质化程度不同，显红色或紫红色反应；加氯化锌碘试液显黄色或棕色反应。

2. 木栓化

细胞壁中增加了木栓质（suberin），它是一种脂肪性化合物，木栓化的细胞壁常呈黄褐色，不透气不透水，从而使细胞内的原生质体与外界隔离而坏死，成为死细胞。但木栓化的细胞对植物内部组织具有保护作用，如树干外面的褐色树皮就是木栓化细胞和其他死细胞的混合体。栓皮栎的木栓细胞层特别发达，可作瓶塞。

木栓化细胞壁加入苏丹Ⅲ试剂显橘红色或红色；遇苛性钾试液加热，木栓质则会溶解成黄色油滴状。

3. 角质化

原生质体产生的角质（cutin），除了填充到细胞壁内使细胞壁角质化外，还常常积聚在细胞壁的表面形成一层无色透明的角质层（cuticle）。角质化细胞壁或角质层可防止水分过度的蒸发和微生物的侵害，增加对植物内部组织的保护作用。

角质化细胞壁或角质层加入苏丹Ⅲ试剂，显橘红色或红色。

4. 黏液质化

黏液质化是细胞壁中所含的果胶质和纤维素等成分变成黏液的一种变化。黏液质化所形成的黏液在细胞表面常呈固体状态，吸水膨胀成黏滞状态。许多植物种子的表皮中具有黏液化细胞，如车前子、芥菜子、亚麻子和鼠尾草果实的表皮细胞中都具有黏液化细胞。

黏液化细胞壁加入玫红酸钠乙醇溶液可被染成玫瑰红色；加入钌红试液可被染成红色。

5. 矿质化

细胞壁中增加硅质（如二氧化硅或硅酸盐）或钙质等，增强了细胞壁的坚固性，使茎、叶的表面变硬变粗，增强植物的机械支持能力。如禾本科植物的茎、叶，木贼茎以及硅藻的细胞壁内都含有大量的硅酸盐。

硅质化细胞壁不溶于硫酸或醋酸，但溶于氟化氢，可区别于草酸钙结晶和碳酸钙结晶。

第二章　植物的组织

组织（tissue）是指由许多来源相同、形态结构相似、功能相同而又紧密联系的细胞组成的细胞群。植物在生长发育过程中，细胞经过分裂、分化后形成了不同的组织。单细胞和多细胞的低等植物无组织分化，它们的每一个细胞都能独立地完成全部生理功能。植物进化程度越高，其组织分化越明显，形态结构越复杂。不同的组织有机结合、紧密联系，形成不同的器官，完成植物体的整个生命活动过程。

第一节　植物组织的类型

根据形态结构和功能的不同，将植物组织分为以下 6 大类型：

植物的组织
- 分生组织：原分生组织、初生分生组织、次生分生组织；
  顶端分生组织、侧生分生组织、居间分生组织
- 薄壁组织：基本薄壁组织、同化薄壁组织、贮藏薄壁组织、
  吸收薄壁组织、通气薄壁组织
- 保护组织：表皮、周皮
- 机械组织：厚角组织、厚壁组织
- 输导组织：导管与管胞；筛管、伴胞与筛胞
- 分泌组织
  - 外部分泌组织：腺毛、蜜腺
  - 内部分泌组织：分泌细胞、分泌腔(分泌囊)、分泌道和乳汁管

一、分生组织

植物体内能够持续地保持细胞分裂的功能，不断产生新细胞的细胞群，称为**分生组织**（meristem）。分生组织位于植物体生长的部位，由许多具有分生能力的细胞构成。分生组织细胞不断分裂、分化，使植物体得以生长，如根、茎的顶端生长和加粗生长。

分生组织的细胞代谢作用旺盛，具有强烈的分生能力。细胞体积较小，为等径多面体形状，排列紧密，无细胞间隙；细胞壁薄，不具纹孔；细胞质浓，细胞核相对较大，没有明显的液泡和质体的分化，但含有线粒体、高尔基体、核蛋白体等细胞器。由于分生组织的不断分生，一部分细胞保持高度的分裂能力，另一部分细胞则陆续分化成为具有一定形态特征和生理功能的细胞，构成各种**成熟组织**（mature tissue）或**永久组织**（permanent tissue），这些组织一般不再分化。

1. 根据分生组织的性质来源分类

（1）**原分生组织**（promeristem）　来源于种子的胚，位于根、茎的最先端。这些细胞没

有任何分化，可长期保持分裂机能，特别是在生长季节其分裂机能更加旺盛。

（2）**初生分生组织**（primary meristem）　由原分生组织细胞分裂而来，位于原分生组织之后，这部分细胞一方面仍保持分裂能力，另一方面已经开始分化，其分生活动的结果是产生植物的初生构造。如茎的初生分生组织可分化为 3 种不同组织团，**即原表皮层**（protoderm）、**基本分生组织**（ground meristem）**和原形成层**（procambium），由这 3 种初生分生组织再进一步分化发育形成其他各种组织构造。

（3）**次生分生组织**（secondary meristem）　由已经分化成熟的薄壁组织（如表皮、皮层、髓射线、中柱鞘等）经过生理和结构上的变化（细胞质变浓、液泡缩小等），重新恢复分裂能力而形成的分生组织。其活动的结果是产生植物的次生构造，使植物体不断加粗。如木栓形成层、根的形成层和茎的束间形成层等。

2. 根据分生组织在植物体内所处的位置分类

（1）**顶端分生组织**（apical meristem）　位于根、茎顶端，又称**生长锥**，细胞能长期地保持旺盛的分裂能力。顶端分生组织细胞的分裂、分化，使根、茎不断伸长和长高。一般认为顶端分生组织属于原分生组织，但原分生组织和初生分生组织之间并无明显分界，因此顶端分生组织也包括部分初生分生组织。

（2）**侧生分生组织**（lateral meristem）　存在于裸子植物与双子叶植物的根和茎内，包括**维管形成层**和**木栓形成层**。这些分生组织的活动使根、茎进行加粗生长。单子叶植物体内没有侧生分生组织，故一般不能增粗。侧生分生组织相当于次生分生组织。

（3）**居间分生组织**（intercalary meristem）　是由顶端分生组织细胞保留下来的或由已分化的薄壁组织重新恢复分生能力而形成的，位于茎、叶、子房柄、花柄等成熟组织之间，它们只能保持一定时间的分裂与生长，而后转变为成熟组织。小麦、薏苡等禾本科植物的拔节、抽穗；葱、韭菜等植物叶的上部被割后，叶的下部仍可再生长等现象，这些都是居间分生组织活动的结果。居间分生组织相当于初生分生组织。

二、薄壁组织

薄壁组织（parenchyma）在植物体中分布最广，如根、茎的皮层和髓部，叶肉、花的各部分，果实的果肉以及种子的胚乳等，因此又称**基本组织**（ground tissue），其他组织则常常是包埋在薄壁组织之中。薄壁组织在植物体内担负着同化、贮藏、吸收、通气等营养功能，故又称营养组织。它们共同的结构特点是：生活细胞；细胞体积较大，常为球形、椭圆形、圆柱形、多面体、星形等；排列疏松，具有胞间隙；细胞壁薄，由纤维素和果胶质构成，细胞壁具单纹孔。

薄壁组织分化程度较低，具潜在的分生能力，在一定条件下可转变为分生组织或进一步发展为其他组织。薄壁组织对创伤恢复、不定根和不定芽的产生、嫁接的成活以及组织离体培养等都具有实际意义。

根据细胞结构和生理功能不同，薄壁组织通常分为以下 5 类（图 2-2-1）。

（1）基本薄壁组织　基本薄壁组织存在于植物体各部分中，主要起填充和联系其他组织的作用，其液泡较大，排列疏松，具有细胞间隙。在一定条件下能转化为次生分生组织。如根、茎的皮层和髓部。

（2）同化薄壁组织　细胞含有较多叶绿体，能进行光合作用。多存在于植物体绿色部位，如叶肉、茎的幼嫩部分、绿色萼片及果实等器官表面易受光照的部分。

（3）贮藏薄壁组织　贮藏薄壁组织是能够积聚营养物质（淀粉、蛋白质、脂肪和糖类等）的薄壁组织。多存在于植物的根、茎、果实和种子中。肉质植物如仙人掌属、芦荟属以及景天科等植物的茎和叶片中，常有非常发达的贮水薄壁组织，这也属于贮藏薄壁组织。

（4）吸收薄壁组织　吸收薄壁组织的主要生理功能是从外界吸收水分和营养物质，并将吸收的物质经皮层运输到输导组织中去。主要位于根尖端的根毛区。

（5）通气薄壁组织　在水生植物和沼泽植物的体内，薄壁组织中具有发达的细胞间隙，这些间隙在发育过程中逐渐相互联结，最后形成四通八达的管道或形成大的气腔，不仅贮存了大量的空气，有利于水生植物的气体流通，同时对植物也有着漂浮和支持作用。例如水稻的根，灯心草的茎髓，莲的根状茎等。

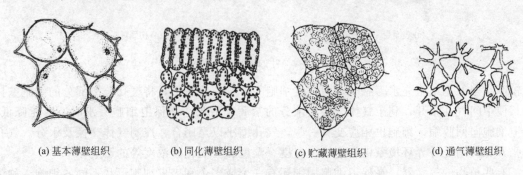

(a) 基本薄壁组织　　(b) 同化薄壁组织　　(c) 贮藏薄壁组织　　(d) 通气薄壁组织

图 2-2-1　薄壁组织类型

三、保护组织

保护组织（protective tissue）包被在植物各个器官的表面，保护植物的内部组织，控制和进行气体交换，防止水分过度散失，以及防止病虫的侵害以及机械损伤等。根据来源和形态结构的不同，保护组织又分为**初生保护组织（表皮）**和**次生保护组织（周皮）**。

1. 表皮

表皮（epidermis）是由初生分生组织的原表皮层分化而来，为初生保护组织。通常由一层生活细胞组成，但也有些植物表皮细胞多达 2～3 层，形成复表皮。

表皮细胞常为扁平状的方形、长方形、多角形或不规则形；排列紧密，无细胞间隙；一般不含叶绿体，并可贮有各种代谢产物。表皮细胞的细胞壁一般厚薄不一，外壁最厚，内壁最薄，侧壁一般较薄，有的侧壁呈波齿或不规则形状，细胞相互嵌合，使衔接更为坚牢。表皮细胞的外壁不仅增厚，还常有不同类型的特殊结构和附属物。如有些植物表皮细胞外壁角质化，并在表面形成一层明显的角质层。有的植物蜡质渗入到角质层里面或分泌到角质层之外，形成蜡被，如甘蔗茎、葡萄的果实、乌桕的种子等都具有白粉状的蜡被。有的植物的表皮细胞壁矿质化，如禾本科植物的硅质化细胞壁，可使器官外表粗糙坚实。

植物的表皮上常分布有不同类型的毛茸和气孔。

（1）气孔（stoma）　植物体的表面不是全部被表皮细胞所覆盖，在表皮上还留有许多气孔，是植物进行气体交换的通道。双子叶植物的气孔由两个半月形的**保卫细胞**（guard cell）凹面相对形成孔隙，连同周围的两个保护细胞合称**气孔器**（stomatal apparatus），简称**气孔**。气孔多分布在叶片和幼嫩茎枝表面，控制气体交换和调节水分蒸散。图 2-2-2 为叶的表皮与气孔的表面观与切面观详图。

保卫细胞比其周围的表皮细胞小，是生活细胞，有明显的细胞核，并含有叶绿体。其细胞壁增厚的情况也很特殊。一般保卫细胞和表皮细胞相邻的细胞壁较薄，相对凹入处的细胞

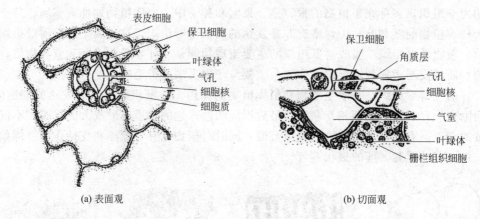

| (a) 表面观 | (b) 切面观 |

图 2-2-2　叶的表皮与气孔

壁较厚。当保卫细胞充水膨胀时，向表皮细胞一方弯曲成弓形，将气孔分离部分的细胞壁拉开，使中间气孔张开，利于气体交换及水分的蒸腾和散失。当保卫细胞失水时，膨压降低，保卫细胞向回收缩，细胞也相应变直一些，气孔缩小以至闭合，控制气体交换及水分。气孔的张开和关闭受外界环境条件如光线、温度、湿度和二氧化碳浓度等的影响。

有些植物的气孔器，在保卫细胞周围还有一个或多个和表皮细胞形状不同的细胞，称为**副卫细胞**（subsidiary cell，accessory cell）。组成气孔的保卫细胞和副卫细胞的排列关系，称为**气孔轴式**或气孔类型（图 2-2-3）。

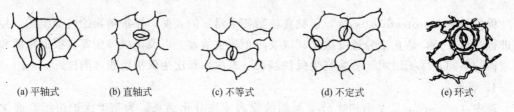

| (a) 平轴式 | (b) 直轴式 | (c) 不等式 | (d) 不定式 | (e) 环式 |

图 2-2-3　气孔的类型

双子叶植物的气孔轴式常见的有平轴式、直轴式、不等式、不定式和环式等。

① 平轴式（平列式，paracytic type）　气孔周围通常有 2 个副卫细胞，其长轴与保卫细胞和气孔的长轴平行。如茜草叶、番泻叶和常山叶。

② 直轴式（横列式，diacytic type）　副卫细胞 2 个，其长轴与保卫细胞和气孔的长轴垂直。常见于石竹科、爵床科和唇形科等植物的叶。

③ 不等式（不等细胞型，anisocytic type）　副卫细胞 3～4 个，大小不一，其中一个明显的小。常见于十字花科、茄科的烟草属和茄属植物的叶。

④ 不定式（无规则型，anomocytic type）　副卫细胞数目不定，其大小基本相同，形状与表皮细胞基本相似。如艾叶、桑叶、枇杷叶、洋地黄叶等。

⑤ 环式（辐射型，actinocytic type）　副卫细胞数目不定，其形状比其他表皮细胞狭窄，围绕保卫细胞周围排列成环状。如茶叶、桉叶等。

单子叶植物气孔的类型也很多，如禾本科和莎草科植物，均有其特殊的气孔类型。两个狭长的保卫细胞在膨大时，两端成小球形，像并排的一对哑铃，中间窄的部分的细胞壁特别厚，两端球形部分的细胞壁比较薄。当保卫细胞充水膨大时，两端膨胀，气孔开启；当水分减少时，气孔即缩小或关闭。在保卫细胞的两边还有两个平行排列、略呈三角形的副卫细胞，对气孔的开启有辅助作用。

裸子植物的气孔一般都凹入叶表面很深，有时像挂悬在拱盖于它们上面的副卫细胞之下。

气孔的数量和大小，常随器官的不同和所处环境条件的不同而异，如叶片的气孔多，茎的气孔少，而根几乎没有气孔。各种植物具有不同类型的气孔，在同一植物的同一器官上也常有两种或两种以上类型，气孔的不同类型和分布情况对植物分类鉴定和药材鉴定有一定价值。

（2）毛茸　由表皮细胞特化形成的突起物，具有保护、分泌物质、减少水分蒸发等作用。根据毛茸的结构和功能常可分为**腺毛**和**非腺毛**两种类型。

① 腺毛（glandular hair）　腺毛是能分泌挥发油、树脂、黏液等物质的毛茸，由腺头和腺柄两部分组成。腺头通常呈圆球形，具有分泌作用，由一个或几个分泌细胞组成。腺柄也有单细胞和多细胞之分。在薄荷等唇形科植物的叶上，还有一种短柄或无柄的特化腺毛，其头部通常由6～8个细胞组成，略呈扁球形，排列在同一平面上，称为腺鳞。有的植物的腺毛存在于薄壁组织的细胞间隙中，称为间隙腺毛，如广藿香茎、绵毛贯众叶柄和根状茎中的腺毛。另外，食虫性植物的腺毛能分泌多糖类物质以吸引昆虫，同时还可分泌特殊的消化液，能将捕捉到的昆虫消化掉。图2-2-4为植物的各种腺毛简图。

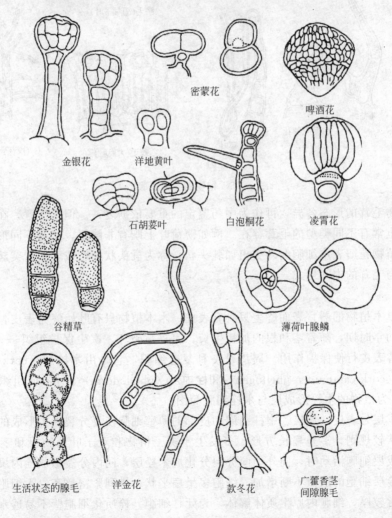

密蒙花

啤酒花

金银花　洋地黄叶

石胡荽叶　白泡桐花　凌霄花

谷精草

薄荷叶腺鳞

生活状态的腺毛　洋金花　款冬花　广藿香茎间隙腺毛

图2-2-4　植物的各种腺毛

② **非腺毛** (non-glandular hair) 由单细胞或多细胞构成，无头部和柄部之分，其顶端通常狭尖，不能分泌物质，单纯起保护作用。非腺毛形态多种多样，有线状、分枝状、丁字形、星状、鳞片状等。有的非腺毛的细胞内有晶体沉积。图 2-2-5 为植物的各种非腺毛。

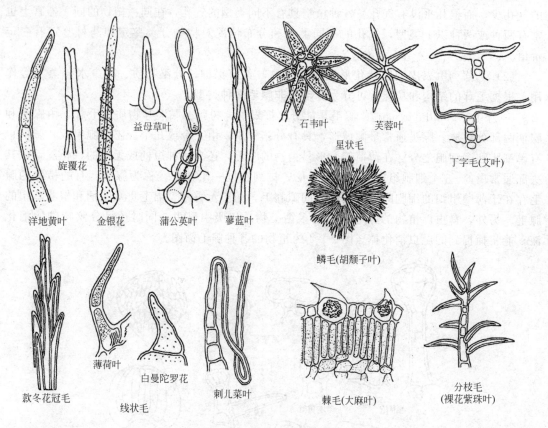

图 2-2-5　植物的各种非腺毛

不同植物毛茸的形态各异，可作为中药鉴定的重要依据之一。但要注意，在同一植物的同一器官上也常有不同类型的毛茸存在。例如薄荷叶上既有非腺毛，又有不同形状的腺毛和腺鳞。有的植物花瓣表皮细胞向外突出如乳头状，称为**乳头状细胞**或**乳头状突起**，可以认为是表皮细胞与毛茸的中间形式。

2. 周皮

大多数草本植物的器官表面终生只具有表皮。木本植物只有叶始终为表皮，而根和茎的表皮仅见于幼年时期，随着茎和根的加粗生长，表皮被破坏，次生保护组织——**周皮**（periderm），代替表皮行使保护作用。周皮是一种复合组织，它是由**木栓层**（cork，phellem）、**木栓形成层**（cork cambium，phellogen）和**栓内层**（phelloderm）3 种不同组织构成的复合体。图 2-2-6 为植物的木栓形成层与木栓细胞简图。

木栓形成层是表皮、皮层、中柱鞘或韧皮部的薄壁细胞恢复分裂能力形成的次生分生组织，细胞形状较规则，多呈扁长方形。多发生于裸子植物和双子叶植物根和茎的次生生长时。木栓形成层细胞活动时，向外切向分裂分化成木栓层，向内分裂形成栓内层。随着植物的生长，木栓层细胞的层数不断增加，细胞多呈扁平状，排列紧密整齐，无细胞间隙，细胞壁栓质化，常较厚，细胞内原生质体解体，为死亡细胞。栓质化细胞壁不易透水、透气，是很好的保护组织。栓内层由生活的薄壁细胞组成，通常细胞排列疏松，茎中栓内层细胞常含

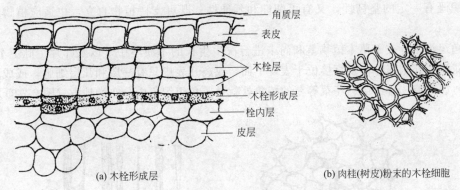

(a) 木栓形成层   (b) 肉桂(树皮)粉末的木栓细胞

图 2-2-6　植物的木栓形成层与木栓细胞

叶绿体，所以又称绿皮层。

皮孔（lenticel）也是植物气体交换的通道。周皮形成时，原来位于气孔下方的木栓形成层向外分生大量的非栓质化的薄壁细胞，细胞呈椭圆形、圆形等，排列疏松，细胞间隙比较发达，称为填充细胞。填充细胞快速不断分生，最终将表皮突破，形成圆形或椭圆形的皮孔。在木本植物的茎、枝上，常可见到纵向、横向或成点状的突起就是皮孔，其形态、大小和分布的密度可作为皮类药材的鉴定依据之一。图 2-2-7 为接骨木属植物茎上的皮孔。

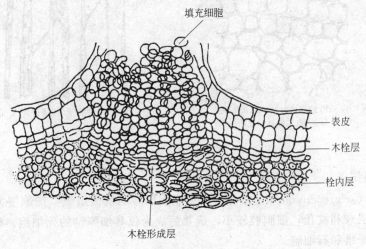

图 2-2-7　接骨木属植物茎上的皮孔

四、机械组织

机械组织（mechanical tissue）在植物体内起着支持和巩固作用，其共同特点是细胞多为细长形，细胞壁全面或局部增厚。根据细胞的结构、形态及细胞壁增厚的方式，机械组织可分为厚角组织和厚壁组织。

1. 厚角组织

厚角组织（collenchyma）是初生的机械组织，由生活细胞构成，具有一定的潜在分生能力；常含叶绿体，可进行光合作用。在纵切面上，厚角组织细胞呈细长形，两端略呈平截状、斜状或尖形；在横切面上，细胞常呈多角形、不规则形等。其细胞结构特点是具有不均匀加厚的初生壁，一般在角隅处加厚（真厚角组织），也有的在切向壁加厚（板状厚角组织）或靠胞间隙处加厚（腔隙厚角组织）。细胞壁的主要成分是纤维素和果胶质，不含木质素。

厚角组织既有一定的坚韧性，又有可塑性和延伸性；既可支持植物直立，也适应植物的迅速生长。

　　厚角组织常存在于草本植物茎和尚未进行次生生长的木质茎中，以及叶片主脉上下两侧、叶柄、花柄的外侧部分，多直接位于表皮下面，或离开表皮只有一层和几层细胞，或成环或成束分布。如薄荷、益母草、芹菜等茎的棱角处就是厚角组织集中分布的地方（图 2-2-8）。

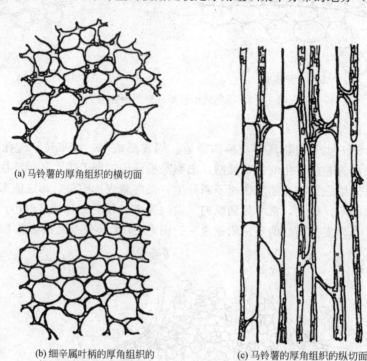

(a) 马铃薯的厚角组织的横切面

(b) 细辛属叶柄的厚角组织的
横切面(示板状的厚角组织)

(c) 马铃薯的厚角组织的纵切面

图 2-2-8　厚角组织

2. 厚壁组织

厚壁组织（sclerenchyma）是细胞次生壁全面增厚的机械组织。细胞壁大都木质化，壁厚，有明显的层纹和纹孔，细胞腔较小，成熟后成为仅具细胞壁的死细胞。根据细胞形状的不同，可分为纤维和石细胞。

　　（1）纤维（fiber）　通常为两端尖斜的长形细胞，具明显增厚的次生壁，细胞壁加厚的物质是纤维素和木质素，常木质化而坚硬，壁上有少数纹孔，细胞腔小或几乎没有。纤维可单个存在，也可彼此嵌插而成束分布于植物体中，是植物体内主要的支持结构。

　　纤维大多数发生于维管组织中，有些植物的基本组织如皮层中也可产生纤维。通常根据纤维所处位置的不同，分为木纤维和木质部外纤维，木质部外纤维通常称为韧皮纤维。图 2-2-9 为纤维束及各种纤维类型。

　　① 木纤维（xylem fiber）　分布在被子植物的木质部中。木纤维为长纺锤形细胞，细胞壁均木质化，细胞腔小，壁上具有各种形状的退化具缘纹孔或裂隙状的单纹孔。木纤维细胞壁厚而坚硬，增加了植物体的机械巩固作用，但木纤维细胞的弹性、韧性较差，脆而易断。木纤维细胞壁增厚的程度随植物种类和生长时期不同而异，如栎树、栗树的木纤维细胞壁强烈增厚，而白杨、枫杨的木纤维细胞壁则较薄。就生长时期来说，春季形成的木纤维的细胞壁较薄，而秋季形成的则较厚。

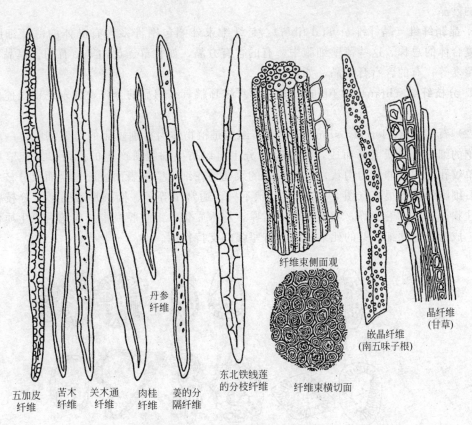

丹参
纤维

纤维束侧面观

嵌晶纤维
（南五味子根）

晶纤维
（甘草）

东北铁线莲
的分枝纤维

纤维束横切面

五加皮
纤维

苦木
纤维

关木通
纤维

肉桂
纤维

姜的分
隔纤维

图 2-2-9　纤维束及各种纤维类型

在某些植物的次生木质部中，还有一种纤维，细胞细长，像韧皮纤维，壁厚具单纹孔，纹孔数目很少，这种纤维称为**韧型纤维**（libriform fiber），如沉香、檀香等木质部的纤维。

木纤维仅存在于被子植物的木质部中，为被子植物木质部的主要组成部分，而在裸子植物的木质部中没有纤维，主要由管胞组成，管胞同时具有输导和机械作用，这也是裸子植物原始于被子植物的特征之一。

② **木质部外纤维**（etraxylary fiber）　木质部外纤维多分布在韧皮部，常称为**韧皮纤维**。在一些植物的基本组织或皮层等组织中也常存在，如一些单子叶植物特别是禾本科植物的茎中，常在表皮下不同位置有由基本组织发生的纤维呈环状存在；在维管束周围有由原形成层分化的纤维形成的维管束鞘。在一些藤本双子叶植物茎的皮层中，也常有环状排列的皮层纤维，以及靠近维管束的环管纤维等。

木质部外纤维呈长纺锤形，两端尖，细胞壁厚，细胞腔呈缝隙状。在横切面上，细胞常呈圆形、多角形、长圆形等，细胞壁呈现出同心纹层。细胞壁增厚的物质主要是纤维素，因此韧性较大、拉力较强，如苎麻、亚麻等的木质部外纤维。但是也有少数植物的木质部外纤维在成长过程中逐渐木质化，如洋麻、黄麻、苘麻等。

此外，在药材鉴定中，常见的纤维还有：

a. **分隔纤维**（septate fiber）：纤维的细胞腔中有菲薄的横隔膜，如姜、葡萄属植物的木质部和韧皮部中有分布。

b. **嵌晶纤维**（intercalary crystal fiber）：纤维次生壁外层密嵌细小的草酸钙方晶和砂晶，如绯红南五味子（冷饭团）根和南五味子根皮中的纤维嵌有方晶，草麻黄茎的纤维嵌有细小的砂晶。

c. **晶鞘纤维**（晶纤维 crystal fiber）：是纤维束外侧包围许多含有晶体的薄壁细胞所组成的复合体的总称。这些薄壁细胞中，有的含有方晶，如甘草、黄柏等；有的含簇晶，如石竹、瞿麦等；有的含石膏结晶，如柽柳。

d. **分枝纤维**（branched fiber）：长梭形纤维顶端具有明显的分枝，如东北铁线莲根中的纤维。

（2）**石细胞**（sclereid，stone cell）　石细胞是植物体内特别硬化的厚壁细胞，一般由薄壁细胞的细胞壁强烈增厚而成，但也有由分生组织衍生细胞所产生的。由于细胞壁极度增厚，单纹孔因此延伸成为沟状，数量较多的纹孔沟在细胞壁内表面彼此汇合而成分枝状。

石细胞的种类很多（图 2-2-10），形状不一，通常呈等径、椭圆形、圆形、分枝状、星状、柱状、骨状、毛状等，细胞壁极度增厚，均木质化，细胞腔极小。成熟后原生质体通常消失，成为具坚硬细胞壁的死细胞，具有坚强的支持作用。

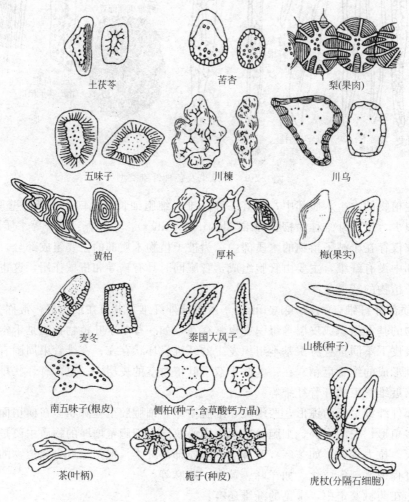

图 2-2-10　石细胞类型

石细胞常见于茎、叶、果实和种子中，成单个散在或数个成群包埋于薄壁组织中，有时也可连续成环分布，如肉桂；梨的果肉中普遍存在着石细胞，在劣质品种中更为发达。石细胞可多数集成连续而坚硬的组织，见于果皮和种皮中，如椰子、核桃、桃等坚硬的内果皮及菜豆、栀子的种皮中。石细胞亦常见于茎的皮层中，如黄柏、黄藤；或存在于髓部，如三角叶黄连、白薇；或存在于维管束中，如厚朴、杜仲、肉桂。

此外，在茶树、木犀等植物的叶内，有些单个存在的大型细胞，其分枝呈"T"字形、"I"字形或星形，但细胞壁增厚的程度不及一般的石细胞，还具有相当大的细胞腔，这样的石细胞能起支撑和巩固的作用，称支柱细胞，也称**异型石细胞**。有的石细胞，次生壁外层嵌有非常细小的草酸钙方晶，并稍突出于表面，称为**嵌晶石细胞**，如南五味子根皮的石细胞。还有的石细胞腔内产生薄的横隔膜，称为**分隔石细胞**，如虎杖根及根状茎中的石细胞。

五、输导组织

输导组织（conducting tissue）是植物体内运输水分和养料的组织。输导组织的细胞一般呈管状，上下相接，贯穿于整个植物体内。根据输导组织的构造和运输物质的不同，可分为两类：一类是木质部中的管胞与导管，主要运输水分和溶解于其中的无机盐；另一类是韧皮部中的筛管、伴胞与筛胞，主要是运输有机营养物质。

1. 导管与管胞

导管与管胞是维管植物体内木质部中的管状输导细胞。

（1）**导管**（vessel） 导管是被子植物主要的输水组织，少数原始被子植物和一些寄生植物无导管，如金粟兰科草珊瑚属；而少数裸子植物（麻黄科植物）和少数蕨类植物（蕨属植物）则有导管存在。

一般认为导管是许多长管状或筒状的导管分子连成的管道结构。导管分子间的横壁成熟时溶解形成一个或数个大的孔，特称为**穿孔**；具有穿孔的横壁称**穿孔板**；导管分子首尾相连，成为一个贯通的管状结构。

导管的长度由数厘米至数米，由于导管分子横壁的溶解，其运输水分的效率较高。相邻的导管则靠侧壁上的纹孔运输水分。导管分子之间的横壁，在有的植物中并未完全消失，在横壁上有许多大的孔隙。如椴树和多数双子叶植物的导管，其横壁上即留有几条平行排列的长形的壁，成为**梯状穿孔板**；麻黄属植物导管分子横壁上具有很多圆形的穿孔形成**麻黄式穿孔板**；紫葳科一些植物导管分子之间的壁形成一种网状结构，成为**网状穿孔板**；有些植物的导管分子横壁形成一个大穿孔，称**单穿孔板**。图 2-2-11 为导管分子穿孔板的各种类型。

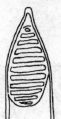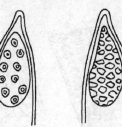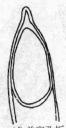

(a) 梯状穿孔板　　(b) 麻黄式穿孔板　　(c) 网状穿孔板　　(d) 单穿孔板

图 2-2-11　导管分子穿孔板的各种类型

导管在形成过程中，其木质化的次生壁不均匀增厚，形成多种纹理或纹孔。根据导管壁上的纹理不同，可分成**环纹导管**、**螺纹导管**、**梯纹导管**、**网纹导管**及**孔纹导管**（图 2-2-12），如半边莲属初生木质部（示导管）的横切面与纵切面（图 2-2-13）。常见药材粉末中的导管碎片如图 2-2-14 所示。

① **环纹导管**（annular vessel） 导管壁上木质化增厚部分呈环状，增厚的环纹间仍为薄

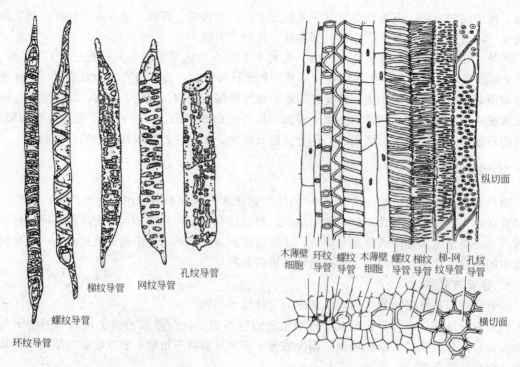

图 2-2-12　导管分子的类型

环纹导管　螺纹导管　梯纹导管　网纹导管　孔纹导管

木薄壁细胞　环纹导管　螺纹导管　木薄壁细胞　螺纹导管　梯纹导管　梯-网纹导管　孔纹导管　纵切面　横切面

图 2-2-13　半边莲属初生木质部（示导管）

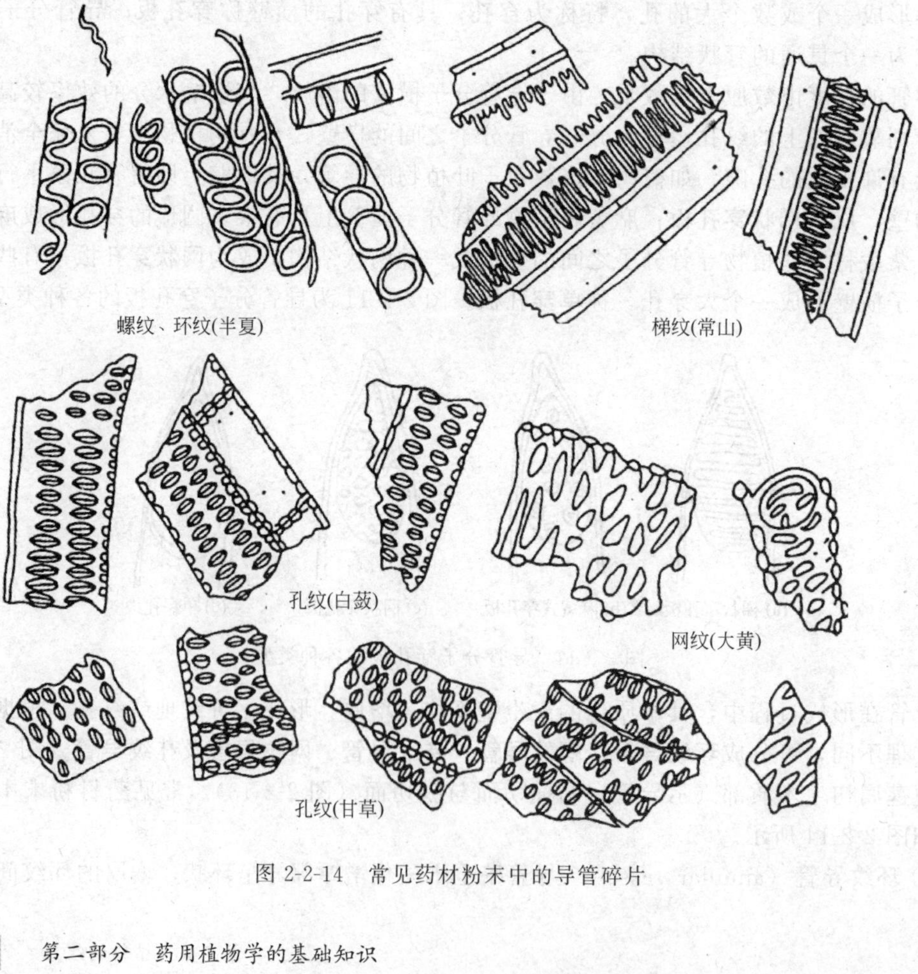

螺纹、环纹(半夏)　梯纹(常山)

孔纹(白薇)　网纹(大黄)

孔纹(甘草)

图 2-2-14　常见药材粉末中的导管碎片

壁的初生壁，有利于随器官的生长而伸长。环纹导管直径较小，常出现在器官的幼嫩部，如玉蜀黍和凤仙花的幼茎中。

②螺纹导管（spiral vessel）　导管壁上木质化增厚的次生壁呈一条或数条螺旋带状。螺旋增厚不妨碍导管的伸长生长，螺纹导管直径也较小，多存在于植物器官的幼嫩部分。"藕断丝连"就是螺纹导管的次生壁与初生壁分离的体现。

③梯纹导管（scalariform vessel）　导管壁上增厚的次生壁与未增厚的初生壁间隔呈梯形。导管分化程度较深，木质化增厚部分占较大比例，不易进行伸长生长。多存在于器官的成熟部分，如葡萄茎、桔梗根中的导管。

④网纹导管（reticulate vessel）　导管壁上增厚的次生壁密集交织成网状，网孔为未增厚的部分。导管的直径较大，多存在于器官的成熟部分，如大黄根状茎、防风根中的导管。

⑤孔纹导管（pitted vessel）　导管壁几乎全面增厚，未增厚部分为单纹孔或具缘纹孔。导管直径较大，多存在于器官的成熟部分，如甘草根、蓖麻茎中的导管。

在植物的某器官中常常不止一种导管类型，如南瓜茎的纵切片中常可见到典型的环纹和螺纹存在于同一导管上。导管类型之间还有一些中间类型，如大黄根状茎中常可见到网纹未增厚的部分横向延长，出现了梯纹和网纹的中间类型，这种类型又往往称为**梯-网纹导管**。

环纹导管、螺纹导管在器官的形成过程中出现较早，属于原始的初生类型，多存在于植物体的幼嫩部分，一般直径较小，输导能力较差。网纹导管、孔纹导管在器官中出现较晚，属于进化的次生类型，多存在于器官的成熟部分，直径较大，输导能力较强；且次生壁增厚的面积很大，管壁较坚硬，有很强的机械作用。

随着植物的生长以及新的导管产生，一些较早形成的导管相继失去其输导功能，相邻薄壁细胞膨胀，通过导管壁上的纹孔，连同其内含物侵入到导管腔内而形成大小不等的囊状突出物，称为**侵填体**（tylosis）。侵填体的产生对病菌侵害起一定防腐作用，其中有些物质是中药有效成分，但会使导管液流透性降低。

（2）管胞（tracheid）　管胞是绝大多数蕨类植物和裸子植物的输水组织，同时兼有支持作用。被子植物的木质部中，特别是叶柄和叶脉中，也存在少量管胞，但不起主要输导作用。

管胞是单个长管状细胞，两端斜尖，端壁上不形成穿孔，相邻管胞间只能通过侧壁上的纹孔输导水分，所以输导功能较导管低，是较原始的输导组织。管胞与导管一样，由于细胞壁次生加厚并木质化，细胞内原生质体消失而成为死细胞，也常形成类似导管的环纹、螺纹、梯纹和孔纹等次生壁增厚类型。导管、管胞在药材粉末鉴定中有时较难分辨，常采用解离的方法将细胞分开，观察管胞分子的形态。管胞可分为**环纹管胞、螺纹管胞、孔纹管胞**3种类型［图2-2-15（a）］。常见药材粉末中的管胞碎片如图2-2-15（b）所示。

裸子植物的管胞一般长5mm。在松科、柏科等一些植物的管胞上可见到一种典型的具有纹孔塞的具缘纹孔。

在沉香、芍药、天门冬等的次生木质部中，有一种梭形细胞，末端较尖，细胞壁上纹孔开口呈双凸镜状或缝状，厚度介于管胞与纤维之间，称**纤维管胞**（fiber tracheid）。

2. 筛管、伴胞与筛胞

（1）筛管（sieve tube）　是被子植物运输有机养料的管状构造，存在于韧皮部中。筛管由多数生活的筛管细胞纵向连接而成。以烟草韧皮部（示筛管及伴胞）为例（图2-2-16），其结构特点如下。

①组成筛管的细胞是生活细胞，但细胞成熟后细胞核溶解而消失，成为无核的生活细胞。

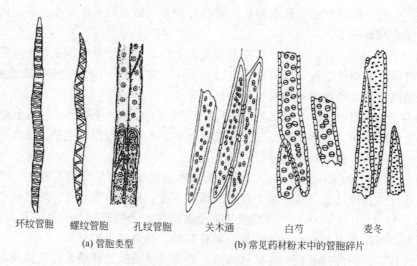

环纹管胞　　螺纹管胞　　孔纹管胞　　关木通　　　　白芍　　　　麦冬

(a) 管胞类型　　　　　　　　(b) 常见药材粉末中的管胞碎片

图 2-2-15　管胞类型和常见药材粉末中的管胞碎片

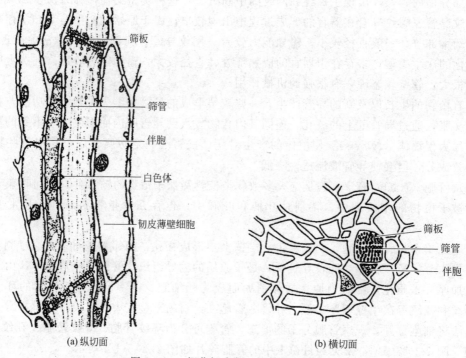

(a) 纵切面　　　　　　　　　　　　　　(b) 横切面

图 2-2-16　烟草韧皮部（示筛管及伴胞）

②　组成筛管细胞的细胞壁是由纤维素构成的，不木质化。

③　相连筛管细胞的横壁上有许多小孔，称为**筛孔**（sieve pore），具有筛孔的横壁称为**筛板**（sieve plate）。有些植物的筛孔也见于筛管的侧壁上，使相邻的筛管彼此得以联系。筛板或筛管侧壁上筛孔集中的区域，称为**筛域**（sieve area），分为单筛板和复筛板两类。一个筛板上只有一个筛域的称为**单筛域**；由数个筛域所组成，并成梯状或网状排列的，称**复筛板**（compound sieve plate）。筛管两边的原生质丝，通过筛孔而彼此相连，称为**联络索**（connecting strand）。联络索在筛管分子间相互贯通，形成运输有机养分的通道。

筛管分子一般只能生活 1 年，筛板形成后，筛孔的周围会逐渐积聚一些碳水化合物，称为**胼胝质**（callose）。胼胝质不断增多，形成的垫状物称为**胼胝体**（callus）。一旦形成胼胝体，筛孔会被堵塞，联络索中断，筛管也就失去运输的功能。一般来说，多年生的双子叶植物的筛管中的胼胝体于翌年春天能被溶解，筛管即恢复输导能力。但一些较老的筛管形成胼胝体后，将永远失去输导功能。在多年生单子叶植物中，筛管可长期保持输导功能。

在被子植物筛管分子的旁边，常有一个或多个小型的薄壁细胞，和筛管相伴存在，称为**伴胞**（companion cell）。伴胞细胞质浓，核大，和筛管细胞是由同一母细胞分裂而成，在筛管形成时，母细胞最后一次纵分裂，产生一个大型细胞发育成筛管细胞，一个小型细胞发育成伴胞。伴胞与筛管相邻的壁上，往往有许多纹孔，并通过胞间连丝相互联系。筛管的运输功能与伴胞的代谢密切相关，伴胞含有多种酶类物质，生理活动旺盛。当筛管死亡后，其伴胞也死亡。

（2）**筛胞**（sieve cell）　是蕨类植物和裸子植物运输有机养料的输导细胞。筛胞是单个狭长的细胞，不具伴胞，直径较小，端壁尖斜，没有筛板，只在侧壁上有筛域。筛胞彼此相重叠而存在，靠侧壁上筛域的筛孔运输，所以输导功能较差，是比较原始的输导结构。

六、分泌组织

植物在新陈代谢过程中，一些细胞能分泌某些特殊物质，如挥发油、乳汁、黏液、树脂和蜜液等，这种细胞称为分泌细胞，由分泌细胞所构成的组织称为**分泌组织**（secretory tissue）。分泌组织具有防止植物组织腐烂，帮助创伤愈合，免受动物啃食，排除或贮积体内废物等功能；有的还可以引诱昆虫，以利传粉。有的分泌物可作药用，如乳香、没药、松节油、樟脑、蜜汁、松香及各种芳香油等。植物的某些科属中常具有一定的分泌组织，在药材鉴别上具有一定的价值。

根据分泌物是积累在植物体内部还是排出体外，分泌组织分为**外部分泌组织**和**内部分泌组织**。图 2-2-17 为常见植物的分泌组织。

1. 外部分泌组织

外部分泌组织存在于植物体的体表，其分泌物排出体外，如腺毛、蜜腺等。

（1）**腺毛**（glandular hair）　是具有分泌作用的表皮毛，常由表皮细胞分化而来，腺头的细胞覆盖着较厚的角质层，其分泌物积聚在细胞壁与角质层之间，能经角质层渗出，或因角质层破裂而排出。腺毛多见于植物的茎、叶、芽鳞、子房、花萼、花冠等部位。

（2）**蜜腺**（nectary）　是能分泌蜜汁的腺体，由一层表皮细胞及其下方数层细胞特化而成。腺体细胞的细胞壁比较薄，无角质层或角质层很薄，细胞质产生蜜汁，蜜汁通过角质层扩散或经腺体上表皮的气孔排出。蜜腺一般位于花萼、花瓣、子房或花柱的基部，如油菜、酸枣、槐等；还存在于茎、叶、托叶、花柄等处，如蚕豆托叶的紫黑色腺点，大戟属花序中也有蜜腺。

2. 内部分泌组织

内部分泌组织存在于植物体内，其分泌物也积存在植物体内。根据形态结构和分泌物的不同，可分为**分泌细胞**、**分泌腔**、**分泌道**和**乳汁管**。

（1）**分泌细胞**（secretory cell）　是分布在植物体内的具有分泌能力的细胞，通常比周围细胞大，以单个细胞或细胞团（列）存在于各种组织中。分泌细胞多呈圆球形、椭圆形、囊状或分枝状，分泌物常积聚在细胞中，当分泌物充满整个细胞时，细胞壁也往往木栓化，这时的分泌细胞失去分泌功能，它的作用就像是分泌物的贮藏室。根据贮藏的分泌物不同，分泌细胞分为油细胞，如姜、桂皮等；黏液细胞，如半夏、玉竹、山药等；单宁（鞣质）细

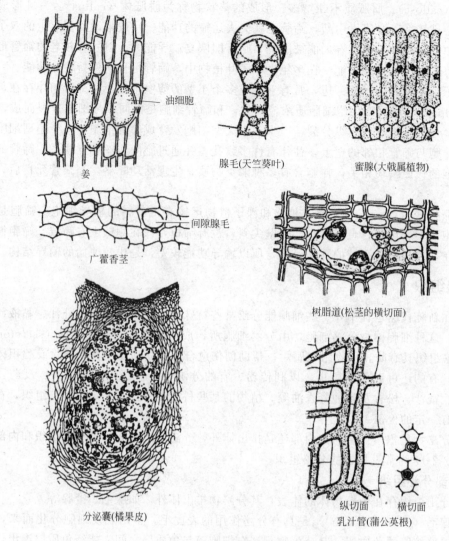

油细胞

腺毛(天竺葵叶)

蜜腺(大戟属植物)

间隙腺毛

广藿香茎

树脂道(松茎的横切面)

分泌囊(橘果皮)

纵切面　横切面
乳汁管(蒲公英根)

图 2-2-17　常见植物的分泌组织

胞，如豆科、蔷薇科、冬青科植物等；芥子酶细胞，如十字花科植物等。

（2）分泌腔（secretory cavity）　又称分泌囊或油室。其形成过程有两种方式：一种是原来的一群分泌细胞，由于细胞中分泌物积累增多，使细胞本身破裂溶解，在体内形成一个含有分泌物的腔室，腔室周围的细胞常破碎不完整，这种分泌腔称**溶生式**（lysigenous）分泌腔，如橘的果皮和叶；另一种是由于分泌细胞彼此分离，胞间隙扩大而形成的腔室，分泌细胞完整地围绕着腔室，这种分泌腔称**裂生式**（schizogenous）分泌腔，如金丝桃的叶及当归的根等。

（3）分泌道（secretory canal）　是由分泌细胞彼此分离形成的长管状胞间隙腔道，其周围的分泌细胞称为**上皮细胞**（epithelial cell），上皮细胞产生的分泌物储存于腔道中，如松树茎中的分泌道储藏树脂，称为**树脂道**（resin canal）；小茴香等伞形科植物果实的分泌道储藏挥发油，称为**油管**（vitta）；美人蕉和椴树的分泌道储藏黏液，称为**黏液道**（slime canal）或**黏液管**（slime duct）。

（4）乳汁管（laticifer）　是由单个或多个分泌乳汁的管状细胞构成，常具分枝，在植物体内形成系统，具有储藏和运输营养物质的功能。构成乳汁管的细胞是生活细胞，细胞质稀薄，有多数细胞核，液泡里含有大量乳汁。乳汁具黏滞性，常呈乳白色、黄色或橙色。乳汁的成分十分复杂，主要有糖类、蛋白质、橡胶、生物碱、苷类、单宁等物质。

根据乳汁管的发育过程可分为两种类型：一种称为**无节乳汁管**（nonarticulate laticifer），即每一乳汁管为单个细胞，这个细胞又称为乳汁细胞。乳汁细胞随着植物体的生长不断伸长和产生分枝，长度可以达到几米以上，如夹竹桃科、萝藦科、桑科以及大戟属植物的乳汁管。另一种称为**有节乳汁管**（articulate laticifer），由许多细胞连接而成的，连接处的细胞壁溶解贯通，成为多核巨大的管道系统，乳汁管可分枝或不分枝，如菊科、桔梗科、罂粟科及大戟科中的橡胶树属等植物的乳汁管。

第二节　维管束及其类型

一、维管束的组成

维管束（vascular bundle）是维管植物（蕨类植物、裸子植物和被子植物）的输导系统。维管束为束状结构，贯穿于整个植物体内，具有输导和支持作用。维管束主要由韧皮部和木质部组成。被子植物中，韧皮部主要由筛管、伴胞、韧皮薄壁细胞和韧皮纤维组成，质地较柔软；木质部主要由导管、管胞、木薄壁细胞和木纤维组成，质地较坚硬。裸子植物和蕨类植物的韧皮部主要由筛胞和韧皮薄壁细胞组成，木质部主要由管胞和木薄壁细胞组成。

二、维管束的类型

裸子植物和双子叶植物的维管束，在韧皮部与木质部之间有形成层存在，能继续进行分生生长，这种维管束称为**无限维管束**或**开放性维管束**（open bundle）。蕨类和单子叶植物的维管束中，没有形成层，不能持续生长增粗，这种维管束称为**有限维管束**或**闭锁性维管束**（closed bundle）。

根据维管束中韧皮部和木质部排列方式的不同，以及形成层的有无，将维管束分为下列几种类型（图 2-2-18、图 2-2-19）：

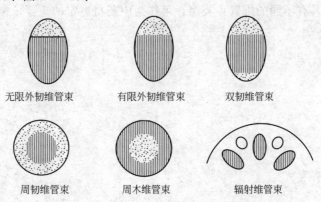

| 无限外韧维管束 | 有限外韧维管束 | 双韧维管束 |

| 周韧维管束 | 周木维管束 | 辐射维管束 |

图 2-2-18　维管束的类型模式图

（1）**有限外韧维管束**（closed collateral vascular bundle）　韧皮部位于外侧，木质部位于内侧，中间没有形成层，如大多数单子叶植物茎的维管束。

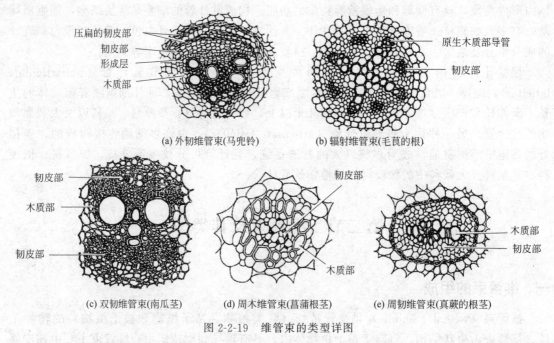

图 2-2-19　维管束的类型详图

（2）**无限外韧维管束**（open collateral vascular bundle）　与有限外韧维管束的主要不同点是韧皮部与木质部之间有形成层，可使植物不断进行增粗生长，如裸子植物和双子叶植物茎中的维管束。

（3）**双韧维管束**（bicollateral vascular bundle）　木质部内外两侧都有韧皮部。如茄科、葫芦科、夹竹桃科、萝藦科、旋花科、桃金娘科等植物茎中的维管束。

（4）**周韧维管束**（amphicribral vascular bundle）　木质部位于中间，韧皮部围绕在木质部的四周，如百合科、禾本科、棕榈科、蓼科及蕨类某些植物。

（5）**周木维管束**（amphivasal vascular bundle）　韧皮部位于中间，木质部围绕在韧皮部的四周，如少数单子叶植物菖蒲、石菖蒲、铃兰等的根状茎中的维管束。

（6）**辐射维管束**（radial vascular bundle）　多个韧皮部束和木质部束相互间隔，排列成辐射状，如双子叶植物根初生构造和单子叶植物根中的维管束。

不同植物类群具有不同的维管束类型，可作为中药材鉴定的重要依据之一。

第三章　植物的器官

　　器官是由多种组织构成的，具有一定的外部形态和内部结构，并执行一定生理功能的植物体的组成部分。

　　被子植物的器官（图 2-3-1）一般可分为根、茎、叶、花、果实和种子六部分。

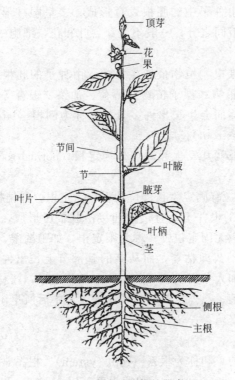

图 2-3-1　被子植物的器官

　　被子植物的器官根据其生理功能通常可分为：

　　① **营养器官**（vegetative organs），包括根、茎和叶，它们共同起着吸收、制造、输送、贮藏营养物质的作用，供植物体生长发育。（由于根、茎、叶的外部形态特征及内部构造在生药学中应用较为广泛且较为抽象，故在本书中给大家作重点介绍。）

　　② **繁殖器官**（reproductive organs），包括花、果实和种子，它们主要起着繁衍后代、延续种族的作用。（由于花、果实和种子的形态特征较为形象且简单易懂，故将其放至本章"数字教材"中以二维码形式呈现供同学们学习。）

　　植物的各器官在植物的生命活动中相互依存、相互联系，而又相互制约，它们在生理功能和形态结构上都有着密切联系。

第一节 根

根（root）通常生于地下，是植物体重要的营养器官，具有向地性、向湿性和背光性等特点。根主要有吸收、固着、支持、输导、贮藏和繁殖等功能。植物体生活所需要的水分和溶解于水中的无机盐等，主要依靠根从土壤中吸收，而根的吸收作用主要靠根毛或根的幼嫩部分来完成。

有些植物的根可供食用，如胡萝卜、红薯等；有些植物的根是重要的中药材，如人参、甘草、黄芪、麦冬等。也有一些根连同上部的根状茎一起入药，如人参的"芦头"，就是根状茎。

一、根的形态和类型

种子植物最初的根，由种子中的胚根发育形成。多呈圆柱形，向下逐渐变细，多级分枝，形成根系。根无节和节间之分，一般不生芽、叶和花，细胞中不含叶绿体。

1. 根的类型

（1）主根、侧根和纤维根　植物最初生长的，由种子的胚根直接发育来的根称为**主根**（main root）。多数双子叶植物和裸子植物如薄荷、油菜、银杏等都有一个主根。当主根生长到一定长度时，主根的侧面会生长出许多分枝，称为**侧根**（lateral root），在侧根上形成的小分枝称**纤维根**（fibrous root）。

（2）定根和不定根　根就其发生起源可分为**定根**（normal root）和**不定根**（adventitious root）两类。

① 定根　主根较粗大，有固定生长部位的根称为定根，如桔梗、人参、棉花等的根。

② 不定根　有些植物的根并不是直接或间接由胚根所形成，而是从茎、叶或其他部位生长出来的，这些根的产生无固定位置，称为不定根，如玉蜀黍、麦、稻、薏苡的种子萌发后，由胚根发育成的主根不久即枯萎，而从茎的基部节上长出许多大小、长短相似的须根来，这些根就是不定根，如人参根状茎（芦头）上的不定根，药材上称为"艼"等。又如秋海棠、落地生根的叶以及菊、桑、木芙蓉的枝条插入土中后所生出的根都是不定根。在栽培上常利用此特性进行插条繁殖。

2. 根系的类型

一株植物地下部分根的总和称为**根系**（root system）。根系常有一定的形态，按其形态的不同可分为**直根系**（tap root system）和**须根系**（fibrous root system）两类（图 2-3-2）。

（1）直根系　主根发达，主根和侧根界限非常明显的根系称为直根系。它的主根通常较粗大，一般垂直向下生长，上面产生的侧根较小。直根系是裸子植物和大多数双子叶植物的主要根系类型，如银杏、红豆杉、人参、黄芪和蒲公英等的根系。

（2）须根系　主根不发达，或早期死亡，而从茎的基部节上生长出许多大小、长短相仿的不定根，簇生呈须状，没有主次之分的根系称为须根系。须根系是单子叶植物的主要根系类型，如玉蜀黍、稻、麦、葱、白前、徐长卿、龙胆等的根系。

3. 根的变态

根在长期的生长过程中，为了适应生活环境的变化，其形态构造和生理机能会发生许多特化，产生变态。常见的根的变态有贮藏根、支持银、气生根、攀缘根以及水生根、寄生根等。（图 2-3-3）

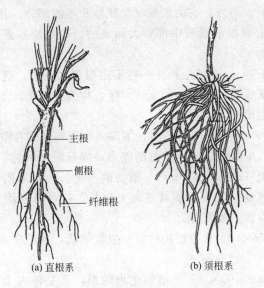

(a) 直根系　　　　　　　(b) 须根系

图 2-3-2　直根系和须根系

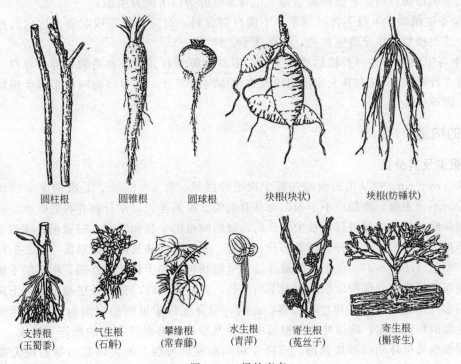

| 圆柱根 | 圆锥根 | 圆球根 | 块根(块状) | 块根(纺锤状) |

| 支持根 | 气生根 | 攀缘根 | 水生根 | 寄生根 | 寄生根 |
| (玉蜀黍) | (石斛) | (常春藤) | (青萍) | (菟丝子) | (槲寄生) |

图 2-3-3　根的变态

（1）贮藏根（storage root）　因贮藏营养物质而一部分或全部肉质肥大的根，称为贮藏根。依形态不同又可分为**肉质直根**和**块根**。

① 肉质直根（fleshy tap root）　主要由主根发育而成，一株植物上只有一个肉质直根，其上部具有胚轴和节间很短的茎，其肥大部位可以是韧皮部，如胡萝卜，也可以是木质部，如萝卜。有的肉质直根肥大呈圆锥状，称为圆锥根，如白芷、桔梗；有的肥大呈圆柱形，称为圆柱根，如丹参、黄芪；有的肥大成圆球形，称为圆球根，如芜菁。

② 块根（root tuber）　和肉质直根不同，块根主要是由不定根或侧根发育而成，因此，

在一株上可形成多个块根。另外，它的组成没有胚轴和茎的部分。甘薯则是由不定根形成的块根，麦冬的块根也是由须根前端或中部膨大而成的。药用块根还有何首乌、百部、天门冬、郁金等。

（2）支持根（prop root）　自茎上产生一些不定根深入土中，这些根不仅能从土壤中吸收水分和无机盐，而且能显著增强茎干的支持力量，称为支持根，如薏苡、玉蜀黍、甘蔗等在接近地面的茎节上所生出的不定根。

（3）气生根（aerial root）　由茎上产生，不深入土里而暴露在空气中的不定根，称为气生根。它具有在潮湿空气中吸收和贮藏水分的能力，如石斛、吊兰、榕树等。

（4）攀缘根（附着根）(climbing root)　植物的茎上长出具攀附作用的不定根，能攀附在石壁、墙垣、树干或其他物体上，使其茎向上生长，这种具攀附作用的不定根称为攀缘根，如薜荔、络石、常春藤、凌霄等。

（5）水生根（water root）　水生植物的根一般呈须状，飘浮在水中，称为水生根，如浮萍、睡莲、菱等。

（6）寄生根（parasitic root）　一些植物生出的根，不是伸入土中，而是插入其他植物（寄主）体内，吸收寄主体内的水分和营养物质，以维持自身的生活，这种根称为寄生根。具有寄生根的植物，叫作寄生植物。寄生植物又可分为以下两种类型：

① 全寄生植物　本身不含叶绿素，不能自制养料，而完全依靠吸收寄主体内的养分维持生活，这类植物叫作全寄生植物，如菟丝子、列当。

② 半寄生植物　另一类植物维持生活的养料来源既有其自身制造的一部分养料（这类植物通常含叶绿素），又有其上寄生根吸收寄主体内的养分，这类植物叫作半寄生植物，如桑寄生、槲寄生。

二、根的构造

1. 根尖及其分区

根尖（root tip）指从根的顶端到着生根毛的区域，长 4～6mm，是根的生命活动最活跃的部分。不论主根、侧根或不定根，都具有根尖。根的伸长，水分和养料的吸收，以及一切成熟组织的分化都在此进行，根尖损伤后，就影响根的生长和发育。根据根尖细胞生长和分化的程度不同，根尖可划分为四个部分：**根冠、分生区、伸长区和成熟区**（图 2-3-4）。

（1）根冠（root cap）　位于根的最顶端，呈帽状包被在生长锥的外围，由多层不规则排列的薄壁细胞组成，有保护作用。当根不断生长，向前延伸时，根冠外层细胞常与土粒发生摩擦，引起外围细胞破碎、死亡和脱落。此时，靠分生区附近的根冠细胞不断进行细胞分裂，产生新的根冠细胞，陆续补充至根冠中，使其始终能够保持一定的形态和厚度。同时，根冠外层细胞被损坏后，形成黏液，有助于根向前延伸发展。绝大多数植物的根尖都有根冠，但寄生植物和有菌根共生的植物通常无根冠。此外，根冠细胞内常含淀粉粒。

（2）分生区（meristematic zone）　分生区也称为生长锥，位于根冠的上方，呈圆锥状，长约 1mm，为顶端分生组织所在部位，是细胞分裂最旺盛的部分。分生区最先端的一群细胞来源于种子的胚，属于原分生组织，细胞形状为多面体，排列紧密，细胞壁薄，细胞质浓，液泡小，细胞核相对较大。分生区不断地进行细胞分裂而增生细胞，一部分向先端发展，形成根冠细胞；一部分向根后方的伸长区发展，经过细胞的生长、分化，逐渐形成根的各种组织。

（3）伸长区（elongation zone）　位于分生区上方，到出现根毛的地方，一般长 2～

5mm，多数细胞已逐渐停止分裂，细胞中液泡大量出现。从分生区分裂出来的细胞，在此迅速伸长，特别是沿根的长轴方向显著延伸，使根尖不断伸入土壤中。同时，细胞开始分化，相继出现导管和筛管，故细胞的形状已有不同。

（4）成熟区（maturation zone） 位于伸长区的上方，其表皮的一部分细胞的外壁向外突出形成根毛，故称根毛区。本区细胞分化成熟，并形成了各种初生组织。根毛的生活期很短，老的根毛陆续死亡，从伸长区上部又陆续生出新的根毛。根毛虽细小，但数量很多，增加了根的吸收面积。水生植物一般无根毛。

2. 根的初生生长

根的初生生长是指根尖顶端分生组织细胞经分裂、生长、分化，逐渐形成原表皮层、基本分生组织和原形成层等初生分生组织。

（1）原表皮层 最外层的原表皮层细胞进行垂周分裂，增加表面积，进一步分化为根的表皮。

（2）基本分生组织 基本分生组织在中间，进行垂周分裂和平周分裂，增大体积，进而分化为根的皮层。

（3）原形成层 原形成层在最内，分化为根的维管柱，形成初生中柱鞘、初生木质部和初生韧皮部。

这种由初生分生组织分化形成的组织，称为初生组织，由其形成的表皮、皮层和维管柱组成了根的初生结构。

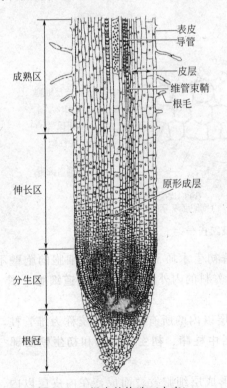

图 2-3-4　根尖的构造（大麦）

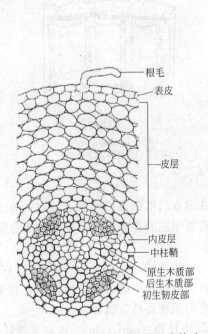

图 2-3-5 双子叶植物幼根的初生构造

3. 双子叶植物根的初生构造

从根尖的成熟区开始，各种类型的细胞分化已基本完成，并形成了稳定的结构模式。通过对双子叶植物根尖的成熟区做一横切面，其初生构造从外到内可分为三部分：**表皮、皮层**

和**维管柱**，如图 2-3-5 所示。

（1）表皮（epidermis） 是由原表皮发育而成，位于根的最外侧，由单层细胞组成，细胞排列整齐紧密，无细胞间隙，细胞壁薄，不角质化，富有通透性，没有气孔。一部分细胞的外壁向外突出，形成根毛，这些特征与根的吸收功能密切相关，所以有吸收表皮之称。

（2）皮层（cortex） 由基本分生组织发育而成，位于表皮内侧，由多层薄壁细胞所组成，细胞排列疏松，有明显的细胞间隙，占根中相当大的部分。通常可分为**外皮层、皮层薄壁组织**（中皮层）和**内皮层**。

① **外皮层**（exodermis） 为皮层最外侧的一层细胞，排列整齐、紧密，没有细胞间隙。在表皮被破坏后，此层细胞的细胞壁常增厚并栓质化，以增强保护作用。

② **皮层薄壁组织**（中皮层）（cortex parenchyma） 为外皮层内侧的数层细胞，细胞壁薄，排列疏松，有细胞间隙，可将根毛吸收的溶液转送到根的维管柱，又可以将维管柱内的养料转送出来，有的还有贮藏作用。所以皮层实际上是兼有吸收、运输和贮藏作用的基本组织。

③ **内皮层**（endodermis） 内皮层为皮层最内侧的一层细胞，细胞排列整齐、紧密，无细胞间隙。内皮层的细胞壁增厚情况较特殊——内皮层细胞的径向壁（侧壁）和上下壁（横壁）局部增厚（木质化或木栓化），增厚部分呈带状，环绕径向壁和上下壁而成一整圈，称为**凯氏带**（Casparian strip）；凯氏带的宽度不一，但常远比其所在的细胞壁狭窄，故从横切面观，增厚部分成点状，故又叫**凯氏点**（Casparian dots）[图 2-3-6（a）]。

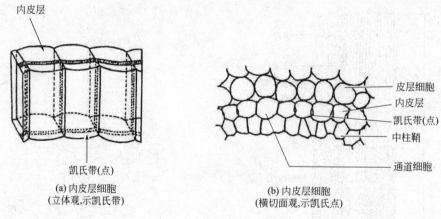

（a）内皮层细胞
（立体观,示凯氏带）

（b）内皮层细胞
（横切面观,示凯氏点）

图 2-3-6　内皮层及凯氏带

在内皮层细胞壁增厚的过程中，有少数正对着初生木质部角的内皮层细胞的胞壁不增厚，这些细胞的存在有利于皮层与维管束间水分和养料的内外流通，故称**通道细胞** [图 2-3-6（b）]。

（3）维管柱（vascular cylinder） 在根的内皮层以内的所有组织构造统称为维管柱，在横切面上占有较小的面积，但结构比较复杂，包括**中柱鞘、初生木质部**和**初生韧皮部**三部分，有的植物还具有髓部。

① **中柱鞘**（pericycle） 也称维管柱鞘，由原形成层细胞发育而成，在内皮层以内、紧贴内皮层的薄壁细胞，为维管柱最外侧的组织。通常双子叶植物的中柱鞘由一层细胞构成，也有少数为二层至多层的，如桃、桑、柳以及裸子植物等。根的中柱鞘细胞个体较大，排列整齐，其分化程度较低，具有潜在的分生能力，在一定时期可以产生侧根、不定根、不定芽等，并参与形成层和木栓形成层的形成。

② 初生木质部和初生韧皮部　根的初生构造中的木质部和韧皮部是根的输导系统，位于根的最内侧，由于是由原形成层直接分化而形成，故称为**初生木质部**（primary xylem）**和初生韧皮部**（primary phloem）。一般初生木质部分为几束，呈星芒状，脊状突起一直延伸到中柱鞘，初生韧皮部排列在初生木质部之间，两者相间排列，形成辐射维管束，这是根的初生构造的特点。

在根的横切面上，木质部表现出不同的辐射棱角，称为**木质部脊**。脊的数目决定原型，随植物种类而不同，如十字花科、伞形科的一些植物的根中只有两束初生木质部，称**二原型**（diarch）；毛茛科的唐松草属有三束，称**三原型**（triarch）；葫芦科、杨柳科及毛茛科毛茛属的一些植物有四束，称**四原型**（tetrarch）；如果数目很多（七原型以上），则称**多原型**（polyarch）。对于某种植物，初生木质部束的数目具有相对稳定性，但也常发生变化，同种植物的不同品种或同株植物的不同根，也可能出现不同的情况。

初生木质部分化成熟的顺序是自外向内的向心分化，称为**外始式**（exarch）。先分化的初生木质部称为**原生木质部**（protoxylem），其导管直径较小，多呈环纹或螺纹，位于木质部的角隅处；后分化的初生木质部称为**后生木质部**（metaxylem），其导管直径较大，多呈梯纹、网纹或孔纹。这种分化成熟的顺序，表现了形态构造和生理机能的统一性，最先形成的导管及筛管接近中柱鞘和内皮层，由根毛吸收的水分和无机盐类等物质，通过皮层传到导管中的距离就短些——缩短了水分和养分横向输导的距离，而后期形成的导管，随着根的加粗，管径大，提高了输导效果，更能适应植株长大时对水分供应量增加的需要。被子植物的初生木质部由导管和管胞、木薄壁细胞和木纤维组成；裸子植物的初生木质部则较为简单，主要是管胞。

初生韧皮部束的数目与初生木质部束的数目相同，其分化成熟的发育方向也是外始式，即在外侧的先分化成熟的初生韧皮部，称为**原生韧皮部**（proto phloem），在内侧的后分化成熟的初生韧皮部，称为**后生韧皮部**（metaphloem）。在内部组成方面，被子植物的初生韧皮部一般有筛管和伴胞，韧皮薄壁细胞，偶有韧皮纤维，裸子植物的初生韧皮部主要是筛胞。

在初生木质部和初生韧皮部之间有一至多层薄壁细胞。在双子叶植物根中，这些细胞以后可以进一步转化为形成层的一部分，由此产生根的次生构造。

对于一般双子叶植物的根，初生木质部往往一直分化到维管柱的中心，因此，一般根不具髓部。但也有些植物初生木质部不分化到维管柱的中心，维管柱的中心仍保留有未经分化的薄壁细胞，形成髓部，如细辛、龙胆等。

4. 单子叶植物根的构造

单子叶植物只有初生生长，终生仅具初生结构，其根的初生构造与双子叶植物初生构造相似，也由表皮、皮层和维管柱三部分组成，不同之处体现在以下几个方面。

（1）表皮　表皮细胞常1层，寿命短，根毛枯死后，常解体而死亡脱落。少数根的表皮呈多层细胞，且细胞壁木栓化，形成所谓"根被"，行使保护功能，如百部、麦冬等。

（2）皮层　根发育后期，外皮层常特化成栓化的组织，当表皮和根毛枯死后，替代表皮行使保护作用。大部分单子叶植物内皮层细胞的径向壁、上下壁以及内切向壁（内壁）显著增厚，只有外切向壁（外壁）比较薄，因此，从横切面观察时，内皮层细胞壁增厚部分呈马蹄形，保留有通道细胞。也有的内皮层细胞壁全部木栓化加厚，无通道细胞，由胞间连丝进行物质运输。

（3）维管柱　一般双子叶植物初生木质部束数较少，为二至六原型，而单子叶植物至少是六束，即**六原型**（hexarch），一般有 8～30 束，棕榈科的某些植物可达数百束之多；初生木质部一般不分化至中心，因而有发达的髓部，如百部块根（图 2-3-7）。中柱鞘细胞发育后期常部分或全部木化为厚壁组织，如竹类、菝葜等。部分植物髓部细胞增厚木化而生成厚壁组织，如鸢尾等。

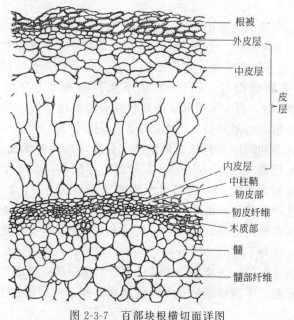

图 2-3-7　百部块根横切面详图

5. 根的次生生长和次生构造

绝大多数蕨类植物和单子叶植物的根，在整个生活期中，不发生次生生长，一直保持着初生构造。而一般双子叶植物和裸子植物的根，由于形成层和木栓形成层细胞的分裂、分化而产生新的组织，使根逐渐加粗，这种生长叫**次生生长**（secondary growth），由次生生长所产生的各种组织叫**次生组织**（secondary tissue），由这些组织所形成的结构叫**次生构造**（secondary structure）。

（1）维管形成层的产生及其活动　当根进行次生生长时，在初生木质部与初生韧皮部之间的一些薄壁细胞恢复分裂功能，转变为形成层（cambium），并逐渐向初生木质部外方的中柱鞘部位发展，使相连接的中柱鞘细胞也开始分化成为形成层的一部分，这样形成层就由片断连成一个凹凸相间的形成层环。根的次生生长图解如图 2-3-8 所示。

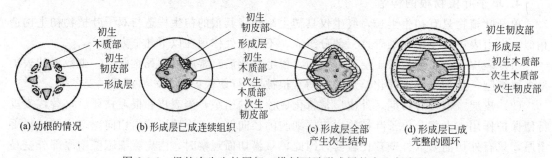

图 2-3-8　根的次生生长图解（横剖面示形成层的产生与发展）

形成层细胞不断进行平周分裂，向内产生新的木质部，加于初生木质部的外侧，称为**次生木质部**（secondary xylem），包括导管、管胞、木薄壁细胞和木纤维；向外产生新的韧皮部，加于初生韧皮部的内侧，称为**次生韧皮部**（secondary phloem），包括筛管、伴胞、韧皮薄壁细胞和韧皮纤维。由于位于韧皮部内侧的形成层产生较早，分裂速度较快，且产生的木质部细胞多，因此，形成层凹入的部分大量向外推移，致使凹凸相间的形成层环逐渐成为圆环状。此时，维管束便由初生构造的木质部与韧皮部相间排列转变为木质部在内侧、韧皮部在外侧的外韧型维管束。次生木质部和次生韧皮部合称为**次生维管组织**，是次生构造的主要部分。图 2-3-9 为毛茛根的初生构造及次生分化图解。

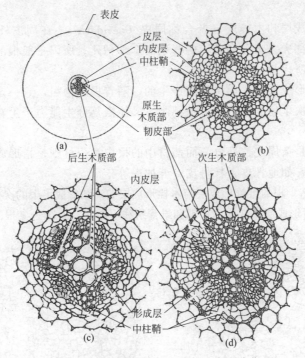

图 2-3-9　毛茛根的初生构造及次生分化

(a) 根的初生构造横切面简图；(b)～(d)示维管柱的分化情况

　　形成层细胞活动时，在一定部位也分生一些薄壁细胞，这些薄壁细胞沿径向延长，呈辐射状排列，贯穿在次生维管组织中，称为**次生射线**（secondary ray），位于木质部的称为**木射线**（xylem ray），位于韧皮部的称为**韧皮射线**（phloem ray），两者合称为**维管射线**（vascular ray）。在有些植物的根中，由中柱鞘部分细胞转化的形成层所产生的维管射线较宽，故在横切面上，可见数条较宽的维管射线，将次生维管组织分割成若干束。射线都具有横向运输水分和养料的机能。维管射线组成根维管组织内的径向系统，而导管、管胞、筛管、伴胞、纤维等组成维管组织的轴向系统。

　　在次生生长的同时，初生构造也起了一些变化，因新生的次生维管组织总是添加在初生韧皮部的内侧，初生韧皮部遭受挤压而被破坏，成为没有细胞形态的颓废组织。由于形成层产生的次生木质部的数量较多，并添加在初生木质部之外，因此，粗大的树根主要是木质部，非常坚固。

　　在根的次生韧皮部中，常有各种分泌组织分布，如马兜铃根（青木香）有油细胞；人参有树脂道（图 2-3-10）；当归有油室；蒲公英根有乳汁管。有的薄壁细胞（包括射线薄壁细胞）中常含有结晶体及贮藏多种营养物质，如糖类、生物碱等，多与药用价值有关。

　　（2）木栓形成层的发生与周皮的形成　由于形成层的活动，根不断加粗，外侧的表皮及部分皮层因不能相应加粗而遭到破坏。这时伴随而发生的现象是中柱鞘细胞恢复分裂能力，形成木栓形成层（也可以由表皮分化而成，也可以由初生皮层中的一部分薄壁细胞分化而成），它向外分生木栓层，覆盖在根外层起保护作用；向内分生栓内层，栓内层为数层薄壁细胞，排列较疏松。有的栓内层比较发达，称为"次生皮层"，但是通常仍然称为皮层。木栓层细胞在横切面上，多呈扁平状，排列整齐，往往多层相叠，细胞壁木栓化，呈褐色，因此，根在外形上由白色逐渐转变为褐色，由较柔软、较细小而逐渐转变为较粗硬，这就是次生生长的体现。

栓内层、木栓形成层和木栓层三者合称**周皮**（periderm）。在周皮外方的各种组织（表皮和皮层）由于和内部失去水分和营养的联系而全部枯死。所以一般根的次生构造中没有表皮和皮层，而被周皮所代替。

通常最初的木栓形成层，是由中柱鞘产生的，随着根的增粗，到一定时候，原木栓形成层便终止了活动。在次生韧皮部内的薄壁细胞，又能恢复分生能力产生新的木栓形成层，进而形成新的周皮。

植物学上的根皮是指周皮这部分，而药材中的根皮类药材则是指形成层以外的部分，主要包括韧皮部和周皮，如地骨皮、牡丹皮、五加皮等。

（3）**根的次生构造**　根的维管形成层与木栓形成层的活动形成了根的次生构造，主要包括**周皮、次生韧皮部、维管形成层、次生木质部和维管射线**。图 2-3-10 为人参根的横切面详图。

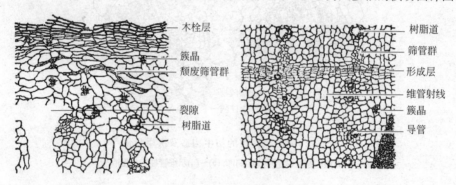

图 2-3-10　人参根的横切面

① **周皮**　在根的次生结构中，最外侧起保护作用的是周皮。周皮的木栓层细胞径向排列十分整齐，木栓形成层之下是栓内层。

② **次生韧皮部**　次生韧皮部呈间断连续的筒状，其中含有筛管、伴胞、韧皮纤维和韧皮薄壁细胞。

③ **维管形成层**　维管形成层位于次生韧皮部与次生木质部之间，形成层的原始细胞只有一层，但在生长季节，由于刚分裂出来的尚未分化的衍生细胞与原始细胞相似，而成多层细胞，合称为形成层区。通常讲的形成层就是指形成层区。横切面观多为数层排列整齐的扁平细胞。

④ **次生木质部**　次生木质部具有孔径不同的导管，大多为梯纹、网纹和孔纹导管。除导管外，还可见纤维和薄壁细胞。

⑤ **维管射线**　维管射线径向排列，横贯次生韧皮部和次生木质部。在有些植物的根中，对着木质部脊，形成了宽大的维管射线。

6. 侧根的发生

种子植物的侧根，起源于中柱鞘，内皮层可以不同程度参与侧根的形成。由于这种起源发生在皮层以内的中柱鞘，故被称之为**内起源**。当侧根形成时，中柱鞘相应部位的细胞发生变化，细胞质变浓，液泡变小，重新恢复分裂能力。首先进行平周分裂，使细胞层数增加，并向外突起。然后进行平周分裂和垂周分裂，产生一团新细胞，形成侧根原基，其顶端分化为生长锥和根冠，生长锥细胞继续进行分裂、生长和分化，逐渐伸入皮层。这时，根尖细胞分泌含酶物质将皮层细胞和表皮细胞部分溶解，从而突破皮层和表皮，形成侧根。侧根的木质部和韧皮部与其母根的木质部和韧皮部直接相连，因而形成一个连续的系统。图 2-3-11 为侧根的起源图解。

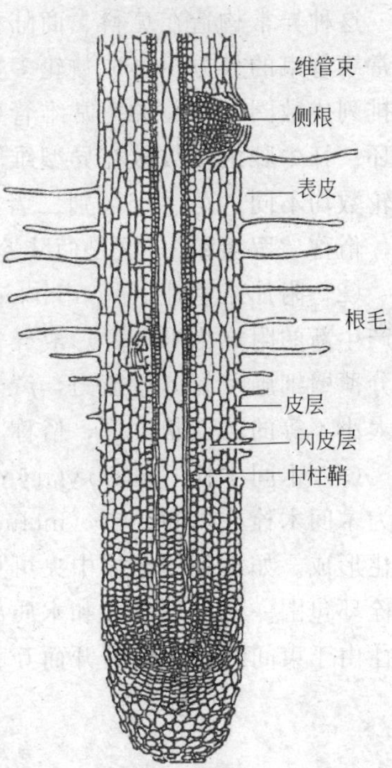

侧根常发生在母根根尖的成熟区，而且位置常有一定。一般情况，在二原型的根中，侧根发生于原生木质部与原生韧皮部之间；在三原型和四原型的根中，在正对着原生木质部的位置形成侧根；在多原型的根中，在正对着原生韧皮部或原生木质部的位置形成侧根。所以，侧根是纵列成行排列。

7. 根的异常次生构造

某些双子叶植物的根，除了正常的次生构造外，还会产生一些少见的结构类型，形成了根的异常构造，也称**三生构造**。常见的根的异常构造如图 2-3-12 所示。

图 2-3-11　侧根的起源

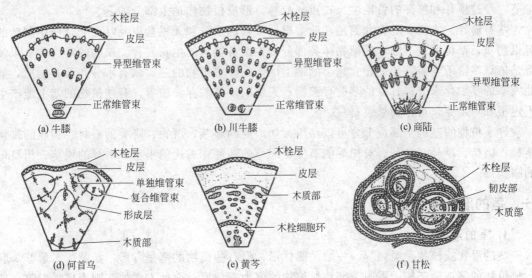

图 2-3-12　常见的根的异常构造

（1）同心环状排列的异常维管组织　在一些双子叶植物的根中，如商陆、牛膝和川牛膝的根，其初生生长和早期次生生长都是正常的。当正常的次生生长发育到一定阶段，形成层往往失去分生能力，而在相当于中柱鞘部位的薄壁细胞恢复分生能力，形成新的形成层，向外分裂产生大量薄壁细胞和一圈异型的无限外韧维管束，如此反复多次，形成多圈异型维管束，其间有薄壁细胞相隔，层层相间，呈同心环状排列。

这种异常构造在苋科、商陆科、紫茉莉科等植物中常见。牛膝就是典型的例子。其中央正常维管束的外方，形成数轮多数小型的异型维管束，在横断面上，可见维管束呈点状，连续排列成数圈，中心的正常维管束较大。川牛膝由多数散在的异型维管束排列成4～11个同心环。怀牛膝由多数散在异型维管束排列成2～4个同心环，它们的异型维管束的数目和排列轮数均不同，可用于区别二者。又如商陆的横断面上形成多个凹凸不平的同心环环状层纹，俗称"罗盘纹"，这是商陆鉴别时重要的特征之一，可用这一特征将其区别于人参。

（2）附加维管柱（auxillary stele）　有些双子叶植物的根，在维管柱外围的薄壁组织中能产生新的附加维管柱，形成异常构造。如何首乌块根的正常维管束形成之后，在皮层中，部分薄壁细胞恢复分生能力，产生许多单独的和复合的异型维管束，故在横切面上可看到一些大小不等的圆圈状纹理，俗称"云锦花纹"。

（3）木间木栓（interxylary cork）　有些双子叶植物的根，在次生木质部内形成木栓带，称为木间木栓或**内涵周皮**（included periderm）。木间木栓通常由次生木质部薄壁组织细胞分化形成。如黄芩的老根中央可见木栓环。新疆紫草根中央也有木栓环带。甘松根中的木间木栓环包围一部分韧皮部和木质部而把维管柱分隔成2～5个束。在根的较老部分，这些束往往由于束间组织死亡裂开而互相脱离，成为单独的束，使根形成数个分支。

第二节　茎

茎是将根与叶、花、果实相连接的重要营养器官，通常生长在地面以上，但也有些植物的茎生长在地下，如黄精、姜、藕等。当种子萌发成幼苗时，由胚芽连同胚轴开始发育形成主茎，经过顶芽和腋芽的背地生长，重复分枝，形成植物体地上部分的茎。

茎有输导、支持、贮藏和繁殖功能。根部吸收的水分和无机盐以及叶经光合作用制造的有机物质，都将通过茎输送到植物体各部分以供给各器官的生长发育。植物的叶、花、果实都是依靠茎给予支持，从而建立完善的地上形态。许多植物的茎贮藏有水分和营养物质，如仙人掌的茎贮存水分；甘蔗的茎贮存蔗糖；天麻的块茎贮存淀粉等。有些植物的茎上能产生不定根和不定芽，可作为繁殖材料。

许多植物的茎的全部或部分可以药用，如木通的藤茎；沉香、降香的心材；钩藤的带钩茎枝；肉桂、厚朴、杜仲、黄柏等的茎皮；通草的茎髓；黄连的根茎；半夏的块茎；川贝母的鳞茎等。

一、茎的形态与类型

1. 茎的形态

茎的形状随植物种类而异，一般呈圆柱形；但有些植物的茎呈方形，如薄荷、紫苏等唇形科植物的茎；荆三棱、香附等莎草科植物的茎为三角形；而仙人掌的茎则为扁平形等。茎的中心常为实心，但有些植物的茎是空心的，如连翘、胡萝卜、南瓜等。禾本科植物芦苇、麦、竹等的茎间中空，节是实心的，且有明显的节和节间，特称为**秆**。

茎上生有**芽**（bud），位于顶端的称为**顶芽**，位于叶腋（叶柄与茎之间的夹角）的称为**腋芽**。茎上着生叶和腋芽的部位称为**节**（node），节与节之间称为**节间**（internode）。节与节间是茎在外形上与根的最主要区别。在木本植物的茎枝上还分布有叶痕（leaf scar）、托叶痕（stipule scar）、芽鳞痕（bud scale scar）等，它们分别是叶、托叶、芽鳞（包被芽的鳞片）脱落后留下的痕迹；有些茎枝表面可见各种形状的浅褐色点状突起皮孔。这些特征常作为鉴别植物的依据，如图 2-3-13 所示。

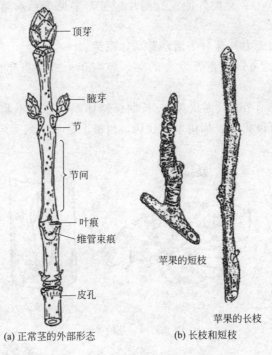

(a) 正常茎的外部形态　　　　　　　(b) 长枝和短枝

图 2-3-13　茎的外形

一般植物茎的节部仅在叶着生处稍有膨大，而有些植物的节部膨大明显，如牛膝、石竹、玉米等；也有些植物的节部细缩，如藕。各种植物节间的长短也不一致，长的可达几十厘米，如竹、南瓜；短的还不到 1mm，其叶在茎节簇生呈莲座状，如蒲公英。

木本植物上着生叶和芽的茎称为**枝条**（shoot）。有些植物的茎具有两种枝条，一种节间较长，称为**长枝**（long shoot）；另一种节间较短，其上的叶多簇生，称为**短枝**（spur shoot）。一般短枝着生在长枝上，其上能生花、结果，所以又称果枝，如苹果、松、银杏等。

2. 芽的类型

芽是尚未发育的枝条、花或花序。根据芽的发育性质、生长位置、有无芽鳞包被及活动能力等，有以下几种分类方法（图 2-3-14）。

（1）根据芽的性质　芽可分为**叶芽**、**花芽**和**混合芽**。

① 叶芽（leaf bud，枝芽）　可发育成枝和叶的芽。

② 花芽（flower bud）　可发育成花或花序的芽

③ 混合芽（mixed bud）　同时发育成枝、叶和花或花序的芽。

（2）根据芽的生长位置　芽可分为**定芽**和**不定芽**。

① 定芽（normal bud）　有固定的生长位置的芽。定芽又分为生于顶端的顶芽（terminal bud）、生于叶腋的腋芽（axillary bud，侧芽）和生于顶芽或腋芽旁的**副芽**（accesory bud）。

② 不定芽（adventitious bud）　无固定生长位置的芽，不是从叶腋或枝顶发出，而是生长在茎的节间、根、叶及其他部位上的芽。

（3）根据芽的外面有无鳞片包被　芽分为**鳞芽**和**裸芽**。

① 鳞芽（scaly bud）　芽的外面有鳞片包被，如杨、柳等。

② 裸芽（naked bud）　芽的外面没有鳞片包被，多见于草本植物，如薄荷；木本植物如吴茱萸、枫杨等。

（4）根据芽的活动能力　芽分为**活动芽**和**休眠芽**。

① 活动芽（active bud）　正常发育的芽，即当年形成、当年萌发或第二年春天萌发的芽。

② 休眠芽（dormant bud，潜伏芽）　长期保持休眠状态而不萌发的芽。其休眠期是相对的，在一定条件下可以萌发，如树木砍伐后，树桩上常见休眠芽萌发出的新枝条。

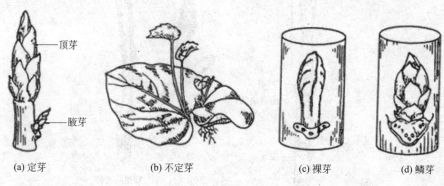

图 2-3-14　芽的类型

3. 茎的类型

（1）按茎的质地分

① 木质茎（woody stem）　茎的质地坚硬，木质部发达。具木质茎的植物称为木本植物。木本植物可分为乔木、灌木、亚灌木或半灌木和木质藤本等类型。

a. 乔木：植物体高大，有一个明显主干，上部分枝的为乔木，如银杏、杜仲、樟树等。

b. 灌木：主干不明显，在基部同时发出若干丛生植株的为灌木，如连翘、夹竹桃、枸杞等。

c. 亚灌木：仅在基部木质化，上部草质的为亚灌木，又称半灌木，如草麻黄、芍药等。

d. 木质藤本：茎细长不能直立，常缠绕或攀附他物向上生长的为木质藤本，如五味子、络石等。

② 草质茎（herbaceous stem）　茎的质地柔软，木质部不发达。具草质茎的植物称为草本植物。草本植物根据其生命周期的长短可分为一年生草本、二年生草本和多年生草本等类型。多年生草本的地上部分每年死亡，而地下部分仍保持生活能力，因此又称为宿根草本，如人参、三七等。若草本植物的茎缠绕或攀附他物向上生长或平卧地面生长的称为草质藤本，如何首乌、马兜铃等。

③ 肉质茎（succulent stem）　茎的质地柔软多汁，肉质肥厚，称肉质茎。如仙人掌科、景天科的植物。

（2）按茎的生长习性分

① 直立茎（erect stem）　茎直立生长于地面，不依附他物。如女贞、肉桂、薄荷、决明等。

② 缠绕茎（twining stem）　茎细长，自身不能直立生长，常缠绕他物作螺旋式上升。如五味子、何首乌、牵牛、马兜铃等。

③ 攀缘茎（climbing stem） 茎细长，自身不能直立生长，常依靠攀缘结构依附他物上升。常见的攀缘结构有茎卷须（如栝楼、乌敛梅、葡萄等）、叶卷须（如豌豆等）、吸盘（如爬山虎等）、钩或刺（如钩藤、葎草等）、不定根（如络石、薜荔等）。

④ 匍匐茎（stolon） 茎细长，平卧地面，沿地面蔓延生长，节上生有不定根。如连钱草、草莓等；节上不产生不定根的称平卧茎，如地锦草等。

图 2-3-15 为茎的常见类型。

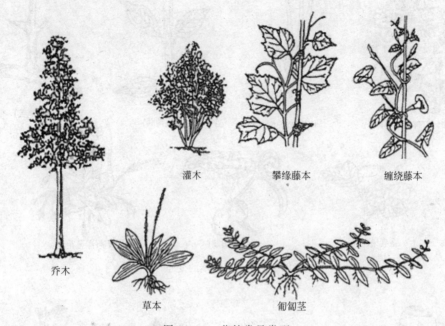

灌木　　　攀缘藤本　　　缠绕藤本

乔木

草本　　　匍匐茎

图 2-3-15　茎的常见类型

4. 茎的变态

为适应环境，茎也常发生形态结构和生理功能的特化，形成各种变态茎。根据其生长习性，可分为地上茎（aerial stem）的变态（图 2-3-16）和地下茎（subterraneous stem）的变态（图 2-3-17）两大类型。

（1）地上茎的变态

① 叶状茎（leafy stem）或叶状枝（leafy shoot） 茎变为绿色的扁平状或针叶状（易被误认为叶），而茎上的叶小而不明显，多为鳞片状、线状或刺状。如仙人掌、竹节蓼、天门冬等。

② 刺状茎（枝刺或棘刺）（shoot thorn） 茎变为刺状，常粗短坚硬。有的不分枝，如山楂、酸橙等的刺状茎；有的分枝，如皂荚、枸橘等的刺状茎。

月季、花椒茎上的刺，称为皮刺。与刺状茎不同，其是由表皮细胞突起形成的，无固定的生长位置，易脱落。

③ 钩状茎（hook-like stem） 茎的一部分（常为侧枝）变为钩状，粗短、坚硬，无分枝，位于叶腋。如钩藤等。

④ 茎卷须（stem dendril） 常见于具攀缘茎的植物，茎的一部分（常为侧枝）变为卷须状，柔软卷曲，如栝楼、绞股蓝等葫芦科植物。葡萄的顶芽变成茎卷须，腋芽代替顶芽继续发育，使茎成为合轴式生长，而茎卷须被挤到叶柄对侧。

⑤ 小块茎（tubercle）和小鳞茎（bulblet） 有些植物的腋芽、叶柄上的不定芽可变态形成无鳞片包被的块状物，称小块茎，如山药的零余子、半夏的珠芽。有些植物在叶腋或花

序处由腋芽或花芽形成小鳞茎，如卷丹腋芽形成的小鳞茎，洋葱、大蒜花序中花芽形成的小鳞茎。小块茎和小鳞茎均有繁殖作用。

图 2-3-16 为地上茎的变态举例。

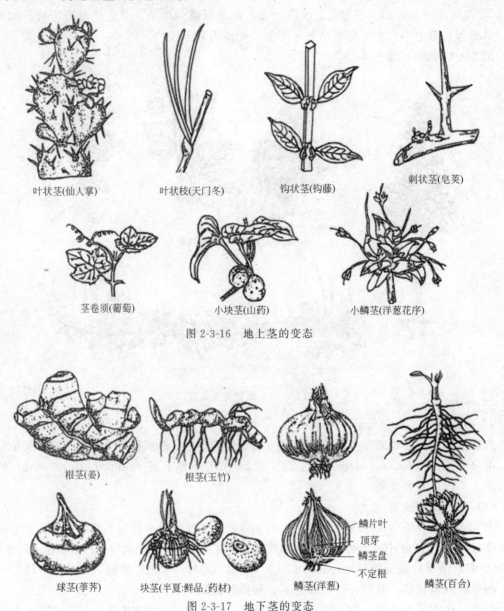

叶状茎(仙人掌)　　　叶状枝(天门冬)　　　钩状茎(钩藤)　　　刺状茎(皂荚)

茎卷须(葡萄)　　　小块茎(山药)　　　小鳞茎(洋葱花序)

图 2-3-16　地上茎的变态

根茎(姜)　　　根茎(玉竹)

球茎(荸荠)　　　块茎(半夏:鲜品,药材)　　　鳞片叶　顶芽　鳞茎盘　不定根　鳞茎(洋葱)　　　鳞茎(百合)

图 2-3-17　地下茎的变态

（2）地下茎的变态

① 根状茎（根茎）(rhizome)　常横卧地下，节和节间明显，节上有退化的鳞片叶，具顶芽和腋芽。不同植物根状茎形态各异，如人参、三七、桔梗等植物的根状茎短而直立，称为芦头；姜、川芎的根状茎呈团块状；白茅、芦苇的根状茎细长。黄精、玉竹等的根状茎上具有明显的圆形茎痕。

② 块茎（tuber）　肉质肥大，呈不规则块状，与块根相似，但有很短的节间；节上具芽及退化或早期枯萎脱落的鳞片叶，如天麻、半夏、马铃薯等。

③ 球茎（corm）　肉质肥大，呈球形或扁球形，具明显的节和缩短的节间；节上有较大

的膜质鳞片；顶芽发达；腋芽常生于其上半部；基部生不定根，如慈姑、荸荠等。

④ 鳞茎（bulb） 呈球形或扁球形，茎极度缩短称为鳞茎盘，被肉质肥厚的鳞叶包围；顶端有顶芽，叶腋有腋芽；基部生不定根。百合、贝母鳞叶狭，呈覆瓦状排列，外层无被覆盖，称为无被鳞茎；洋葱鳞叶阔，内层被外层完全覆盖，称为有被鳞茎。

图 2-3-17 为地下茎的变态举例。

二、茎的构造

种子植物的主茎由胚芽发育而来，主茎上的侧枝则由腋芽发育而来。主茎或侧枝的顶端均具有顶芽，保持顶端生长能力，使植物体不断长高。

1. 茎尖的构造

茎尖是指主茎或侧枝的顶端，为顶端分生组织所在的部位。它的结构与根尖相似，由**分生区（生长锥）、伸长区**和**成熟区** 3 部分组成。但茎尖顶端没有类似根冠的构造，而是由幼小的叶片包围，保护茎尖。在生长锥四周能形成**叶原基**（leaf primordium）或**腋芽原基**（axillary bud primordium）的小突起，后发育成叶或腋芽，腋芽则发育成枝。成熟区的表皮无根毛，但常有气孔和毛茸。图 2-3-18 为忍冬芽的纵切面简图。

2. 茎的初生生长

由生长锥分裂出来的细胞逐渐分化为原表皮层、基本分生组织和原形成层等初生分生组织。这些分生组织细胞继续分裂分化，进行初生生长，形成茎的初生构造。图 2-3-19 为茎尖的纵切面和不同部位横切面图解。

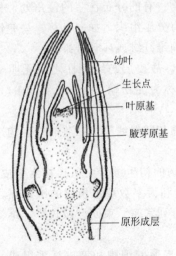

图 2-3-18　忍冬芽的纵切面

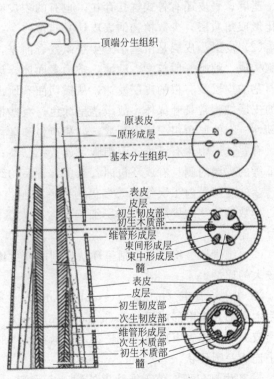

图 2-3-19　茎尖的纵切面和不同部位横切面

3. 双子叶植物茎的初生构造

从茎的成熟区开始，各种类型的细胞分化已基本完成，并形成了稳定的结构模式。通过对双子叶植物茎的成熟区做一横切面，其初生构造从外到内可分为三部分：**表皮、皮层**和**维管柱**。图 2-3-20 为马兜铃幼茎横切面详图。

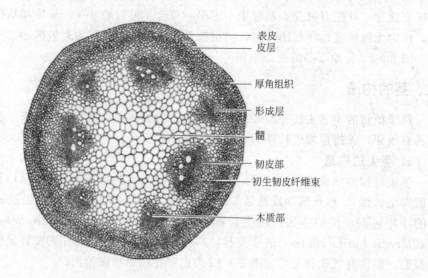

图 2-3-20　马兜铃幼茎横切面

（1）表皮　表皮由原表皮层发育而来，是由一层长方形、扁平、排列整齐无细胞间隙的细胞组成的。一般不具叶绿体，少数植物茎的表皮细胞含有花青素，使茎呈紫红色，如甘蔗、蓖麻。表皮还有各式气孔存在，也有的表皮有各式毛茸。表皮细胞的外壁稍厚，通常角质化形成角质层。少数植物的表皮还具蜡被。

（2）皮层　皮层是由基本分生组织发育而来，位于表皮内侧与维管柱之间，由多层生活细胞构成，细胞一般较大、壁薄，常为多面体、球形或椭圆形，排列疏松，具细胞间隙。

茎的皮层没有根的皮层发达，从横切面看所占的比例较小，但其结构较根复杂。靠近表皮的皮层细胞常具叶绿体，故嫩茎呈绿色。有些植物在近表皮部分常有厚角组织，以加强茎的韧性。有的厚角组织排成环形，如葫芦科和菊科某些植物；有的分布在茎的棱角处，如薄荷。有些皮层中含有纤维、石细胞，如黄柏、桑；有的还有分泌组织，如向日葵。马兜铃和南瓜等的皮层内侧具有成环包围着初生维管束的纤维，称周维纤维或环管纤维。

茎的皮层最内 1 层细胞大多仍为薄壁细胞，无内皮层，故皮层与维管柱之间无明显分界。少数植物茎的皮层最内 1 层细胞中含有大量淀粉粒，称为**淀粉鞘**（starch sheath），如蚕豆、蓖麻。

（3）维管柱　维管柱包括呈环状排列的**初生维管束、髓**和**髓射线**等，在茎的初生构造中占较大的比例。

① 初生维管束（primary vascular bundle）　双子叶植物的初生维管束包括**初生韧皮部、初生木质部**和**束中形成层**（fascicular cambium）。藤本植物和大多数草本植物的维管束之间距离较大，即维管束束间区域较宽；而木本植物的维管束排列紧密，束间区域较窄，维管束似乎连成一圆环状。

a. 初生韧皮部：位于维管束外侧，由筛管、伴胞、韧皮薄壁细胞和韧皮纤维组成，分化成熟方向与根相同，为外始式。原生韧皮部薄壁细胞发育成的纤维常成群地位于韧皮部外侧，称为初生韧皮纤维束，其存在可加强茎的韧性，如向日葵的帽状初生韧皮纤维束。

b. 初生木质部：位于维管束内侧，由导管、管胞、木薄壁细胞和木纤维组成，其分化

图中标注（从上到下）：表皮、皮层、厚角组织、形成层、髓、韧皮部、初生韧皮纤维束、木质部

成熟方向与根相反，是由内向外的，称为内始式（endarch）。

c. 束中形成层（fascicular cambium）：位于初生韧皮部和初生木质部之间，为原形成层遗留下来，由1～2层具有分生能力的细胞组成，可使茎不断加粗。

② 髓（pith） 位于茎的中心部位，由基本分生组织产生的薄壁细胞组成。草本植物茎的髓部较大，木本植物茎的髓部一般较小，但有些植物的木质茎有较大的髓部，如通脱木、接骨木、泡桐等。有些植物的髓局部破坏，形成一系列的横髓隔，如猕猴桃、胡桃。有些植物茎的髓部在发育过程中消失形成中空的茎，如连翘、南瓜。有些植物茎的髓部最外层有一层紧密的、小型的、壁较厚的细胞围绕着大型的薄壁细胞，这层细胞称环髓带（perimedullary region）或髓鞘，如椴树。

③ 髓射线（medullary ray） 也称初生射线（primary ray），是位于初生维管束之间的薄壁组织，内通髓部，外达皮层。在横切面上呈放射状，是茎中横向运输的通道，并具贮藏作用。双子叶草本植物的髓射线较宽，木本植物的髓射线较窄。

髓射线细胞分化程度较浅，具潜在分生能力，在一定条件下，会分裂产生不定芽、不定根。当次生生长开始时，与束中形成层相邻的髓射线细胞能转变为形成层的一部分，即束间形成层（interfascicular cambium）。

4. 双子叶植物茎的次生生长和次生构造

双子叶植物茎在初生构造形成后，继续进行次生生长——维管形成层和木栓形成层的细胞进行分裂活动，形成次生构造，使茎不断加粗。木本植物的次生生长可持续多年，故次生构造发达。草本植物的次生生长有限，故次生构造不发达。

（1）双子叶植物木质茎的次生构造

① 维管形成层及其活动 维管形成层简称形成层。当茎进行次生生长时，邻接束中形成层的髓射线细胞恢复分生能力，转变为束间形成层，并和束中形成层连接，形成一个完整的形成层环。

形成层细胞多呈纺锤形，液泡明显，称为**纺锤原始细胞**；少数细胞近等径，称为**射线原始细胞**。形成层成环后，纺锤原始细胞开始进行切向分裂，向内产生次生木质部，增添于初生木质部外侧；向外产生次生韧皮部，增添于初生韧皮部内侧，并将初生韧皮部挤向外侧。由于形成层向内产生的木质部细胞多于向外产生的韧皮部细胞，所以通常次生木质部比次生韧皮部大得多，在生长多年的木本植物茎中更为明显。同时，射线原始细胞也进行分裂产生次生射线细胞，存在于次生木质部和次生韧皮部，形成横向的联系组织，称为**维管射线**。

初生构造中位于髓射线部分的形成层细胞有些分裂分化形成维管组织，有些则形成维管射线，所以使木本植物维管束之间的距离变窄。藤本植物次生生长时，束间形成层只分裂分化成薄壁细胞，所以藤本植物的次生构造中维管束间距离较宽。

在茎加粗生长的同时，形成层细胞也进行径向或横向分裂，增加细胞数量，扩大本身的周长，以适应内侧木质部增大的需求，同时形成层的位置也逐渐向外推移。

a. 次生木质部：是木本植物茎次生构造的主要部分，也是木材的主要来源。次生木质部由导管、管胞、木薄壁细胞、木纤维和木射线组成。导管主要是梯纹、网纹和孔纹导管，其中孔纹导管最普遍。

形成层的活动受季节影响很大，在不同季节所形成的木质部形态构造有所差异。温带和亚热带的春季或热带的雨季，由于气候温和，雨量充足，形成层活动旺盛，这时形成的次生木质部中的细胞径大壁薄，质地较疏松，色泽较淡，称为**早材**（early wood）或**春材**（spring wood）。温带的夏末秋初或热带的旱季，形成层活动逐渐减弱，所形成的细胞径小壁厚，质地紧密，色泽较深，称为**晚材**（late wood）或**秋材**（autumn wood）。在一年里早材和晚材中细胞由大到小，颜色由浅到深逐渐转变，没有明显的界限，但当年的秋材与第二年的春材却界限分明，形成一同心环层，称为**年轮**（annual ring）或**生长轮**（growth ring）。但有的植物（如柑橘）一年可以形成 3 轮，这些年轮称为假年轮，这是由于形成层有节奏地活动，每年有几个循环的结果。假年轮的形成也有可能是由于一年中气候变化特殊，或被害虫吃掉了树叶，生长受影响而引起。

在木质茎横切面上，可见到靠近形成层的部分颜色较浅，质地较松软，称为**边材**（sap wood），边材具输导作用。而中心部分，颜色较深，质地较坚固，称为**心材**（heart wood），心材中一些细胞常积累代谢产物，如挥发油、鞣质、单宁、树胶、色素等，有些射线细胞或轴向薄壁细胞通过导管或管胞上的纹孔侵入导管或管胞内，形成**侵填体**（tylosis），使导管或管胞堵塞，失去运输能力。心材比较坚硬，不易腐烂，且常含有某些化学成分。茎木类药材如沉香、苏木、檀香、降香等，均为心材入药。

图 2-3-21 为双子叶植物木质茎（椴树四年生）的次生构造图。

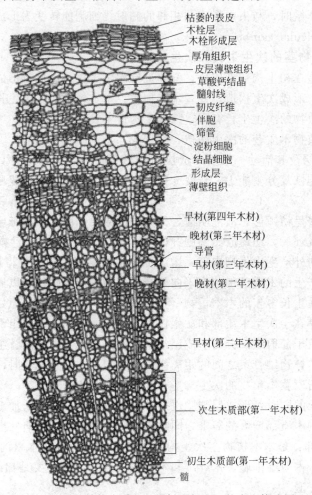

枯萎的表皮
木栓层
木栓形成层
厚角组织
皮层薄壁组织
草酸钙结晶
髓射线
韧皮纤维
伴胞
筛管
淀粉细胞
结晶细胞
形成层
薄壁组织
早材(第四年木材)
晚材(第三年木材)
导管
早材(第三年木材)
晚材(第二年木材)
早材(第二年木材)
次生木质部(第一年木材)
初生木质部(第一年木材)
髓

图 2-3-21　双子叶植物木质茎（椴树四年生）的次生构造图

茎内部各种组织纵横交错，十分复杂，故鉴定茎木类药材时，常采用 3 种切面，即横切面、径向切面、切向切面进行比较观察。在木材的 3 个切面中，射线的形态特征较为明显，常作为判断切面类型的重要依据。

横切面（transverse section）是与茎纵轴垂直所做的切面。可见年轮为同心环状；射线为纵切面，呈辐射状排列，可见射线的长度和宽度。两射线间的导管、管胞、木纤维和木薄壁细胞等为横切面，呈大小不一、细胞壁厚薄不同的类圆形或多角形。

径向切面（radial section）是通过茎的中心沿直径所做纵切的平面。年轮呈纵向平行的带状；射线横向分布，与年轮垂直，可见到射线的高度和长度。导管、管胞、木纤维等均为纵切面，呈纵长筒状或棱状。

切向切面（tangential section）是不通过茎的中心而垂直于茎的半径所做纵切的平面。可明显看到年轮呈 U 形的波纹；射线为横切面，细胞群呈纺锤状，作不连续地纵行排列，可见射线的宽度和高度。导管、管胞、木纤维等的形态与径向切面相似，如图 2-3-22、图 2-3-23所示。

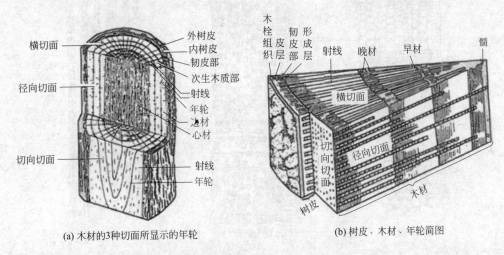

(a) 木材的3种切面所显示的年轮   (b) 树皮、木材、年轮简图

图 2-3-22　木材的 3 种切面所显示的年轮

b. 次生韧皮部：由于形成层向外分裂产生的次生韧皮部远不如向内分裂产生的次生木质部数量多，因此次生韧皮部的体积远小于次生木质部。次生韧皮部形成时，初生韧皮部被挤压到外侧，形成颓废组织。次生韧皮部常由筛管、伴胞、韧皮纤维和韧皮薄壁细胞组成。有的还有石细胞，如肉桂、厚朴、杜仲；有的具乳汁管，如夹竹桃。次生韧皮部中的薄壁细胞含有多种营养物质和生理活性物质。

韧皮射线是次生韧皮部内的薄壁组织，细胞壁不木化，与木射线相连，其长短宽窄因植物种类而异，整体形状不及木射线那样规则。从横切面看，一般木射线比较窄而平直规则，韧皮射线则较宽而不规则。

② 木栓形成层及周皮　茎的次生生长使茎不断增粗，但表皮由于不能相应增大而死亡。此时，多数植物茎表皮内侧的皮层细胞恢复分裂机能形成木栓形成层进而产生周皮，代替表皮行使保护作用。一般木栓形成层的活动只不过数月，大部分树木又可依次在其内侧产生新的木栓形成层，这样，发生的位置就会向内移，可深达次生韧皮部。老周皮内侧的组织被新周皮隔离后逐渐枯死，这些周皮以及被它隔离的死亡组织的综合体常剥落，故称为**落皮层**（rhytidome）。有的落皮层呈鳞片状脱落，如白皮松；有的呈环状脱落，如白桦；有的呈大片脱落，如悬铃木；有的裂成纵沟，如柳、榆。但也有的不脱落，如黄柏、杜仲。

"树皮"有两种概念：狭义的树皮即落皮层（也称外树皮）；广义的树皮指形成层以外的所有组织，包括落皮层和木栓形成层以内的次生韧皮部（内树皮）。如皮类药材厚朴、杜仲、

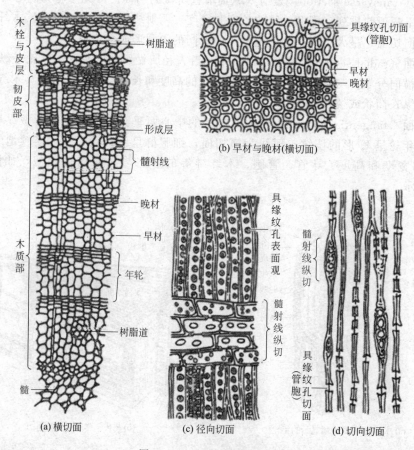

图 2-3-23　松茎的 3 种切面

肉桂、秦皮、合欢皮的药用部分"皮"均指广义树皮。

（2）双子叶植物草质茎的次生构造　草质茎生长期短，次生生长有限，次生构造不发达，木质部的量较少，质地较柔软，其结构特征如下所述。

① 最外层为表皮。常有各式毛茸、气孔、角质层、蜡被等附属物。少数植物表皮下方有木栓形成层分化，向外产生1～2层木栓细胞，向内产生少量栓内层，但表皮未被破坏仍存在。

② 皮层中近表皮部分常有厚角组织的分布，以增强其机械支持能力。有的厚角组织排成环形，如葫芦科和菊科某些植物；有的分布在茎的棱角处，如薄荷（图2-3-24）。

③ 次生维管组织通常形成连续的维管柱。有些种类仅具束中形成层，没有束间形成层。还有些种类不仅没有束间形成层，束中形成层也不明显。

④ 髓部发达，有的种类的髓部中央破裂成空洞状，髓射线一般较宽。

（3）双子叶植物根状茎的构造　双子叶植物根状茎一般系指草本双子叶植物的地下根状茎，整体构造与地上茎类似，但由于生长季节较长且生长于土壤环境中，其构造与地上草质茎还是有明显的区别，其结构特征（图2-3-25）如下所述。

① 表面通常具木栓组织，少数种类具表皮或鳞叶。

② 皮层中常有根迹维管束（将茎中维管束与不定根中维管束两者相连的维管束）和叶迹维管束（将茎中维管束与叶柄维管束两者相连的维管束）斜向通过；皮层内侧有时具纤维

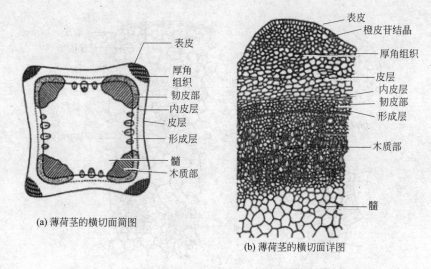

(a) 薄荷茎的横切面简图

表皮
厚角组织
韧皮部
内皮层
皮层
形成层
髓
木质部

表皮
橙皮苷结晶
厚角组织
皮层
内皮层
韧皮部
形成层
木质部
髓

(b) 薄荷茎的横切面详图

图 2-3-24　双子叶植物草质茎的次生构造（薄荷茎横切面）

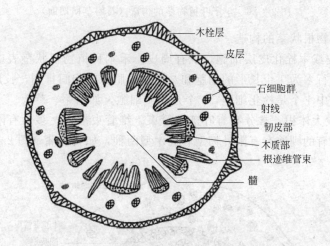

木栓层
皮层
石细胞群
射线
韧皮部
木质部
根迹维管束
髓

图 2-3-25　双子叶植物根状茎的构造（黄连根状茎横切面）

或石细胞。

③ 维管束为外韧型，成环状排列；髓射线宽窄不一。

④ 中央有明显的髓部。

⑤ 贮藏薄壁细胞发达，机械组织多不发达。

5. 单子叶植物茎与根状茎的构造

（1）单子叶植物茎的构造　单子叶植物的茎一般没有形成层和木栓形成层，不能无限增粗，终生只具初生构造。其构造特征（图 2-3-26）如下所述。

① 表皮由一层细胞构成，通常不产生周皮。禾本科植物茎秆的表皮下方，常有数层厚壁细胞分布，以增强支持作用。

② 表皮以内为基本薄壁组织，其中散布多数有限外韧型维管束，无皮层、髓及髓射线之分。多数禾本科植物茎的中央部位（相当于髓部）萎缩破坏，形成中空的茎秆。

此外，也有少数单子叶植物的茎具形成层，有次生生长，如龙血树、丝兰和朱蕉等。但这种形成层的起源和活动情况与双子叶植物不同，如龙血树的形成层起源于维管束外的薄壁组织，向内产生维管束和薄壁组织，向外产生少量薄壁组织。

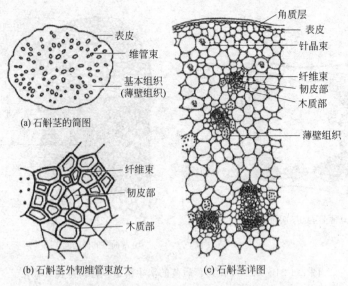

(a) 石斛茎的简图

(b) 石斛茎外韧维管束放大

(c) 石斛茎详图

图 2-3-26　单子叶植物茎的构造（石斛茎横切面）

（2）单子叶植物根状茎的构造

① 表面为表皮或木栓化皮层细胞，少有周皮。禾本科植物根状茎表皮较特殊，表皮细胞平行排列，每纵行多为 1 个长形的细胞和 2 个短细胞纵向相间排列，长形细胞为角质化的表皮细胞，短细胞中 1 个是栓化细胞，1 个是硅质细胞，如白茅、芦苇。

② 皮层常占较大体积，常分布有叶迹维管束。维管束散在，多为有限外韧型，但有周木型的，如香附；有的则兼有有限外韧型和周木型两种，如石菖蒲（图 2-3-27）。

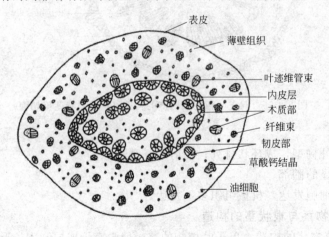

图 2-3-27　石菖蒲根状茎横切面简图

③ 有的种类内皮层明显，具凯氏带，如姜、石菖蒲。也有的种类内皮层不明显，如知母（图 2-3-28）、射干。

④ 有些植物根状茎在皮层靠近表皮部位的细胞形成木栓组织，如生姜；有的皮层细胞转变为木栓细胞而形成所谓的"后生皮层"，以代替表皮行使保护功能，如藜芦。

6. 裸子植物茎的构造

裸子植物的茎均为木质，因此其结构与双子叶植物木质茎的次生构造基本相似，但在输导组织组成上有明显区别。其主要特征如下所述。

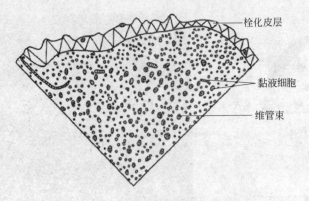

图 2-3-28　知母根状茎横切面简图

（1）次生木质部主要由管胞、木薄壁细胞及射线组成，如柏、杉；或无木薄壁细胞，如松科；除麻黄和买麻藤等买麻藤纲的植物以外，裸子植物均无导管。管胞兼有输送水分和支持作用。

（2）次生韧皮部由筛胞、韧皮薄壁细胞组成，无筛管、伴胞和韧皮纤维。

（3）松柏类植物茎的皮层、韧皮部、木质部、髓及髓射线中常分布有树脂道。以一年生松茎为例，裸子植物茎横切面如图 2-3-29 所示。

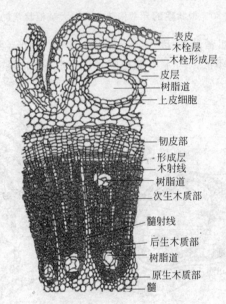

图 2-3-29　裸子植物茎横切面（一年生松茎）

7. 茎的异常构造

某些双子叶植物茎和根状茎的正常构造形成以后，通常有部分薄壁细胞能恢复分生能力，转化为形成层，产生多数异常维管束，形成异常构造。

（1）髓维管束　是在某些双子叶植物茎或根状茎的髓中形成的异常维管束。如大黄根状茎的横切面上可见除正常的维管束外，髓部有许多星点状的异常维管束（图 2-3-30），其形成层呈环状，外侧为由几个导管组成的木质部，内侧为韧皮部，射线呈星芒状排列。

（2）同心环状排列的异常维管组织　在某些双子叶植物茎内，初生生长和早期次生生长都是正常的。当正常的次生生长发育到一定阶段，次生维管柱的外围又形成多轮呈同心环状

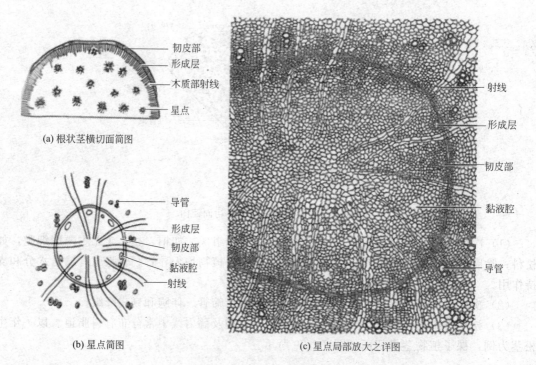

(a) 根状茎横切面简图

导管
形成层
韧皮部
黏液腔
射线

(b) 星点简图

射线
形成层
韧皮部
黏液腔
导管

(c) 星点局部放大之详图

图 2-3-30　根状茎的异常构造（掌叶大黄根状茎的横切面构造）

排列的异常维管组织。如密花豆老茎（鸡血藤）的横切面（图 2-3-31）上，可见韧皮部呈 2～8 个红棕色至暗棕色环带，与木质部相间排列。其最内一圈为圆环，其余为同心半圆环。

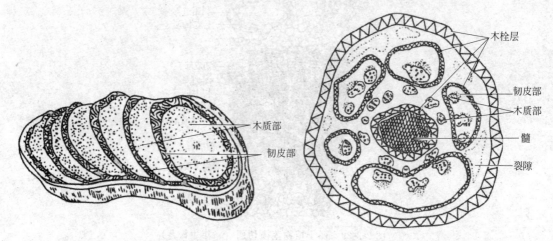

木质部
韧皮部

图 2-3-31　密花豆老茎横切面

木栓层
韧皮部
木质部
髓
裂隙

图 2-3-32　甘松根状茎横切面

（3）木间木栓　在甘松根状茎的横切面（图 2-3-32）上，可见木间木栓成环状，包围一部分韧皮部和木质部，把维管柱分隔为数束。

第三节　叶

叶（leaf）是种子植物重要的营养器官，一般为含有大量叶绿体的绿色扁平体，具有向光性，其主要生理功能是进行光合作用、气体交换和蒸腾作用。此外，叶还具有吸收、贮藏、繁殖等作用。

一些植物的叶可作药用，如大青叶、番泻叶、枇杷叶、侧柏叶、紫苏叶、艾叶等。

一、叶的组成

叶的形态多种多样，但一般由**叶片**（blade）、**叶柄**（petiole）和**托叶**（stipules）三部分组成（图2-3-33）。这三部分俱全的称为**完全叶**（complete leaf），如桃、桑、天竺葵叶；缺少任何一部分或两部分的叶称为**不完全叶**（incomplete leaf），如女贞、石竹。

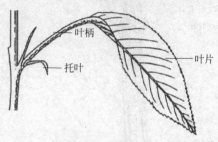

图 2-3-33　叶的组成

1. 叶片

叶片是叶的主要部分，一般为绿而薄的扁平体，有上表面（腹面）和下表面（背面）之分。叶片的全形称叶形，顶端称为叶端或**叶尖**（leaf apex），基部称为**叶基**（leaf base），周边称为**叶缘**（leaf margin），叶内分布有**叶脉**（veins）。

2. 叶柄

叶柄是茎与叶片相连接的部位，一般为圆柱形、半圆柱形或稍扁平，其形状随植物种类不同而异。

有些植物的叶柄基部或叶柄全部扩大成鞘状，部分或全部包裹着茎秆，称为**叶鞘**（leaf sheath）。如白芷、当归等伞形科植物的叶鞘由叶柄几部扩大而成。淡竹叶等禾本科植物的叶鞘由叶的基部，相当于于叶柄的部位扩大形成。图2-3-34为各种形态的叶鞘。

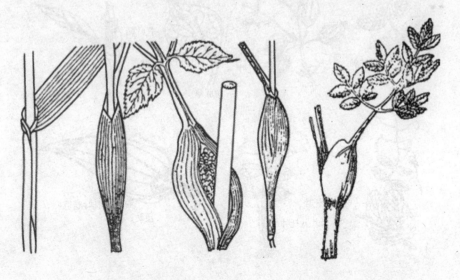

图 2-3-34　各种形态的叶鞘

有些禾本科植物的叶鞘与叶片连接处具有一些特殊结构（图 2-3-35），在其相接处的腹面有膜状的突起物，称为**叶舌**（ligulate），叶舌两旁有一对从叶片基部边缘延伸出来的突起物称为**叶耳**（auricle），叶舌、叶耳的有无、大小及形状，常作为识别禾本科植物的依据之一。

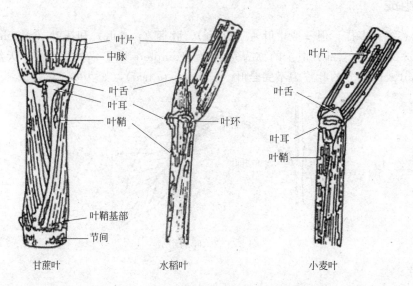

图 2-3-35　禾本科植物叶鞘与叶片连接处的形态

3. 托叶

托叶是叶柄基部的附属物，常成对生着于叶柄基部两侧。托叶的有无、形态是鉴定药用植物的依据之一。有的植物托叶很大，呈叶片状，如茜草、豌豆；有的托叶细小呈线状，如桑、梨；有的托叶与叶柄愈合成翅状，如月季、金樱子；植物的托叶也常发生变态，有的变成卷须，如菝葜；有的呈刺状，如刺槐；有的联合成鞘状，包围在茎节的基部，称为**托叶鞘**（ocrea），如何首乌等蓼科植物。常见植物托叶的变态如图 2-3-36 所示。

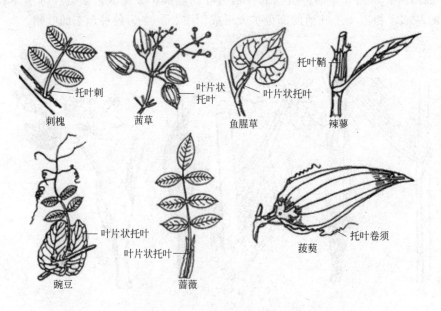

图 2-3-36　常见植物托叶的变态

二、叶的形态

叶的形状通常是指叶片的形状。若要较为准确地描述叶的形状，应先描述叶片的全形，再分别描述叶的尖端、叶的基部、叶缘的形状和叶脉的分布等各部分的形态特征。

1. 叶片全形

叶片的形状和大小变化随植物种类而异，甚至在同一植株上也不一样，但一般同一种植物叶的形状是比较稳定的，可作为鉴别植物的依据之一。叶片的形状主要根据叶片长宽的比例及最宽处的位置来确定。叶片的形状图解如图 2-3-37 所示。

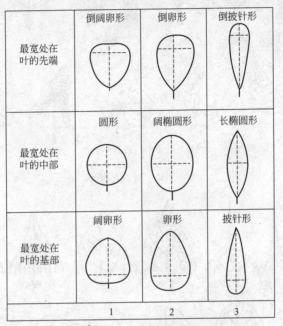

图 2-3-37　叶片的形状图解

若叶片的长宽比较大，叶片常呈线形、剑形。若长宽比相近，且最宽处在叶片中部，则呈圆形、阔椭圆形或长椭圆形；若最宽处在叶片基部，则呈卵形、阔卵形或披针形；若最宽处在叶片顶端，则呈倒卵形、倒阔卵形或倒披针形。以上是叶片的基本形状，其他叶形还有针形、带形、扇形、箭形、心形、肾形、盾形叶等（图 2-3-38）。还有许多植物的叶并不属于任何其中一种类型，而是综合两种形状，如卵状椭圆形、椭圆状披针形等。

2. 叶端形状

常见的叶端形状有圆形（rounded）、尾尖（caudate）、渐尖（acuminate）、钝形（obtuse）、微凹（retuse）、微缺（emarginate）、倒心形（obcordate）、截形（truncate）、芒尖（aristate）等，如图 2-3-39 所示。

3. 叶基形状

常见的叶基形状有钝形（obtuse）、心形（cordate）、楔形（cuneate）、耳形（auriculate）、渐狭（attenuate）、歪斜（oblique）、抱茎（amplexicaul）、穿茎（perfoliate）等，如图 2-3-40 所示。

4. 叶缘形状

常见的叶缘形状有全缘（entire）、波状（undulate）、牙齿状（dentate）、锯齿状（serrate）、重锯齿状（double serrate）、圆齿状（crenate）等，如图 2-3-41 所示。

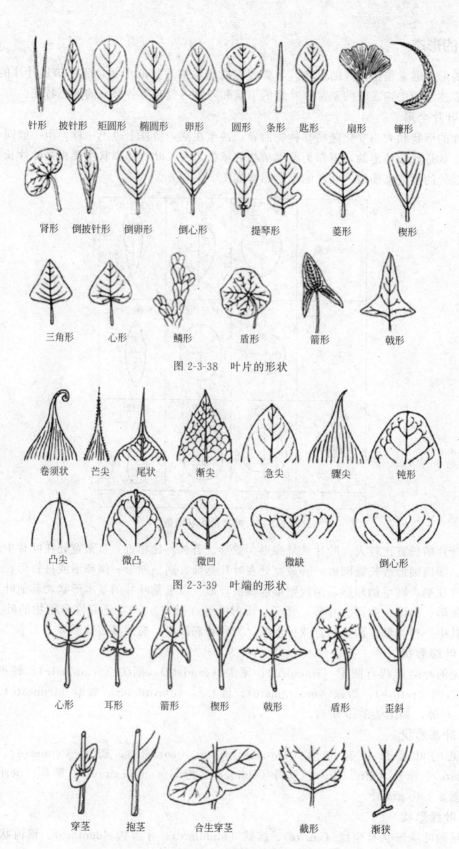

针形　披针形　矩圆形　椭圆形　卵形　圆形　条形　匙形　扇形　镰形

肾形　倒披针形　倒卵形　倒心形　提琴形　菱形　楔形

三角形　心形　鳞形　盾形　箭形　戟形

图 2-3-38　叶片的形状

卷须状　芒尖　尾状　渐尖　急尖　骤尖　钝形

凸尖　微凸　微凹　微缺　倒心形

图 2-3-39　叶端的形状

心形　耳形　箭形　楔形　戟形　盾形　歪斜

穿茎　抱茎　合生穿茎　截形　渐狭

图 2-3-40　叶基的形状

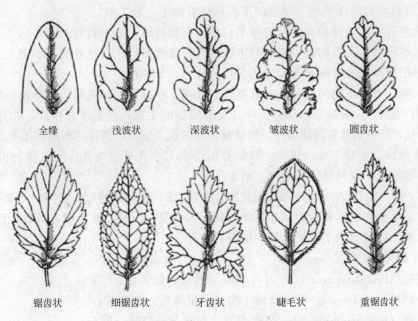

全缘	浅波状	深波状	皱波状	圆齿状
锯齿状	细锯齿状	牙齿状	睫毛状	重锯齿状

图 2-3-41　叶缘的形状

5. 叶脉及脉序

叶脉（veins）即叶片中的维管束及周围的机械组织，有输导和支持作用。其中最大的叶脉称为**主脉**或**中脉**（midrib），主脉的分枝称为**侧脉**（lateral vein），侧脉的分枝称为**细脉**（veinlet）。叶脉在叶片中的分布及排列形式称为**脉序**（venation）。常见的脉序主要有**分叉脉序、平行脉序**和**网状脉序**3 种主要类型，如图 2-3-42 所示。

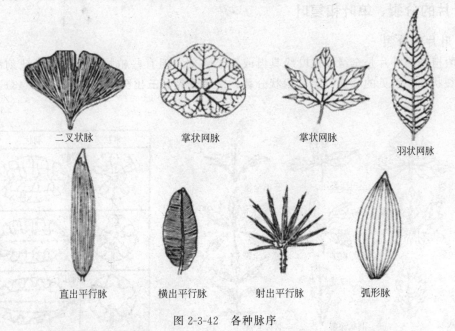

二叉状脉	掌状网脉	掌状网脉	羽状网脉
直出平行脉	横出平行脉	射出平行脉	弧形脉

图 2-3-42　各种脉序

（1）**分叉脉序**（dichotomous venation）　又称二叉脉序，每条叶脉呈多级二叉状分枝，是比较原始的一种脉序。常见于蕨类植物，裸子植物如银杏叶也具这种脉序。

（2）**平行脉序**（parallel venation）　叶脉多不分枝，各叶脉平行或近似于平行排列。是大多数单子叶植物的脉序类型。常见的平行脉序有如下 4 种类型。

① 直出平行脉　主脉和侧脉自叶基平行伸出直到叶端，如淡竹叶、麦冬。

② 横出平行脉　主脉明显，侧脉与主脉垂直，彼此平行，直达叶缘，如美人蕉、芭蕉。

③ 射出平行脉　各叶脉自基部以辐射状态伸出，如棕榈。

④ 弧形脉　有些植物的叶脉从叶基部直达叶端，中部弯曲呈弧形，如车前、紫萼。

（3）网状脉序（netted venation）　叶片具有明显的主脉，经多级分枝后，彼此相连成网状。大多数双子叶植物具有网状脉序。网状脉序又根据主脉分出侧脉的不同有如下 2 种类型。

① 羽状网脉　主脉 1 条，明显，两侧分出许多大小几乎相等并作羽状排列的侧脉，侧脉再分支出细脉交织成网状，如香樟、桃。

② 掌状网脉　主脉数条，由叶基辐射状发出伸向叶缘，再多级分枝形成网状，如南瓜、蓖麻。

少数单子叶植物也具有网状脉序，如薯蓣、天南星，但其叶脉末梢大多数是连接的，没有游离的脉梢。此点有别于双子叶植物的网状脉序。

6. 叶片的质地

（1）膜质（membranaceous）　叶片薄而半透明，如半夏。

（2）干膜质（scarious）　叶片薄而干脆，不呈绿色，如麻黄。

（3）草质（herbaceous）　叶片薄而柔软，如薄荷、商陆、藿香。

（4）革质（coriaceous）　叶片厚而较强韧，略似皮革，如枇杷、山茶、夹竹桃。

（5）肉质（succulent）　叶片肥厚多汁，如芦荟、马齿苋、红景天。

7. 叶片的表面性质

叶和其他器官一样，表面常有附属物而呈各种表面形态特征。光滑的如冬青、枸骨等；被粉的如芸香等；粗糙的如紫草、蜡梅等；被毛的如蜀葵、洋地黄等。

三、叶片的分裂、单叶和复叶

1. 叶片的分裂

一般植物的叶片是全缘或仅叶缘具齿或细小缺刻，但有些植物的叶片叶缘缺刻深而大，形成分裂状态，常见的叶片分裂有**羽状分裂**、**掌状分裂**和**三出分裂** 3 种（图 2-3-43）。

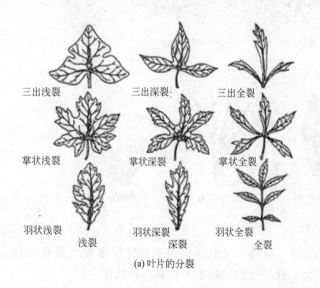

（a）叶片的分裂

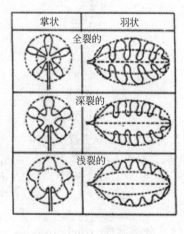

（b）叶片的分裂图解

图 2-3-43　叶片的分裂

根据叶片裂隙的深浅不同，又可分为浅裂（lobed）、深裂（parted）、全裂（divided）。浅裂指叶裂深度不超过或接近叶片宽度的 1/4。深裂指叶裂深度一般超过叶片宽度的 1/4，但不超过叶片宽度的 1/2。全裂指叶裂几乎达到叶的主脉或叶柄顶部，形成数个全裂片。

2. 单叶和复叶

植物的叶有**单叶**（simple leaf）和**复叶**（compound leaf）两类，是植物类群的鉴别依据之一。

（1）单叶 1 个叶柄上只生 1 枚叶片，称为单叶，如厚朴、女贞、樟树。

（2）复叶 1 个叶柄上生有 2 枚或 2 枚以上叶片，称为复叶（图 2-3-44），如木通、草决明。复叶的叶柄称为总叶柄（common petiole），总叶柄以上着生叶片的轴状部分称为叶轴（rachis），复叶上的每片叶称为小叶（leaflet），其叶柄称为小叶柄（petiolule）。

根据小叶的数目和在叶轴上排列的方式不同，复叶又可分为以下 4 种（图 2-3-45）。

① 三出复叶（ternately compound leaf） 叶轴上生有 3 片小叶。若顶生小叶有柄称为羽状三出复叶，如大豆、胡枝子；若顶生小叶无柄的，称为掌状三出复叶，如酢浆草、半夏等。

② 掌状复叶（palmately compound leaf） 叶轴缩短，在其顶端集生 3 片以上小叶，呈掌状展开，如五加、人参等。

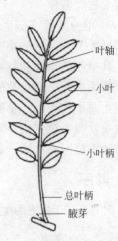

图 2-3-44 复叶

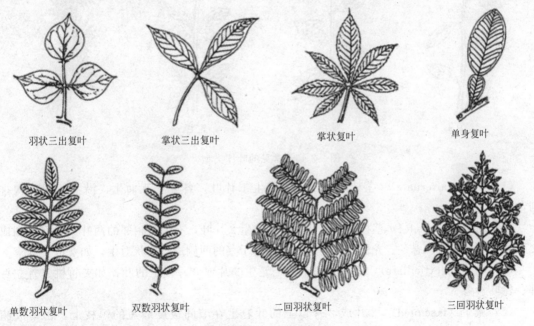

羽状三出复叶　　　掌状三出复叶　　　掌状复叶　　　单身复叶

单数羽状复叶　　　双数羽状复叶　　　二回羽状复叶　　　三回羽状复叶

图 2-3-45 复叶的类型

③ 羽状复叶（pinnately compound leaf） 叶轴长，小叶片在叶轴两侧排成羽毛状。羽状复叶又可分为以下 4 种。

a. 单（奇）数羽状复叶（odd-pinnately compound leaf）：羽状复叶的叶轴顶端生有 1 片小叶，如苦参、槐树。

b. 双（偶）数羽状复叶（even-pinnatelycompound leaf）：羽状复叶的叶轴顶端生有 2

片小叶，如皂荚、落花生等。

c. 二回羽状复叶（bipinnateleaf）：叶轴作一次羽状分枝，在每一分枝上又形成羽状复叶，如合欢、云实。

d. 三回羽状复叶（tripinnate）：叶轴作二次羽状分枝，第二级分枝上又形成羽状复叶，如南天竹、苦楝。

④ 单身复叶（unifoliate compoundleaf） 叶轴顶端有1枚发达的小叶，与叶轴连接处具一明显关节，两侧的小叶成翼状，如柑橘、柠檬等芸香科柑橘属植物的叶。

具单叶的小枝和复叶有时容易混淆，识别时首先应分清叶轴和小枝的区别：第一，叶轴的顶端无顶芽，而小枝的先端具顶芽；第二，叶轴上小叶的叶腋无腋芽，仅在总叶柄腋内有腋芽，而小枝上每一单叶叶腋内均有小腋芽；第三，复叶的小叶与叶轴上常成一平面，而小枝上单叶与小枝常成一定的角度；第四，落叶时，复叶整个由总叶柄处脱落，或小叶先落，然后叶轴连同总叶柄一起脱落，而小枝一般不落，只有叶脱落。

四、叶序

叶在茎枝上排列的次序或方式称为叶序（phyllotaxy）。常见的叶序类型有下列4种(图2-3-46)。

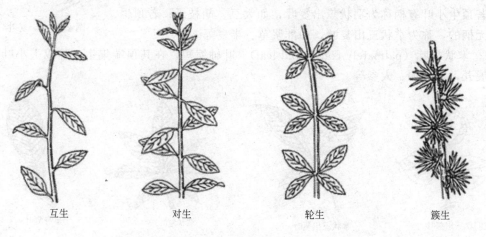

互生   对生   轮生   簇生

图 2-3-46　常见的叶序类型

（1）互生（alternate） 茎枝的每个节上只生1片叶，各叶交互而生，沿茎枝螺旋状排列，如桑、桃。

（2）对生（opposite） 茎枝的每个节上相对着生2片叶，有的与相邻的两叶成十字排列成交互对生，如薄荷、忍冬、龙胆；有的对生叶排列于茎的两侧成二列状对生，如女贞、萝藦。

（3）轮生（verticillate） 茎枝的每个节上轮生3片或3片以上的叶，如夹竹桃、直立百部、轮叶沙参。

（4）簇生（fascioled） 2片或2片以上的叶着生在节间极度缩短的短枝上，密集成簇状，如银杏、落叶松、枸杞。此外，有些植物的茎极为缩短，节间不明显，其叶似从根上长出，称为基生叶（basal leaf），基生叶常集生而成莲座状，又称为莲座状叶丛（rosette），如蒲公英、车前。

有些植物茎节上同时存在两种或两种以上的叶序，如桔梗的叶序有互生、对生及3叶轮生，栀子的叶序有对生和3叶轮生。

叶在茎枝上无论以哪一种方式排列，相邻两节的叶片都不重叠，总是以一定的角度彼此镶嵌着生，称为**叶镶嵌**（leaf mosaic）。叶镶嵌使叶片不致相互遮盖，有利于充分进行光合作用。叶镶嵌现象比较明显的有爬山虎、常春藤。

五、异形叶性及叶的变态

1. 异形叶性

一般情况下，每种植物的叶具有一定的形状，但有的植物在同一植株上具有不同形状的叶，这种现象称为**异形叶性**（heterophylly）。

异形叶性的发生有两种情况，一种是由于植株发育年龄的不同，所形成的叶形各异。如人参，一年生的只有 1 枚由 3 片小叶组成的复叶，二年生的为 1 枚掌状复叶（5 小叶），三年生的有 2 枚掌状复叶，四年生的有 3 枚掌状复叶，以后每年递增 1 叶，最多可达 6 枚复叶（图 2-3-47）；蓝桉幼枝上的叶为对生、无柄的椭圆形叶，而老枝上的叶则是互生、有柄的镰形叶 ［图 2-3-48(a)］。另一种是由于外界环境的影响，引起叶的形态变化，如慈姑的沉水叶呈线形，浮水叶呈椭圆形，气生叶则呈箭形 ［图 2-3-48(b)］。

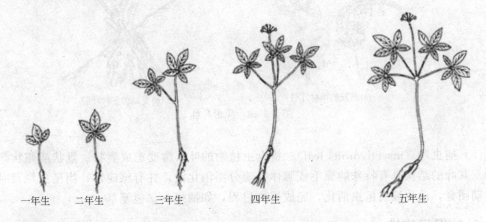

一年生　　　二年生　　　三年生　　　　四年生　　　　　五年生

图 2-3-47　不同生长年限人参叶的形态

2. 叶的变态

叶的变态种类有很多，常见的有**苞片**、**鳞叶**、**叶刺**、**叶卷须**及**捕虫叶**等。

（1）苞片（bract）　生于花或花序下面的变态叶。其中生于花序外围或下面的 1 至多层的苞片称为**总苞片**（involucre）；花序中每朵小花的花柄上或花萼下较小的苞片称为**小苞片**（bractlet）。苞片的形状多与普通叶不同，常较小，绿色，也有形大而呈各种颜色的。

总苞的形状和轮数的多少常为种、属的鉴别特征，如菊科植物的头状花序基部由多数绿色总苞片组成总苞；鱼腥草花序下的总苞是由四片白色的花瓣状苞片组成；天南星科植物的花序外面常围有一片大型的总苞片，称为**佛焰苞**（spathe）。

（2）鳞叶（scale leaf）　叶特化或退化成鳞片状。鳞叶有膜质和肉质两种，膜质鳞叶菲薄，一般不呈绿色，如麻黄叶、荸荠球茎上的鳞叶，以及木本植物的冬芽（鳞芽）外的褐色鳞叶；肉质鳞叶肥厚，能贮藏营养物质，如百合、洋葱等鳞茎上的肥厚鳞叶。

（3）叶刺（acicular leaf）　叶片或托叶变态成坚硬的刺。如仙人掌的叶退化成针刺状；红花、枸骨上的刺由叶尖、叶缘变成；刺槐、酸枣的刺由托叶变成。

（4）叶卷须（leaf tendril）　叶的全部或一部分变为卷须，借以攀缘他物。如豌豆的卷须由羽状复叶先端的小叶片变成，菝葜的卷须由托叶变成。根据卷须的来源和生长位置可与茎卷须区别。

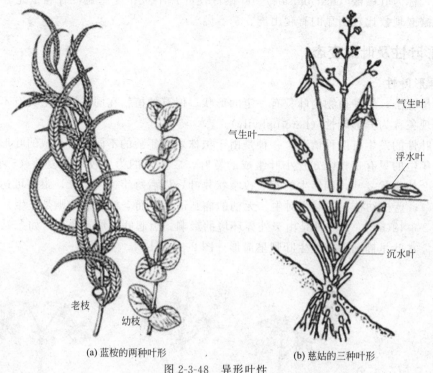

| 老枝 | 幼枝 | 气生叶 | 气生叶 | 浮水叶 | 沉水叶 |

(a) 蓝桉的两种叶形　　　　　　　(b) 慈姑的三种叶形

图 2-3-48　异形叶性

（5）捕虫叶（insectivorous leaf）　指食虫植物的叶，常变态成囊状、盘状或瓶状等捕虫结构。其叶的结构具有特殊的腺毛或腺体，能分泌消化液，并有感应性，当昆虫触及时能立即自动闭合，消化液将昆虫消化，完成捕虫过程，如捕蝇草、猪笼草。

六、叶的组织构造

叶的构造主要指叶柄和叶片的构造，叶柄的构造和茎的构造很相似，但叶片是具有背腹面的较薄的扁平体，在构造上与茎有显著不同之处。

1. 双子叶植物叶的构造

（1）叶柄的构造　叶柄的横切面常呈半圆形、圆形、三角形等。其构造与茎的初生构造相似，由表皮、皮层、维管柱组成。

叶柄的最外层是表皮，表皮以内为皮层，皮层的外围部分有多层厚角组织，偶见厚壁组织。皮层中分布着若干大小不等的维管束，结构和幼茎中的维管束类似，木质部位于上方（腹面），韧皮部位于下方（背面），木质部与韧皮部间常具短期活动的形成层（图 2-3-49）。叶柄中的维管束分离或联合，变化极大，造成它的结构复杂化。

（2）叶片的构造　一般双子叶植物叶片的内部构造可分为表皮、叶肉和叶脉三部分。如图 2-3-50 所示为薄荷叶横切面简图与详图。

① 表皮（epidermis）　覆盖在整个叶片的最外层，有上下表皮之分。通常由一层排列紧密的生活细胞组成，也有由多层细胞构成的，称为复表皮，如夹竹桃的表皮由 2～3 层细胞组成；印度橡胶树叶片的表皮可有 3～4 层细胞。

叶片的表皮细胞中一般不具叶绿体。顶面观表皮细胞一般呈不规则形，侧壁（径向壁）多呈波浪状，彼此互相嵌合，紧密相连，除气孔外无间隙；横切面观表皮细胞近方形，外壁

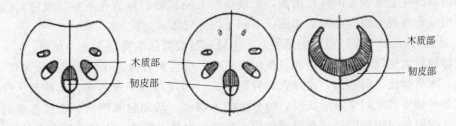

图 2-3-49　三种类型叶柄横切面

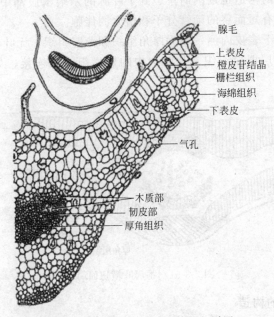

图 2-3-50　薄荷叶横切面简图与详图

常较厚，常具角质层，有的还具有蜡被、毛茸等附属物。叶片上、下表皮都有气孔分布，一般下表皮的气孔较上表皮为多，气孔的数目、形状因植物种类不同而异。

②叶肉（mesophyll）位于上、下表皮之间，由含有叶绿体的薄壁细胞组成，是绿色植物组织进行光合作用的主要场所。叶肉通常分为栅栏组织和海绵组织两部分。

a. **栅栏组织**（palicade tissue）：位于上表皮之下，细胞呈圆柱形，排列整齐紧密，其细胞长轴与上表皮垂直，形如栅栏。细胞内含有大量叶绿体，光合作用效能较强，栅栏组织在叶片内通常排成 2 层，也有排列成 2 层或 2 层以上的，如冬青叶、枇杷叶，各种植物叶肉的栅栏组织排列的层数不一样，可作为叶类药材鉴别的特征。

b. **海绵组织**（spongytissue）：位于栅栏组织下方，与下表皮相接，由一些近圆形或不规则形状的薄壁细胞构成，细胞间隙大，排列疏松如海绵状，细胞中所含的叶绿体一般较栅栏组织为少，所以叶背面的颜色通常比腹面的颜色浅。

叶片的内部构造中，栅栏组织紧接上表皮下方，而海绵组织位于栅栏组织和下表皮之间，这种叶称为**两面叶**或**异面叶**（bifacial leaf）。有些植物在上下表皮内侧均有栅栏组织，称为**等面叶**（isolateral leaf），如番泻叶；有的植物叶肉内没有栅栏组织和海绵组织的分化，也称为等面叶，如禾本科植物的叶。在叶肉组织中，有的植物含有油室，如桉叶、橘叶等；有的植物含有草酸钙簇晶、方晶、砂晶等，如桑叶、枇杷叶等；有的还含有石细胞，如茶叶。

叶肉组织在上下表皮的气孔内侧，形成一较大的腔隙，称为孔下室（气室）。这些腔隙与栅栏组织和海绵组织的胞间隙相通，有利于内外气体的交换。

③ 叶脉（vein） 为叶肉中的维管束，主脉和各级侧脉的构造不完全相同。

主脉和较大侧脉是由维管束和机械组织组成。维管束的构造和茎相同，由木质部和韧皮部组成，木质部位于向茎面，由导管、管胞组成；韧皮部位于背茎面，由筛管、伴胞组成。在木质部和韧皮部之间常具形成层，但分生能力很弱，活动时间很短。在维管束的上下侧，常具厚壁或厚角组织包围，这些机械组织在叶的背面最为发达，因此主脉和大的侧脉在叶片背面常呈显著的突起。侧脉越分越细，构造也越趋简化，最初消失的是形成层和机械组织，其次是韧皮部，木质部的构造也逐渐简单。到了叶脉的末端木质部中只留下1～2个短的螺纹管胞，韧皮部中则只有短而狭的筛管分子和增大的伴胞。

叶片主脉部位的上下表皮内侧一般为厚角组织和薄壁组织，无叶肉组织。但有些植物在主脉的上方有一层或几层栅栏组织，与叶肉中的栅栏组织相连接，如番泻叶（图 2-3-51），是叶类药材的鉴别特征。

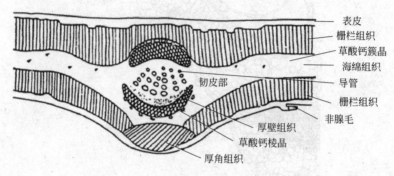

图 2-3-51　番泻叶横切面简图

2. 单子叶植物叶的构造

单子叶植物的叶外形多种多样，有条形（稻、麦）、管形（葱）、剑形（鸢尾）、卵形（玉簪）、披针形（鸭跖草）等。叶大多数分化成叶片与叶鞘，叶片较窄，脉序一般是平行脉。在内部构造上，叶片也有很多变化，但和一般双子叶植物一样，具有表皮、叶肉和叶脉3种基本结构。现以禾本科植物淡竹叶的叶片为例加以说明（图 2-3-52）。

（1）表皮　细胞的排列较为规则，有长细胞和短细胞之分。长细胞长方柱形，长径与叶的纵长轴平行，多呈长方形或方形，外壁角质化，并含有硅质。短细胞又分为**硅质细胞**和**栓质细胞**两种类型，硅质细胞的胞腔内充满硅质体，故禾本科植物叶坚硬而表面粗糙；栓质细胞胞壁木栓化。在上表皮中有一些特殊的大型薄壁细胞，称为**泡状细胞**（bulliform cell），细胞具有大型液泡，在横切面上排列略呈扇形，干旱时失水收缩，引起整个叶片卷曲成筒，可减少水分蒸发，因其与叶片的卷曲和张开有关，故又称为**运动细胞**（motor cell）。表皮上下两面都分布有气孔，气孔由2个狭长或哑铃状的保卫细胞构成，每个保卫细胞外侧各有1个略呈三角形的副卫细胞。

（2）叶肉　禾本科植物的叶片一般没有栅栏组织和海绵组织的明显分化，属于等面叶类型。也有个别植物叶的叶肉组织分化成栅栏组织和海绵组织，如淡竹叶的叶肉组织中栅栏组织为1列圆柱形的细胞，海绵组织为1～3列排列较疏松的不规则的圆形细胞。

（3）叶脉　叶脉内的维管束近平行排列，主脉粗大，维管束为有限外韧型。主脉维管束的上下两方常有发达的厚壁组织，增强了机械支持作用。在维管束外围常有1～2层或多层薄壁或厚壁组织的细胞包围，构成**维管束鞘**（vascular bundle sheath）。如玉米叶、甘蔗叶由 1 层较大的薄壁细胞组成，水稻叶、小麦叶则由 1 层薄壁细胞和 1 层厚壁细胞组成。

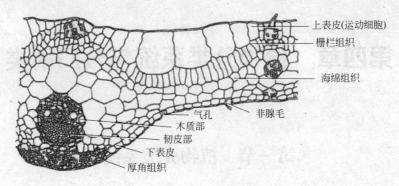

上表皮(运动细胞)
栅栏组织
海绵组织
非腺毛
气孔
木质部
韧皮部
下表皮
厚角组织

图 2-3-52　淡竹叶横切面详图

3. 气孔指数、栅表比和脉岛数

（1）气孔指数（stomatal index）　指同一植物的叶的单位面积（mm²）上的气孔数目。

$$气孔指数 = \frac{单位面积上的气孔数}{单位面积上的气孔数 + 单位面积上的表皮细胞数} \times 100\% \qquad (2\text{-}1)$$

气孔指数可用来作为区别不同种的药用植物或叶类、全草类中药的参考依据。如蓼蓝叶片的上、下表皮的气孔指数分别为 8.4%～11.4%、22.4%～28.0%，大青叶片的上、下表皮的气孔指数分别为 0.70%～10.2%、22.1%～32.5%。

（2）栅表比（palisade ratio）　一个表皮细胞下的平均栅栏细胞数目称为"栅表比"。栅表比是相当恒定的，可用来区别不同种的植物叶。如尖叶番泻叶片的栅表比为 1∶（4.5～18.0），狭叶番泻叶片的栅表比为 1∶（4.0～12.0）。

（3）脉岛数（vein islet number）　叶肉中最微细的叶脉所包围的叶肉组织为一个**脉岛**（vein islet）。每平方毫米（mm²）面积中的脉岛个数称为**脉岛数**。同种植物的叶其单位面积中脉岛的数目通常是恒定的，且不受植物的年龄和叶片大小的影响，故可用作鉴定的依据，如中药紫珠叶的来源中，杜虹花叶的脉岛数为（11.31±1.82）个/mm²，大叶紫珠叶的脉岛数为（3.83±1.44）个/mm²，华紫珠叶的脉岛数为（4.66±1.73）个/mm²。

第四节　花、果实、种子

花、果实和种子属于被子植物的繁殖器官，其形态特征较根、茎、叶形象，且简单易懂，请手机扫描下述二维码自行学习。

花

果实

种子

第四章　植物分类系统与分门别类

第一节　植物分类系统

自人类诞生之日起，就从未停止过对自然界的探索，人们在观察和研究植物过程中，发现了植物间的异同点，为了更好地认识植物，人们将其区分为不同的分类群，并对这些分类群按等级排列形成了分类系统。

早期，人们对植物的分类仅局限在形态、习性、用途上，往往用少数几个性状，甚至1个性状特征作为分类依据，而并没有考虑植物的亲缘和演化关系，这样的分类系统即**人为分类系统**（artificial system）。如李时珍在《本草纲目》中依据植物的外形及用途将其分为草部、木部、谷部、菜部和果部，又进一步根据习性等在草部下细分为芳草类、山草类、毒草类、蔓草类、隰草类、水草类、石草类、苔类及杂草类等；瑞典植物学家林奈根据植物雄蕊的有无、数目及着生情况分为24纲，第1～23纲为**显花植物**，第24纲为**隐花植物**。人为分类系统有利于人们更好的认识自然界中的各种植物。

随着科学技术的发展，人们利用现代自然科学的先进手段，从比较形态学、比较解剖学、植物化学、植物生理学、植物生态学、分子生物学等不同的角度，对植物知识的理解越加深入，不断探索客观反映植物亲缘关系和演化发展的规律，据此建立的分类系统被称为**自然分类系统**（natrual system）或**系统发育分类系统**（phylogenetic system）。

德国学者恩格勒（A. Engler）和柏兰特（K. Ptantl）于1887～1909年间出版了23卷的巨著《植物自然分科志》（Die natürlichen Pflanzenfamilien），该著作的出版对植物学界产生了巨大的影响。在这部著作中，建立了分类学史上第一个比较完整的自然分类系统，包括了植物界所有的大类，内容丰富全面，具体涉及各科和属的特征等。在随后的工作中，植物分类学家针对不同植物类群提出了多种分类系统。如在蕨类植物的分类系统中，1978年发表的**秦仁昌系统**被国际蕨类学界所公认；在裸子植物的分类系统中，**郑万钧系统**被广泛采用；为大家熟知的被子植物分类系统则有**恩格勒系统**、**哈钦松系统**、**塔赫他间系统**、**克朗奎斯特系统**等。

第二节　植物界的分门别类

在植物界各分类群中，最大的分类等级是门。由于不同的植物学家对分门有不同的观点，产生了16门、18门等不同的分法。根据目前植物学常用的分类法，将各门排列如图2-4-1所示。

1. 低等植物和高等植物

在植物界，藻类、菌类及地衣植物门的植物在形态上无根、茎、叶的分化，生殖"器官"为单细胞，生活史中不出现胚，称为**低等植物**（lower plant）或**无胚植物**（non-embryophyte）；自苔藓植物门开始，包括蕨类植物门、裸子植物门及被子植物门的植物在形态上有根、茎、叶的分化，生殖器官由多细胞构成，合子在母体内发育成胚，称为**高等植物**（higher plant）或**有胚植物**（embryophyte）。

2. 孢子植物和种子植物

在植物界，藻类植物、菌类植物、地衣植物门、苔藓植物门、蕨类植物门的植物都能产生孢子并用孢子进行有性生殖，不开花结果，因而称为**孢子植物**（spore plant）或**隐花植物**（cryptogam）；裸子植物门和被子植物门的植物有性生殖开花，形成种子并用种子进行繁殖，所以称**种子植物**（seed plant）或**显花植物**（phanerogam）。

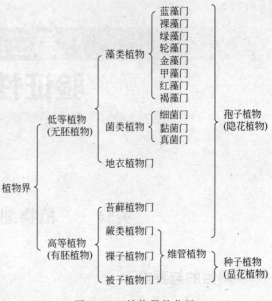

图 2-4-1　植物界的分门

3. 维管植物

从蕨类植物门开始，包括裸子植物门和被子植物门，植物体内出现维管系统，故称此具维管系统的一大类植物为**维管植物**（tracheophyte）。

4. 颈卵器植物

在高等植物苔藓植物门、蕨类植物门及裸子植物门植物的有性生殖过程中，在配子体上产生多细胞构成的精子器（antheridium）和颈卵器（archegonium），因而将它们称为**颈卵器植物**（archegoniatae）。

第三部分
验证性实验

实验一　植物细胞的基本构造

一、实验目的与要求

1. 掌握显微镜的使用方法及注意事项。
2. 掌握临时制片技术。
3. 掌握淀粉粒和草酸钙结晶的形态特征和类型。
4. 熟悉植物细胞的基本构造。
5. 熟悉细胞壁的特化类型及其鉴别方法。
6. 学习植物显微构造图的绘制方法。

二、实验材料与实验用品

1. 实验材料

（1）新鲜材料　洋葱鳞叶、葫芦藓、红辣椒或成熟番茄果实、鸭跖草叶、马铃薯块茎、夹竹桃幼茎（或芹菜叶柄）。

（2）永久制片　蒲公英根纵切片、半夏块茎横切片、甘草根纵切片、大黄根茎横切片、地骨皮横切片、柿种子胚乳细胞横切片。

2. 实验用品

（1）工具　光学显微镜、镊子、解剖针、手术刀、载玻片、盖玻片、培养皿、吸水纸、擦镜纸、火柴、纱布。

（2）试剂　蒸馏水、稀碘液、间苯三酚试液、浓盐酸试液、苏丹Ⅲ试液、稀甘油。

三、实验内容与步骤

1. 植物细胞的基本构造——洋葱内表皮制片

（1）制片　取洋葱鳞叶1片，在其内表面用锋利刀片刻划纵横的平行线若干，使成3～4mm见方的小方格；用镊子仔细揭取1小片表皮，注意不要挖到叶肉；在载玻片中央滴1滴蒸馏水，将表皮置于水滴中，用镊子轻压表皮，使其充分湿润；用镊子夹住盖玻片一边，使其另一边接触水滴，慢慢放下盖玻片，以避免气泡的产生。（如盖玻片下的水过多，可用吸水纸从一侧吸去多余的水）即制成水装片。

（2）观察　将制好的洋葱鳞叶表皮水装片置于低倍镜下观察，可看到许多无色透明的稍长形的细胞，彼此紧密相连，没有细胞间隙。移动标本片，选择数个较清晰的细胞于视野中央，转换高倍镜并调节焦距至清晰，可见有以下结构：

① 细胞壁　位于原生质体的最外面，由于细胞壁是无色透明的结构，所以只能看到每个细胞四周的侧壁。

② 细胞质　在细胞壁的内侧，有一圈半透明的薄层，即为细胞质膜。表皮细胞是成熟细胞，由于中央液泡的形成，细胞质被挤压到贴近细胞壁处。

③ 细胞核　位于细胞的中央或靠近细胞壁的细胞质中，在细胞中央的多为圆球形，靠近细胞壁的多为扁球形或半圆形。如加稀碘液染色，细胞核被染成黄褐色。转动细调节螺旋，可见在细胞核中有一至数个圆球形较亮的小球形体，即核仁。

④ 液泡　位于细胞中央，比细胞质更为透明，其内充满细胞液。如加稀碘液，液泡不被染色，仍是透明无色的。

2. 质体

（1）叶绿体　在载玻片上滴 1 滴水，取葫芦藓的藓叶 1 片放在水中，湿润后盖上盖玻片观察。在细胞中有多数扁球形的颗粒，即叶绿体。

（2）有色体　在载玻片上滴 1 滴水，切 1 小块红辣椒或成熟番茄果实，挖取少量果肉，置于水滴中，搅匀，装片观察。在细胞中可见多数颗粒状或不规则形状的橙色小体，即有色体。

（3）白色体　在载玻片上滴 1 滴水，取鸭跖草叶片上表皮 1 小块，置于水滴中，装片观察。在细胞核的周围有许多小圆形、无色透明的颗粒，即白色体。

3. 植物细胞的后含物

（1）淀粉粒　取 1 小块马铃薯块茎，用刀片轻轻刮取少量液汁，置于载玻片上，加水制成水装片观察；在低倍镜下可见到许多类圆形的颗粒，即淀粉粒，转入高倍镜，仔细观察脐点和层纹，注意分辨单粒、复粒和半复粒，绘图记录；取下制片，加 1 滴稀碘液，观察有何变化。

（2）菊糖　取蒲公英根纵切片观察，可见在薄壁细胞靠近细胞壁分布着一些扇形或圆球形，并具放射状纹理的晶体，即菊糖。

（3）草酸钙结晶

① 针晶　取半夏块茎横切片观察，在大型的黏液细胞中可见由两端尖锐呈针状、排列整齐的针晶形成的针晶束。

② 方晶　取甘草根纵切片观察，在整齐排列于纤维束周围的薄壁细胞中可见到方形或类方形的方晶。这种由一束纤维外侧包围着许多含有草酸钙方晶的薄壁细胞所组成的复合体称为晶鞘纤维。

③ 簇晶　取大黄根茎横切片观察，在许多薄壁细胞中可见呈花朵状的簇晶，由不规则三棱形或多面体单晶体聚集而成。

④ 砂晶　取地骨皮横切片观察，可见在薄壁细胞或细胞间隙中充满了细小的三角形或箭头状的砂晶。

4. 细胞壁特化反应

（1）细胞壁木质化——制作徒手切片　取夹竹桃幼茎（或芹菜叶柄），截取 2～3cm 长的小段，端部切平；用左手的拇指、食指和中指捏紧（或用拇指和食指捏住材料，中指托住材料下端），右手拇指和食指捏住单面刀片刀背一端；将材料上端和刀口蘸水湿润，两臂夹住身体两侧，刀口向内平放于材料上端，运用臂力从材料的左前方向右后方水平方向的快速连续拉切；将切片迅速放入盛有水的培养皿中；选较薄的切片置于载玻片中央，滴加间苯三酚和浓盐酸试液，盖上盖玻片，观察。可见在茎髓外侧的许多细胞的细胞壁被染成樱红色或紫红色，即木质化细胞壁。

（2）细胞壁角质化　取夹竹桃幼茎（或芹菜叶柄）的横切片，置于载玻片中央，滴加苏丹Ⅲ试液，在酒精灯上用文火稍稍加热，放冷后滴加1滴稀甘油，盖上盖玻片，观察。可见切片外侧有1条与表皮细胞相连的橙色亮带，即由表皮细胞壁角质化并向外分泌角质而形成的角质层。

（3）细胞壁木栓化　取马铃薯块茎（带皮）一小块，做徒手切片，取较薄者置于载玻片中央，滴加苏丹Ⅲ试液，在酒精灯上用文火稍稍加热，放冷后滴加1滴稀甘油，盖上盖玻片，观察。可见块茎皮部的数层细胞均被染成橙红色，即木栓化的细胞壁。

5. 纹孔、胞间连丝

（1）纹孔

① 红藤切片　纹孔周围的次生壁向细胞腔内形成拱状突起，中央有1个小的开口，这种纹孔称为具缘纹孔。突起的部分称为纹孔缘，纹孔缘所包围的里面部分呈半球形，即纹孔腔。在显微镜下，从正面观察具缘纹孔呈现2个同心圆，外圈是纹孔膜的边缘，内圈是纹孔口的边缘。

② 松木贯心切片　松科和柏科等裸子植物管胞上的具缘纹孔，纹孔膜中央特别厚，形成纹孔塞。纹孔塞具有活塞作用，能调节胞间液流，从正面观察呈现3个同心圆。

（2）胞间连丝　取柿种子胚乳细胞永久制片，置于显微镜下观察，可见被染成淡黄色的许多原生质细丝，穿过细胞壁上的纹孔彼此相连，即胞间连丝。

实验二　植物组织的种类和特点

一、实验目的与要求

1. 掌握保护组织的形态特征、分布位置，及其在生药鉴定上的意义。
2. 掌握机械组织的细胞特征，及其在生药鉴定上的意义。
3. 熟悉导管的类型及其特征。
4. 熟悉常见分泌组织的类型及其形态特征。

二、实验材料与实验用品

1. 实验材料

（1）新鲜材料　天竺葵叶、菊叶、石韦叶、胡颓子叶、芹菜叶柄，黄豆芽、生姜根茎。

（2）永久制片　芦兰叶、薄荷叶、菘蓝叶、大青叶下表皮制片，薄荷茎横切片，桑茎横切片或接骨木茎横切片，秦皮横切片或贴梗海棠果实横切片，红藤茎解离制片，红藤茎纵切片，芍药根纵切片，桔梗根纵切片，南瓜茎纵、横切片，松茎纵切片，明党参根纵、横切片，当归根横切片，蒲公英根纵切片，玉米根尖装片。

2. 实验用品

（1）工具　光学显微镜、镊子、单面刀片、载玻片、盖玻片、培养皿、吸水纸、擦镜纸、火柴、纱布、耳勺、酒精灯。

（2）试剂　蒸馏水、稀碘液、66％硫酸、水合氯醛试液、稀甘油、间苯三酚试液、浓盐酸试液。

三、实验内容与步骤

1. 保护组织

（1）表皮及其附属物

① 表皮　取天竺葵叶，撕取1小块叶片下表皮，制成水装片。可见表皮细胞的垂周壁多为不规则波状，彼此紧密嵌合，无细胞间隙，细胞多不含叶绿体（可同时观察下述的不定式气孔、腺毛和非腺毛）。

② 气孔　取上述天竺葵叶下表皮水装片观察，可见每一个气孔是由两个半月形细胞对合而成，中间有一缝隙，即气孔，半月形细胞即保卫细胞，保卫细胞有明显的细胞核，含有叶绿体，靠近孔隙的细胞壁增厚。与保卫细胞直接相连的表皮细胞，在大小和排列上，常与其他表皮细胞不同，这些细胞即副卫细胞。

a. 平轴式气孔　取枙兰叶下表皮永久制片观察，可见两个副卫细胞长轴与保卫细胞和气孔长轴平行。

b. 直轴式气孔　取薄荷叶下表皮永久制片观察，可见两个副卫细胞的长轴与保卫细胞和气孔的长轴垂直。

c. 不等式气孔　取菘蓝叶下表皮永久制片观察，可见保卫细胞周围有3～4个副卫细胞，大小不同，其中一个特别小。

d. 不定式气孔　取天竺葵叶下表皮永久制片观察，可见保卫细胞周围的副卫细胞数目不定，但其大小基本相同。

③ 毛茸　毛茸分为腺毛和非腺毛。

a. 腺毛　取天竺葵叶表皮，制成水装片。可见到腺毛由3～7个细胞构成，其顶端的腺头细胞膨大呈球形，细胞质浓，细胞核大；腺柄较细，由多细胞组成。

腺鳞　取薄荷叶下表皮永久制片观察，可见腺鳞的腺头由8个分泌细胞呈辐射状排列组成，侧面观察为扁球形，具明显的角质层。腺柄极短，由单细胞组成。

b. 非腺毛　取薄荷叶下表皮永久制片观察，可见薄荷叶的非腺毛由多细胞组成，较长，从基部向上逐渐变细，常呈牛角状弯曲。

丁字毛：取野菊叶片，撕取叶下表皮，制成水装片观察，可见到许多丁字形的非腺毛，其两臂不等长，壁厚，基部仅有1～3个细胞。

星状毛：取石韦叶片，用刀片刮取叶背面毛茸，制成水装片观察，可见许多具分枝，呈辐射状的星状毛。

鳞毛：取胡颓子叶片，用刀片刮取叶背面银白色毛茸，制成水装片观察，可见毛茸突出部分呈鳞片状或圆形平顶状的鳞毛。

（2）周皮　取接骨木或桑茎横切片，可见其最外方为多层切向延长的扁方形细胞，排列紧密，无细胞间隙，细胞壁稍厚并木栓化，即木栓层。在木栓层内方有1～2层颜色较淡的扁平细胞，即木栓形成层。木栓形成层内方有数层类圆形薄壁细胞，大小不一，排列疏松，具细胞间隙，细胞内常含叶绿体，即栓内层。

木栓层、木栓形成层、栓内层三部分形成的整体结构称周皮。在接骨木木栓层部分还可见到有裂缝状缺口即皮孔。

2. 机械组织

（1）厚角组织　取薄荷茎或芹菜叶柄，制成徒手切片，观察。可见在其棱角处的表皮下方，有数层多角形细胞组成的厚角组织，细胞的角隅处呈不均匀增厚，使细胞腔略呈棱形。在高倍镜下可见细胞内有原生质体，说明厚角组织细胞是生活细胞。

(2) 厚壁组织

① 纤维　取红藤茎解离制片观察，可见单个纤维细胞呈长梭形，两端尖锐，胞腔狭窄，壁均匀加厚，高倍镜下可见未增厚的纹孔和纹孔沟。

② 石细胞　取秦皮或贴梗海棠果实横切片，显微镜下可见多数类圆形或类方形的石细胞及纤维束。

3. 输导组织

(1) 导管　选取生长健壮的黄豆芽，在胚茎（下胚轴）的中部截取约 0.5cm 长的小段，然后沿胚茎的纵轴切取 1 纵薄片，置于载玻片中央，直接滴加间苯三酚和浓盐酸试液染色，稍放置后观察。可见多数管状细胞以端壁相连接形成的导管，导管的细胞壁增厚并木质化，增厚的部分形成各种纹理。注意分辨不同类型的导管，在高倍镜下仔细观察环纹导管、螺纹导管、梯纹导管、网纹导管、孔纹导管的特征。

① 环纹导管与螺纹导管　导管壁上被染成红色的木质化增厚的次生壁呈环状或螺旋带状，这两种导管增厚的次生壁所占比例略小，而且容易与初生壁分离。

② 梯纹导管　导管壁上增厚的次生壁与未增厚的初生壁部分整齐地间隔排列呈梯形，木质化的次生壁所占比例较大。

③ 网纹导管　导管木质化增厚的次生壁交织成网状，网孔为未增厚的初生壁，导管直径较大。

④ 孔纹导管　导管壁上增厚的次生壁占绝大部分，仅留下一些未增厚的小孔即纹孔。

另取红藤茎、芍药根、桔梗根等纵切片，在木质部位置可以清楚看到细胞壁被染成红色的导管，主要有梯纹导管、网纹导管和孔纹导管。

(2) 管胞　取松茎纵切片观察，可见木质部主要由管胞组成，这些细胞呈纺锤形，两端斜尖，相互紧密嵌合，侧壁上可见许多排列整齐的具缘纹孔（顶面观呈 3 个同心圆）。

(3) 筛管和伴胞　取南瓜茎纵切片，在韧皮部中可见许多轴向延长的管状细胞相连形成的筛管，其细胞壁较薄，高倍镜下能见到端壁上有许多小孔，即筛孔，细胞内偶见有联络索与上下端壁相连。筛管旁边狭长的小型细胞即伴胞。

另取南瓜茎横切片，在韧皮部中可见许多呈多边形的筛管，旁边有小型的、多角形伴胞存在。在高倍镜下仔细观察，有时可见具筛孔的端壁即筛板。

4. 分泌组织

(1) 油细胞　取姜根茎，按徒手切片法切薄片，选取最薄者制成水装片观察。在薄壁组织中，可见一些大型的类圆形细胞，充满淡黄色油滴，即油细胞。

(2) 油室　取当归根横切片观察，在韧皮部可见众多类圆形腔穴，周围有 5～9 个扁圆形分泌细胞围绕，即分泌腔。因其分泌和贮藏的物质是挥发油，所以称为油室。

(3) 油管　取明党参根纵、横切片观察，横切面在韧皮部可见众多类圆形腔穴，与裂生式分泌腔相似；但其在纵切面上为 5～7 个分泌细胞形成的管状分泌腔，内含黄色分泌物，即油管。

(4) 乳汁管　取蒲公英根纵切片观察，可见较为完整的分枝状乳汁管，其内含有分泌物。

5. 分生组织

分生组织是一群具有分生能力的细胞，能不断进行细胞分裂，增加细胞的数目，使植物不断生长。它的特征是：细胞小，排列紧密，无细胞间隙，细胞壁薄，细胞核大，细胞质浓，无明显的液泡。分生组织按其来源和功能的不同又可分为原生分生组织、初生分生组织、次生分生组织。

观察玉米根尖装片　观察根冠、生长点、分生区、伸长区、根毛区。

6. 基本组织

基本组织也称为薄壁组织。在植物体中，分布最广，占有最大的体积，是组成植物体的基础。在植物体内担负着同化、储藏、吸收、通气等营养功能。

基本组织的特征是：细胞壁薄，细胞壁由纤维素和果胶构成，通常是具有原生质体的生活细胞，细胞的形状有圆球形、圆柱形、多面体等，细胞之间常有间隙。

依其结构、功能的不同，基本组织可分为一般薄壁组织、通气薄壁组织、同化薄壁组织、输导薄壁组织、储藏薄壁组织等。

实验三　根、茎、叶的形态与显微构造

一、实验目的与要求

1. 熟悉根、茎、叶的形态及变态类型。
2. 掌握双子叶植物根的初生和次生构造特点；掌握单子叶植物根的构造特点。
3. 掌握双子叶植物茎的初生构造。
4. 熟悉双子叶植物叶的显微构造特点。
5. 了解双子叶植物根的异常构造特点。
6. 了解双子叶植物木质茎的次生构造特点；了解单子叶植物茎的构造特点。

二、实验材料与实验用品

1. 实验材料

（1）新鲜材料　荠菜根、麦冬根、薏苡根或玉米根、吊兰根、常春藤或络石茎，接骨木或玉兰的枝条，黄精或玉竹或姜、马铃薯、荸荠或慈姑、洋葱、天竺葵叶等多种新鲜植物叶。

（2）永久制片　毛茛幼根、防风根、蔓生百部根、何首乌根及牛膝根等横切片，向日葵幼茎、马兜铃茎、何首乌根、怀牛膝根、椴树茎、薄荷茎横切片，黄连根茎、苍术根茎、大黄根茎横切片，石斛茎、玉米茎横切片，石菖蒲根茎、知母根茎横切片，薄荷叶、番泻叶、淡竹叶横切片。

（3）腊叶标本　何首乌、百部、槲寄生、菟丝子、仙人掌或天门冬、山楂或皂荚或枸橘、钩藤、白薇、半夏、薤白、天南星、各种叶形及复叶类型标本。

2. 实验用品

解剖镜、解剖针、放大镜、镊子、刀片等。

三、实验内容与步骤

1. 根、茎、叶的形态

（1）根系　观察荠菜或桔梗的根系特征，可见主根粗大，主根与侧根的界限非常明显，即直根系。注意分辨其中的主根、侧根和纤维根。

观察麦冬的根系特征，可见无明显主根，由许多粗细、长短相仿的根组成根系，即须根系。

（2）根的变态　观察何首乌、麦冬或百部、薏苡或玉米、吊兰、常春藤或络石、槲寄生、菟丝子等的变态根。注意何首乌的块根是由主根和侧根部分膨大形成，而麦冬和百部的块根则由不定根局部膨大形成。薏苡或玉米具有支持根；吊兰具有气生根；常春藤或络石的茎上具有攀缘根；槲寄生和菟丝子茎上具有寄生根。

（3）茎的外形　取接骨木或玉兰的枝条，观察茎的节和节间、不同部位的芽、叶痕、皮孔的形态。

（4）茎的变态

① 地上茎的变态　取仙人掌或天门冬、山楂或皂荚或枸橘、钩藤、白蔹、半夏、薤白，分别观察叶状茎或叶状枝、刺状茎、钩状茎、小块茎和小鳞茎等变态类型及其特征并记录。

② 地下茎的变态　观察黄精或玉竹或姜、马铃薯、荸荠或慈姑、洋葱等的地下部分，辨别根状茎、块茎、球茎和鳞茎等变态类型及其特征并记录。

（5）完全叶的组成　取天竺葵等的叶，观察叶片、叶柄、托叶的形态，注意其叶片的形状、叶尖、叶基、叶缘、叶脉的特征。

（6）复叶类型　观察酢浆草、茅莓、月季、槐、决明、合欢、南天竹等的叶，辨别三出复叶、掌状复叶、羽状复叶及其特征并记录。

2. 根的显微构造

（1）双子叶植物根的初生构造　取毛茛幼根横切片，在显微镜下由外而内可见依次为表皮、皮层、维管柱。

① 表皮　表皮为1列类方形的表皮细胞，排列整齐，无细胞间隙。有时可见少数由表皮细胞壁突起形成的根毛，但多数是在制片过程中被损坏的根毛残体。

② 皮层　位于表皮以内，占根的大部分比例，由多层大型的薄壁细胞组成。自外向内可依次观察：

a. 外皮层　紧靠表皮，为1列类方形或多角形的薄壁细胞，细胞排列稍整齐，无细胞间隙。

b. 中皮层（皮层薄壁组织）　由多层类圆形的薄壁细胞组成，细胞排列疏松，具有明显的细胞间隙，高倍镜下能观察到细胞内含有淀粉粒。

c. 内皮层　由1列切向延长的细胞组成，细胞排列整齐而紧密，无细胞间隙，在细胞的径向壁上可以看到增厚并被染成红色的点状结构，即凯氏点。

③ 维管柱　位于内皮层以内，整体为类圆形，所占比例较小。高倍镜下仔细观察以下部分：

a. 中柱鞘　由1～2列薄壁细胞组成，细胞排列较紧密，无明显细胞间隙。中柱鞘细胞具潜在分生能力，侧根、木栓形成层和维管形成层的一部分都发生在中柱鞘。

b. 初生木质部　排列为4束的星角状，一直分化到根的中央。靠近中柱鞘的导管孔径较小，即原生木质部；靠近根中央的导管孔径较大，染色较浅甚至不显红色，即后生木质部，其发生方式为外始式，是根初生构造的重要特征之一。

c. 初生韧皮部　位于2个初生木质部之间，为细胞排列紧密的团状结构，由筛管、伴胞等组成。这种木质部与韧皮部相间排列的维管束类型为辐射型维管束。

在初生木质部与初生韧皮部之间有几层薄壁细胞，这是根进行次生生长前形成形成层的部位。

（2）单子叶植物根的显微构造　取蔓生百部根横切片，自外向内观察。

① 根被　由3～4列多角形细胞组成，排列紧密，高倍镜下可见细胞壁上有木栓化增厚的纹理，有的可木质化，被染成红色。

② 皮层　分化为外皮层、皮层薄壁组织和内皮层，占根的大部分比例。内皮层细胞增厚部分呈马蹄形。

③ 维管柱　位于根的中央，占根的较小比例，包括中柱鞘、初生木质部、初生韧皮部和髓。

a. 中柱鞘　位于内皮层内侧的1～2层薄壁细胞，细胞大小与内皮层相似，中柱鞘为维管柱的最外层细胞。

b. 初生木质部和初生韧皮部　常为多束（19～27束），相间排列成辐射型维管束。木质部导管呈类多角形，韧皮部内侧有少数非木质化纤维。

c. 髓　位于维管柱中央，由薄壁细胞组成，偶见单个散在或2～3成束的细小纤维。

（3）双子叶植物根的次生构造　取防风根横切片，自外向内观察。

① 周皮　为最外方的数层细胞，由木栓层、木栓形成层和栓内层组成。转入高倍镜由外向内依次观察。

a. 木栓层　由8～12列排列整齐而紧密的扁长方形细胞组成，细胞壁木栓化，被染成浅棕色。

b. 木栓形成层　为1层比木栓层细胞更扁的细胞，是由中柱鞘细胞恢复分生能力而产生的，与木栓层和栓内层之间没有明显区分界限。

c. 栓内层　由2～3列切向延长的生活薄壁细胞组成，其中分布着不规则长圆形的油管。

② 次生维管组织

a. 次生韧皮部　位于周皮以内，细胞多层，包括筛管、伴胞和韧皮薄壁细胞，其中可见多数大小不等的不规则裂隙。韧皮射线弯曲，由1～2列径向延长的薄壁细胞组成，韧皮部中散有多数类圆形油管。

b. 形成层　为1列细胞，但是由于刚产生不久的细胞尚未分化成熟，所以在次生韧皮部内方可见数列排列紧密、整齐的扁方形细胞，称为形成层区。

c. 次生木质部　位于根的中央，包括导管、管胞和木薄壁细胞。导管孔径大小不一，类圆形或多边形，被染成红色，呈放射状排列，其间有木射线。木射线由1～2列径向延长的薄壁细胞组成，与韧皮射线相连，合称维管射线。在初生木质部内方、根的最中央为初生木质部，导管孔径细小，类圆形。

（4）双子叶植物根的异常构造　某些双子叶植物的根，在形成正常的次生构造过程中，又产生了一些异常维管束，形成了根的异常构造，也称三生构造。

① 怀牛膝根横切片的观察　最外为数列细胞组成的木栓层，栓内层较窄。维管组织占根的大部分，分布有多数外韧型异型维管束，断续排列成2～4轮同心环状，最外轮形成层几乎连接成环。根中央为外韧型正常维管束，初生木质部常为二原型。

② 何首乌块根横切片的观察　最外为木栓层，中心为外韧型正常维管束。在木栓层与正常维管束之间的薄壁组织中，分布着许多单独的和复合的异型维管束，均为无限外韧型。复合异型维管束和正常维管束的形成层均呈环状，故在横切面上肉眼可见一些大小不等的圆圈状的花状纹理，特称"云锦花纹"。

3. 茎的显微构造

（1）双子叶植物茎的初生构造　取向日葵幼茎横切制片，先在低倍镜下区分出表皮、皮层和维管柱三部分。其中维管束环状排列为一圈，束间有髓射线，中央为宽大的髓。然后转换高倍镜由外向内逐层观察。

①表皮　由一层排列整齐、紧密的扁长方形的薄壁细胞组成，无细胞间隙，一般不含叶绿体，其外壁角质加厚，有时可见非腺毛。

②皮层　为多层薄壁细胞，具细胞间隙。与根的初生构造相比，所占比例很小。靠近表皮的几层细胞较小，是厚角组织，细胞在角隅处加厚，细胞内可见被染成绿色类圆形叶绿体，其内为数层薄壁细胞，其中有小型分泌腔。皮层的最内一层细胞无凯氏带的分化，故皮层与维管柱的界限难以区分。

③维管柱　是皮层以内的部分，包括维管束、髓射线和髓，所占面积宽广。

a. 初生韧皮部　位于维管束的外方，其外侧有初生韧皮纤维，呈帽状，横切面呈多角形，壁明显加厚，在老茎中则逐渐木化。初生韧皮部由筛管、伴胞和韧皮薄壁细胞。

b. 束中形成层　为2～3列扁平长方形细胞，排列紧密，壁薄。它是原形成层保留下来的，仍具有分裂能力的分生组织。

c. 初生木质部　导管及木纤维呈纵行排列，导管横切面为类圆形或多角形，被番红染成红色。口径小，发生早，染色较深，位于内方的为原生木质部；口径大，发生晚，染色较浅，接近束中形成层的为后生木质部。

d. 髓射线　也称初生射线，为位于初生维管束之间的薄壁组织，内通髓部，外达皮层。它是茎中横向运输的通道，并具贮藏作用。

e. 髓　位于茎的中央，也是维管柱中心的薄壁细胞，排列疏松，常具贮藏作用。

（2）双子叶植物木质茎的次生构造　取3～4年生椴树茎横切片，由外向内依次观察。

①周皮　具有明显的木栓层、木栓形成层、栓内层分化。木栓层有多列细胞，最外层常保留有1列残存的表皮细胞，栓内层细胞仅1～2列。

②次生维管组织

a. 次生韧皮部　呈梯形，底部靠近形成层，与喇叭形的髓射线薄壁细胞相间排列。其中被染成红色的韧皮纤维与被染成绿色的筛管、伴胞和韧皮薄壁细胞呈横条状相间排列。初生韧皮部通常被破坏而分辨不出。

b. 形成层　实为4～5层扁平的细胞组成形成层区，呈完整的环状。

c. 次生木质部　有较大体积，由导管、管胞、木纤维和木薄壁细胞组成，被染成红色。细胞径大壁薄，染色较浅的为早材（春材）；细胞径小壁厚，染色较深的为晚材（秋材）。第一年的晚材与第二年的早材形成的明显界限为年轮。初生木质部已被挤压到靠近髓部的周围，导管孔径较小。

d. 髓　位于茎的中央，由薄壁细胞组成，有的细胞含有簇晶或单宁等物质，所以染色较深。靠近木质部的有1列小型且壁较厚的细胞，即环髓带。

e. 髓射线　由髓部薄壁细胞向外辐射发出，直达皮层。经过木质部时为1～2列细胞，至韧皮部时则扩大为喇叭状。在每个次生维管束内，木质部中可见由单列近等径细胞形成的木射线，与韧皮部中的韧皮射线相连，合称维管射线。

（3）单子叶植物茎的显微构造　取石斛茎横切片，自外向内观察。

①表皮　为1列类方形细胞，细胞外壁稍厚，被有发达的角质层。

②基本组织　表皮内由大型薄壁细胞组成的部分，无皮层与髓部之分，其间散在分布

着维管束。有的薄壁细胞中可见草酸钙针晶。

③ 维管束　散列于基本组织中，为有限外韧型。韧皮部半圆形，细胞数个；木质部由2～3个较大、数个较小的导管组成。在韧皮部外侧或维管束两端有半圆形的厚壁细胞围绕。

4. 叶的显微构造

取薄荷叶横切片，在显微镜下依次观察表皮、叶肉和叶脉。

（1）表皮　分为上表皮和下表皮，均为1层扁方形细胞，被角质层，具气孔。表皮上可见多细胞非腺毛和单细胞腺头、单细胞腺柄的腺毛，以及扁盘状的腺鳞。

（2）叶肉　分为栅栏组织和海绵组织。栅栏组织为1列圆柱形细胞，紧靠上表皮，排列整齐而紧密，细胞内含多数叶绿体，至主脉处断开；海绵组织为4～5列类圆形细胞，在下表皮与栅栏组织之间，排列疏松，具有发达的细胞间隙，细胞内叶绿体较少。

（3）叶脉　在上下表皮内方均可见数列厚角组织细胞。维管束为上弯的类圆形，木质部靠近上表皮（向茎面），导管多列，呈放射状；木质部下方为数层扁平细胞，即束中形成层；形成层下方为较窄的韧皮部，细胞为多角形或类方形，排列紧密。韧皮部与下表皮之间具发达的薄壁组织和机械组织，使叶的中脉向下突出。

实验四　花、果实、种子的形态与显微构造

一、实验目的与要求

1. 掌握被子植物花的外部形态及其组成部分的特点。
2. 掌握花冠、雄蕊、雌蕊及花序的类型；掌握果实的类型。
3. 熟悉果实和种子的形态结构。

二、实验材料与实验用品

1. 实验材料

（1）新鲜的花或花的浸渍标本　如油菜、紫藤、黄蜀葵、金丝桃、宝盖草、泡桐、桔梗、贴梗海棠、金盏菊、玉兰、紫萼等。

（2）新鲜的花序或花序腊叶标本　如油菜或荠菜、泽漆、车前、半夏、杨树或柳树、山楂或苹果、细柱五加、狭叶柴胡或野胡萝卜、金盏菊、无花果或薜荔等。

（3）新鲜的果实或干燥果实标本　如番茄或枸杞、橙或橘、杏或桃或李、苹果、黄瓜或南瓜、蚕豆、油菜、荠菜、蓖麻、虞美人、益母草或野芝麻、板栗、杜仲或檫树、小茴香或野胡萝卜、金樱子、八角茴香、莲、桑椹、无花果或薜荔等。

（4）新鲜的种子或干燥种子标本　如蚕豆、蓖麻等。

2. 实验用品

解剖镜、解剖针、放大镜、镊子、刀片等。

三、实验内容与步骤

1. 花

（1）花的组成及形态

① 花的组成　取新鲜植物的花或浸渍标本置于装有少量水的培养皿中，用解剖针和镊

子仔细地由下向上、由外向内地逐层剥离花的各组成部分，边剥离边观察：花梗长短，花托的形状；花萼和花冠的数目、大小、形状、颜色和排列方式；雄蕊的数目及其类型；雌蕊的形状、花柱和柱头的数目、子房的位置等情况；最后将子房横切或纵切，在放大镜或解剖镜下观察其胎座的类型和胚珠的数目。

② 雄蕊群 取新鲜植物的花或浸渍标本，分别观察其雄蕊的数量、花丝和花药的离合、花丝的长短，辨别这些花的雄蕊类型（单体雄蕊、二体雄蕊、多体雄蕊、聚药雄蕊等），并记录。

③ 雌蕊群 取新鲜植物的花或浸渍标本，分别观察其组成雌蕊的心皮数、心皮的离合，辨别这些花的雌蕊是单雌蕊、复雌蕊还是离生雌蕊，并记录。

a. 子房位置 取新鲜植物的花或浸渍标本，剥离花萼和花冠，沿花的中央做纵切，分别观察其子房的位置，辨别这些花是子房上位（下位花或周位花）、子房下位（上位花）、还是子房半下位（周位花），并记录。

b. 胎座类型 取新鲜植物的花或浸渍标本，剥离花萼和花冠，沿子房的中部做横切，分别观察并辨别这些花的胎座是属于哪种类型（边缘胎座、中轴胎座、侧膜胎座、特立中央胎座、基生胎座、顶生胎座等），并记录。

（2）花的类型 观察上述实验材料是完全花还是不完全花；是两侧对称花还是辐射对称花；是单性花还是两性花；是单被花还是重被花等，并记录。

（3）花序的类型 取新鲜植物的花序或腊叶标本，观察并辨别这些植物的花序的类型，并判断其为无限花序还是有限花序，并记录。

2. 果实

（1）果实的构造 果实由果皮和种子组成，果皮常分为外果皮、中果皮、内果皮。取桃或杏的成熟果实观察，可见果皮分层明显，外果皮较薄而韧，容易剥离；中果皮肉质，为食用部分；内果皮坚硬木质，形成果核。敲破果核，可见内有 1 枚种子。

（2）果实的类型 取新鲜的果实或干燥果实标本，观察并辨别果实的类型。

① 单果 分为浆果、柑果、核果、瓠果、梨果、蓇葖果、荚果、角果、蒴果、瘦果、颖果、坚果、翅果、胞果、双悬果等。单果中哪些属于肉质果，哪些属于干果；干果中又有哪些属于裂果，哪些属于不裂果，并记录。

② 聚合果 分为聚合蓇葖果、聚合瘦果、聚合核果、聚合坚果、聚合浆果等。

③ 聚花果。

3. 种子

（1）有胚乳种子 取蓖麻种子观察种皮、胚乳和胚。

① 种皮 蓖麻外种皮坚硬，表面具有花纹。种子下端有一海绵状的种阜，覆盖于种孔之外。种子背面的中央有 1 纵棱，是种脊。种脊和种阜的交合点为种脐。剥去外种皮，可见内方的白色薄膜状的内种皮。

② 胚乳 剥去种皮后，可见乳白色的胚乳，占种子的绝大部分体积。

③ 胚 破开胚乳，可见其中的胚，其胚根在下端，呈锥形；胚根上方为胚芽，呈白色的叶状体；连接胚根和胚芽的部分为胚轴；子叶 2 枚着生在胚轴上，紧贴胚乳，呈白色膜质，其上有明显的脉纹。

（2）无胚乳种子 取蚕豆种子观察，其种皮厚而革质，淡褐色，种子上端有 1 条眉条状的种阜，剥去种阜可见凹下的疤痕，即种脐；种脐的一端有种孔；另一端有短的隆起部分为种脊；剥去种皮，可见 2 片肥厚的子叶（俗称豆瓣）；掰开子叶，可见子叶着生在胚轴上，胚根靠近种孔端；胚芽位于下方，胚芽上常可见 2 枚幼叶。

实验五　菌类与裸子植物类生药鉴别

一、实验目的与要求

1. 熟悉冬虫夏草、茯苓、猪苓、灵芝、松萝、狗脊、绵马贯众、骨碎补、银杏叶、红豆杉、麻黄 11 味生药的性状鉴别。
2. 掌握麻黄横切片的显微特征。
3. 掌握茯苓、猪苓、麻黄的粉末特征。
4. 熟悉茯苓、猪苓的理化性质。

二、实验材料与实验用品

1. 实验材料

(1) 药材　冬虫夏草、茯苓、猪苓、灵芝、松萝、狗脊、绵马贯众、骨碎补、银杏叶、红豆杉、麻黄等。

(2) 永久制片　麻黄横切片。

(3) 粉末药材　茯苓、猪苓、麻黄等药材的粉末。

2. 实验用品

放大镜、显微镜、镊子、刀片等。

三、实验内容与步骤

1. 茯苓的鉴定

(1) 性状鉴别　取茯苓药材标本进行观察，包括个茯苓、茯苓皮和茯苓块。

① 个茯苓　为球状或不规则形，外皮棕褐色，粗糙，体重，断面颗粒性，外层淡棕色，内部白色，有的中间有松根。咀嚼时会感到硌牙。

② 茯苓皮　削下的茯苓外皮，外面棕褐色，内面白色或淡棕色，体软质松，略带弹性。

③ 茯苓块　去皮后，切成的茯苓呈片状。白色者为白茯苓，色淡红或淡棕色者为赤茯苓。

(2) 显微鉴别　茯苓粉末为乳白色。取茯苓粉末，用水或醋酸甘油水装片，经显微镜检测，具有如下特征（图 3-5-1）：

① 具不规则颗粒状团块或末端钝圆的分枝状团块。粉末用 5％氢氧化钾或水合氯醛溶液装片，则团块溶化，露出菌丝。

② 菌丝为无色或棕色，稍有弯曲，有的分枝，直径为 3～8μm。

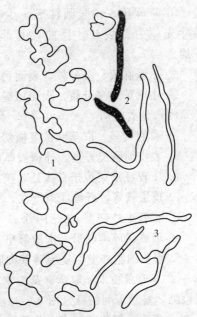

图 3-5-1　茯苓粉末的显微特征
1—无色团块；2—有色菌丝；3—无色菌丝

（3）理化鉴别　取茯苓粉末少许，加水 5mL，煮沸后，加碘化钾-碘溶液 1 滴，显深红色，为多糖类显色反应（可区别猪苓），但不显蓝色或紫红色（检查淀粉及糊精）。

2. 猪苓的鉴定

（1）性状鉴别　取猪苓药材标本进行观察。猪苓呈不规则条块状或类圆形团块，表面棕黑色，皱缩或有瘤状突起。体轻质硬，能浮于水面，断面类白色，略成颗粒状。

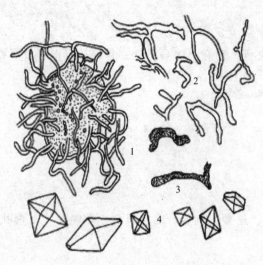

图 3-5-2　猪苓粉末的显微特征
1—菌丝团；2—无色菌丝；
3—有色菌丝；4—草酸钙方晶

（2）显微鉴别　取猪苓粉末，用水或醋酸甘油水或水合氯醛装片，用显微镜检测，显示下列特征（图 3-5-2）：

① 菌丝团大多无色（内部菌丝），少数棕色（外层菌丝）。

② 菌丝细长，大多无色，少数棕色，有分枝或局部膨大呈结节状。草酸钙方晶呈八面体、双锥形或不规则多面体，直径 3～64μm。

（3）理化鉴别

① 取茯苓粉末 1g，加稀盐酸 10mL，置于水浴上煮沸 15min，搅拌，呈黏胶状（区别茯苓）。

② 取粉末少许，加适量 20％氢氧化钠溶液，搅拌，呈悬浮状（区别茯苓）。

③ 取粉末 0.1g，加水 5mL，煮沸，加碘液 3 滴，不得显蓝色或紫红色（检查淀粉或糊精）。

3. 麻黄的鉴定

（1）性状鉴别　取麻黄标本药材进行观察，重点观察以下特征：

① 草麻黄　细长圆柱形，少分枝，表面黄绿色，有细纵棱线，微粗糙，节上膜质鳞叶先端为二裂片，反曲，基部联合成筒状，断面周边绿黄色，髓部黄棕色，味微苦涩。

② 木贼麻黄　多分枝，表面稍光滑，节间稍细短，鳞叶先端多二裂，不反曲。

③ 中麻黄　多分枝，表面粗糙，鳞叶先端三裂，先端尖锐。

（2）显微鉴别

① 草麻黄茎　取草麻黄茎横切片，自外向内观察：

a. 表皮细胞类方形，外壁被厚的角质层，两棱线间有下陷气孔；

b. 下皮纤维束位于脊线处，壁厚，非木化；

c. 皮层较宽，纤维成束散在，中柱鞘纤维呈新月形；

d. 维管束外韧型，8～10 个；

e. 形成层环类圆形，木质部呈三角形，髓部薄壁细胞含棕色块状物，偶有环髓纤维；

f. 表皮细胞外壁、皮层薄壁细胞及纤维均有多数细小的草酸钙砂晶或方晶。

② 草麻黄粉末　取草麻黄粉末少许，置于载玻片上，用水合氯醛液透化后装片，显微镜检测，显示下列特征（图 3-5-3）：

a. 表皮组织碎片甚多，细胞呈长方形，具厚的角质层；

b. 气孔特异，内陷，保卫细胞侧面观呈哑铃形或电话听筒状；

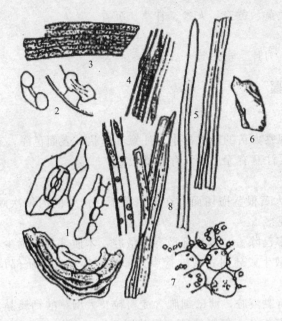

图 3-5-3　草麻黄粉末的显微特征

1—表皮碎片（示表皮细胞及角质层）；2—气孔；3—嵌晶纤维；4—导管；
5—皮层纤维；6—色素块；7—皮层薄壁细胞（示方晶）；8—木纤维

c. 纤维多呈束状，胞腔常不明显，壁上附有众多细小的砂晶，称为嵌晶纤维；

d. 可见棕色块状物。

实验六　双子叶植物类生药鉴别（一）

一、实验目的与要求

1. 熟悉大黄、黄连、土大黄、牛膝、川牛膝、何首乌、商陆、乌头、附子、白芍、赤芍、人参、甘草、桔梗、西洋参、党参、当归、独活、川芎、防风、柴胡、关木通、川木通、沉香、降香、苏木、大血藤、鸡血藤、钩藤 29 味双子叶植物根及根茎类、木类及藤茎类生药的特征。

2. 掌握大黄、黄连、人参横切片以及桔梗纵切片的显微特征。

3. 掌握大黄、黄连、人参、甘草、沉香粉末的显微特征。

4. 熟悉大黄、黄连、人参的理化鉴定特征。

二、实验材料与实验用品

1. 实验材料

（1）药材　大黄、黄连、土大黄、牛膝、川牛膝、何首乌、商陆、乌头、附子、白芍、赤芍、人参、甘草、桔梗、西洋参、党参、当归、独活、川芎、防风、柴胡、关木通、川木通、沉香、降香、苏木、大血藤、鸡血藤、钩藤。

（2）永久制片　大黄根茎的横切片，黄连根茎的横切片（味连、雅连、云连），人参根茎的横切片，桔梗根的纵切片。

（3）粉末药材 大黄、黄连、人参、甘草、沉香。

2. 实验用品

放大镜、显微镜、刀片、镊子等。

三、实验内容与步骤

1. 大黄的鉴定

（1）性状鉴别 观察大黄的药材标本，注意其形状、表面色泽，有无栓皮，质地及断面和气味等特征，尤其要注意有无星点及存在部位。

（2）显微鉴别

① 大黄根茎 取大黄根茎横切面，在低倍镜下，由外向内依次观察下列组织（内含物的特征可在高倍镜下观察）。

a. 木栓层和皮层多已除去，韧皮部散有黏液腔，木质部导管稀少。

b. 髓部大，其内散生或环列异型维管束，形成层环状，木质部位于形成层外方，射线呈星状射出。

c. 薄壁组织内散有黏液腔，薄壁细胞含淀粉粒及大型草酸钙簇晶。

② 大黄粉末 淡黄棕色，气微特殊，味苦涩。

取大黄粉末少许，先以蒸馏水装片观察，再用水合氯醛透化后装片观察，注意以下特征：

a. 淀粉粒甚多。单粒，大多圆形、多角形或类圆形，脐点星状、十字形、三叉状、人字形、裂缝状或点状，单粒层纹明显。复粒较多，由2～7分粒组成，各分粒脐点明显。

b. 草酸钙簇晶较大，极多，棱角大多短钝，有的边缘棱角不清晰。

c. 导管主要为网纹导管，非木化，也有具缘纹孔和螺纹导管。

图3-6-1为大黄粉末的显微特征。

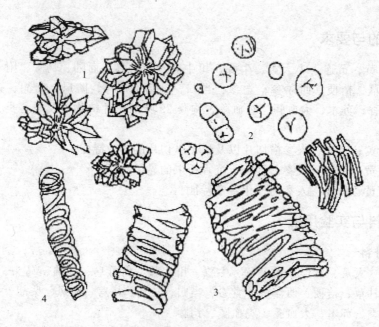

图 3-6-1 大黄粉末的显微特征

1—簇晶；2—淀粉粒；3—网纹导管；4—螺纹导管

（3）理化鉴别

① 取大黄粉末少许进行微量升华，分别收集110℃、130℃、150℃附近升华物，用显微镜检测，依次可见菱形或针状、树枝状、羽毛状黄色结晶，结晶加10％氢氧化钠试液1滴，则溶解并显红色。

② 大黄纸层析　取粉末0.2g，加甲醇温浸10min，放冷，取上清液各10μL分别点于滤纸上，以45％乙醇展开，取出，晾干，放置10min，置于365nm紫外灯下检视，观察结果。

2. 黄连的鉴定

（1）性状鉴别　观察黄连的药材标本，注意其形状、大小、表面颜色、有无须根及鳞叶或叶柄残基、节间长短、质地、断面色泽、气味等特征。着重从根茎形状、大小、过桥长短等方面比较味连、雅连、云连等黄连商品药材。

① 味连　根茎多分枝，集聚成簇，形如鸡爪。表面黄褐色，断面鲜黄色。

② 雅连　根茎多单枝，较粗壮，似蚕形"过桥"，较长。表面棕黄色，断面黄色，有的中空。

③ 云连　根茎单枝，较细小，略弯曲，蝎尾形。表面棕黄色，断面黄棕色。

（2）显微鉴别

① 黄连根茎

a. 味连　根茎横切面，在低倍镜下，由外向内依次观察下列组织（内含物的特征可在高倍镜下观察）。

a）木栓层：为数列扁平细胞，外则有时可见鳞叶组织。

b）皮层：较宽，薄壁组织中有石细胞散在，单个或成群；常可见根迹维管束和叶迹维管束。

c）中柱鞘纤维：成束存在或拌有少数石细胞。

d）维管束：外韧型，断续环列；韧皮部狭窄；形成层细胞扁平，射线明显，束间形成层不明显；木质部均木化，由导管、管胞、木纤维、木薄壁细胞组成，木纤维较发达。

e）髓：由薄壁细胞组成，无石细胞。

f）薄壁细胞均含淀粉粒。

b. 雅连　髓部尚有多数石细胞群。

c. 云连　皮层，中柱鞘及髓部均无石细胞。

图3-6-2为味连根茎横切面的显微特征。

② 黄连粉末　深棕黄色，气微，味极苦。

取黄连粉末少许，用水合氯醛试液透化后装片观察，注意其下列特征：

a. 石细胞鲜黄色，类圆形、类方形或不规则形，壁厚，孔沟及纹孔明显。

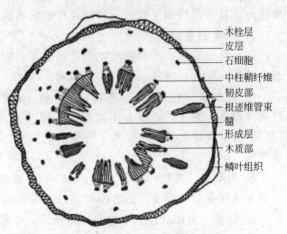

图3-6-2　味连根茎横切面的显微特征

b. 中柱鞘纤维鲜黄色，多成束，较粗短，纺锤形或长梭形，壁厚末端尖，壁孔明显。

c. 木纤维鲜黄色，成束，较细长，壁稍薄，有稀疏点状纹孔。

d. 导管主要为孔纹导管，少见具缘纹孔。

e. 鳞叶表面细胞绿黄色或黄棕色，略呈长方形或类方形，无细胞间隙，壁呈微波状弯曲或连珠状增厚。

图 3-6-3 为黄连粉末的显微特征。

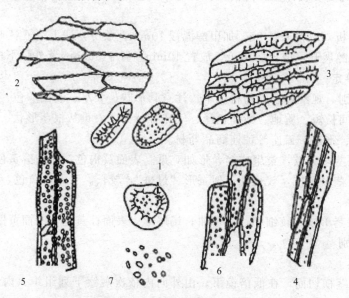

图 3-6-3　黄连粉末的显微特征
1—石细胞；2—鳞叶表皮细胞；3—韧皮纤维；
4—木纤维；5—导管；6—木薄壁细胞；7—淀粉粒

（3）理化鉴别

① 取根茎折断面在紫外灯下观察，木质部显金黄色荧光。

② 取黄连粗粉 1g，加乙醇 10mL，加热至沸腾，放冷，滤过。取滤液 5 滴，加稀盐酸 1mL 与漂白粉少量，振摇后，溶液显樱红色（小檗碱）。

③ 取黄连粉末置于载玻片上，加 95％乙醇 1～2 滴及 30％硝酸 1 滴，盖上盖玻片，放置片刻，显微镜检测，有黄色针状或针簇状结晶析出（硝酸小檗碱）。

3. 人参的鉴定

（1）性状鉴别　人参商品主要有野山参（野生品）和圆参（栽培品）。圆参的规格主要有生晒参、红参、糖参（白色）及参须。

① 野山参　主根粗短，多具 2 个分枝，有的呈"人"字形，上端有细密而深陷的环纹。芦头（根茎）细长，几乎与主根等长，即芦碗（茎痕），其下有 1～3 个下垂生长的不定根（芋）。支根有许多细长的须根，可见疣状突起。习称"雁脖芦、枣核芋、短横体、浅线纹、珍珠须"。

② 生晒参　主根圆柱形，长 3～15cm，具疏浅断续的环纹，灰黄色，芦头上芦碗较少，须根上疣状突起不明显，散有棕色小点。味苦而回甜。

③ 红参　全体红棕色，透明，角质样，主根圆柱形，加工成长方形。

④ 糖参（白色）　主根表面淡黄色，表面可见加工时的点状刺痕。味微甜。

（2）显微鉴别

① 人参根茎　取人参根茎横切片，在低倍镜下自外向内依次观察下列组织：

a. 木栓层　外侧为数列扁平的木栓细胞，内侧有数列栓内层细胞。

b. 韧皮部　有树脂道分布，近形成层可见较多环列；外侧常有裂缝，射线宽 3～5

细胞。

    c. 形成层呈环状。

    d. 木质部　导管多单列，径向稀疏排列，木射线宽广。

    e. 薄壁细胞中含草酸钙簇晶和淀粉粒。

    ② 人参粉末　米黄色，有香气，味微甘、辛，有吸湿性。

取人参粉末少许，用蒸馏水和水合氯醛试液透化装片，镜检下列特征：

    a. 树脂道碎片呈管状，内含黄棕色分泌物，其周围薄壁细胞中亦见分泌物。

    b. 草酸钙簇晶棱角大多尖锐，稀有呈钝角的。

    c. 导管主要为网纹、梯纹导管，网纹导管纹孔较大。

    d. 淀粉粒极多，单粒和复粒。

图 3-6-4 为人参粉末的显微特征。

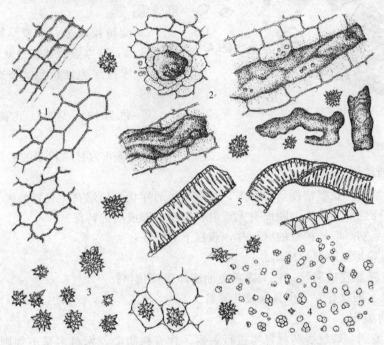

图 3-6-4　人参粉末的显微特征

1—木栓细胞；2—树脂道碎片；3—草酸钙簇晶；4—淀粉粒；5—导管

    （3）理化鉴别　取人参、西洋参（40 目）各 2g，分别加醇 25mL，放置过夜，加热回流 6h，放冷，过滤，取滤液 12.5mL（相当生药 1g），蒸干，溶于水 15mL 中，用乙醚提取 2~3 次（每次 15mL），弃去乙醚液，水层用水饱和的正丁醇萃取四次（每次 15mL），合并正丁醇提取液，用水洗 2~3 次，最后将正丁醇减压浓缩至干，残渣溶于 2mL 甲醇中，做供试品溶液。取人参皂苷 Re、Rb_1、Rg_1 对照品，分别加甲醇溶液制成 1mg·mL^{-1} 溶液，做对照品溶液。吸取上述两溶液各 10μL，分别点样于同一以 0.5%CMC 为黏合剂的硅胶 G 薄层板上。以正丁醇-乙酸乙酯-水（4∶1∶5）为展开剂。取出，晾干，喷以硫酸-水（1∶1），于 105℃烘烤 10min，斑点显不同程度紫色。置于 365nm 紫外光下观察，样品可见 7~8 个斑点，其中有三个斑点与对照品人参皂苷 Re、Rb_1、Rg_1 相对应。

    4. 甘草的鉴定

    （1）性状鉴别　观察甘草药材标本，注意其表面色泽，有无纵皱及横向皮孔，质地，断

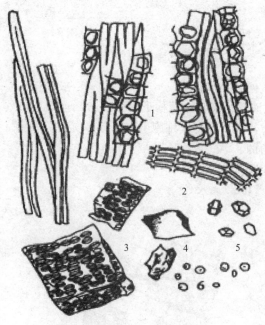

图 3-6-5 甘草粉末的显微特征
1—晶纤维及纤维；2—木栓细胞；
3—导管；4—色素块；5—草酸钙方晶

面色泽特征，气味。

（2）显微特征　甘草粉末为淡黄棕色，气微，味甜而特殊。

取甘草粉末少许，用蒸馏水和水合氯醛试液透化后装片，用显微镜检测，具有下列特征：

① 纤维成束或散离，晶纤维易察见，草酸钙方晶呈双锥形、长方形或类方形；

② 导管主要为具缘纹孔导管，多破碎，纹孔分布较密，呈椭圆形或略呈斜方形，对称或互列，有的导管旁可见小型具缘纹孔管胞；

③ 淀粉粒众多，单粒呈椭圆形、卵形或类球形，脐点点状或裂缝状；

④ 木栓细胞红棕色，壁薄，表面观呈多角形；

⑤ 色素块，少数，呈黄棕色，性状不一。

图 3-6-5 为甘草粉末的显微特征。

5. 桔梗的鉴定

（1）性状鉴别　观察桔梗药材标本，注意其根的性状，顶端有无较短的根茎（芦头）及多个茎痕，表面色泽，质地，断面有无放射状裂隙，形成层等特征。

（2）显微鉴别　取桔梗根的纵切片，观察下列特征：

① 菊糖呈扇形或类圆形的结晶；

② 乳管常互相连成网状，管中含黄色油滴样颗粒状物；

③ 具梯纹、网纹导管，少具缘纹孔导管。

6. 沉香的鉴定

（1）性状鉴别　取沉香药材标本进行观察。含有树脂心，木材多呈不规则块片或长条；表面凹凸不平，有加工的刀痕，偶有孔洞。可见含油多的木质部呈黑棕色，含油少的木质部呈黄棕色，不含油的木质部呈黄白色，交互排列形成纵顺花斑纹，其孔洞及凹窝的表面呈朽木状。质轻，折断面刺状，燃烧时发浓烟及强烈香气，并有黑色油状物渗出。气芳香，味微苦。

（2）显微鉴别　沉香粉末为黑棕色，气芳香，味微苦、涩。

取沉香粉末，用醋酸甘油水装片，水合氯醛液透化后，镜检下列特征：

① 纤维状管胞长梭形，多成束，直径为 $20\sim30\mu m$，壁较薄，径向壁上有具缘纹孔；

② 韧型纤维较少见，多散离，直径为 $25\sim45\mu m$，径向壁上有单斜纹孔；

③ 具缘纹孔导管直径约至 $128\mu m$，具缘纹孔排列紧密，内含黄棕色树脂块，常破碎脱落；

④ 木射线细胞单纹孔较密，壁连珠状增厚；

⑤ 内涵韧皮薄壁细胞，非木化，内含黄棕色树脂块，有时可见纵横交错的纹理及菌丝；

⑥ 草酸钙柱晶，长约 $68\mu m$，直径为 $8\sim15\mu m$。

图 3-6-6 为沉香粉末的显微特征。

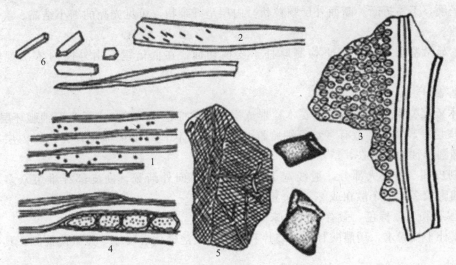

图 3-6-6　沉香粉末的显微特征

1—纤维状管胞；2—韧型纤维；3—具缘纹孔导管；4—木射线细胞；5—内涵韧皮薄壁细胞；6—草酸钙柱晶

实验七　双子叶植物类生药鉴别（二）

一、实验目的与要求

1. 熟悉厚朴、肉桂、黄柏、秦皮、杜仲、牡丹皮、合欢皮、番泻叶、金银花、丁香、大青叶、洋金花、蒲黄、松花粉、洋金花、红花、西红花、蒲黄、松花粉、海金沙 20 味双子叶植物皮类、叶类及花类生药的性状鉴别。

2. 掌握厚朴、番泻叶横切片的显微特征。

3. 掌握厚朴、肉桂、黄柏、番泻叶、金银花、丁香的粉末特征。

4. 熟悉肉桂的理化鉴定特征。

二、实验材料与实验用品

1. 实验材料

（1）药材　厚朴、肉桂、黄柏、秦皮、杜仲、牡丹皮、合欢皮、番泻叶、金银花、丁香、大青叶、洋金花、蒲黄、松花粉、洋金花、红花、西红花、蒲黄、松花粉、海金沙。

（2）永久制片　厚朴、肉桂、番泻叶的横切片。

（3）粉末药材　厚朴、肉桂、黄柏、番泻叶、金银花、丁香。

2. 实验用品

放大镜、显微镜、刀片、镊子等。

三、实验内容与步骤

1. 厚朴的鉴定

（1）性状鉴别　取厚朴药材标本进行观察。厚朴干皮呈卷筒或双卷筒状，外表面灰褐色，粗糙，有明显椭圆形皮孔和纵皱纹。内表面紫褐色，较平滑，具细密纵纹，划之显油痕，质坚硬，不易折断。断面外层颗粒状，内层呈纤维状，可见光亮的细小结晶。气香，味苦，辛辣。

（2）显微鉴别　显微镜下检测厚朴干皮横切面，在低倍镜下由外向内依次观察下列组织：

① 厚朴干皮

a. 木栓层　由多列细胞组成，木栓形成层中含黄棕色物质，栓内层为石细胞环层。

b. 皮层　较宽厚，散有多数石细胞群，多呈分枝状，纤维束稀有存在。靠内层有切向延长的椭圆形油细胞散在，壁增厚。

c. 韧皮部　占极大部分，射线宽1～3列细胞，向外渐宽，韧皮部纤维束众多，壁极厚，油细胞较多，单个散在或2～5个相连。

② 厚朴粉末　棕色，微有香气，味微涩。

取厚朴干皮粉末，用醋酸甘油水装片和水合氯醛液透化后装片，显微镜检测，具有如下特征：

a. 石细胞多，长圆形或类方形和分枝状，木化，可见层纹；

b. 纤维壁甚厚、平直、孔沟不明显；凹叶厚朴，纤维一边呈齿状凹凸；

c. 油细胞呈圆形或椭圆形，壁稍厚，木化，含棕色油状物；

d. 木栓细胞呈多角形，壁薄微弯曲；凹叶厚朴木栓细胞壁菲薄而平直，常多重叠。

图3-7-1为厚朴粉末的显微特征。

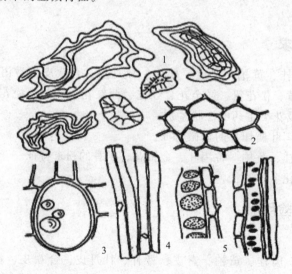

图 3-7-1　厚朴粉末的显微特征
1—石细胞；2—木栓细胞；3—油细胞；4—纤维；5—筛管

2. 肉桂的鉴定

（1）性状鉴别　取肉桂药材标本进行观察。肉桂药材呈槽状或卷筒状，外表面灰棕色，用指甲刻划可见油痕，质硬而脆，易折断，断后呈颗粒状，中间可见一条黄棕色线纹。香气浓，味微甜，辛辣。

（2）显微鉴别　显微镜检测肉桂（树皮）横切面组织切片，在低倍镜下，自外向内依次进行观察，可见下列组织特征：

① 肉桂（树皮）

a. 木栓层由数列细胞组成，最内一层木栓细胞的外壁特厚，木化。

b. 皮层有散在石细胞及油细胞。

c. 中柱鞘部位，石细胞群排列成连续的环层，石细胞外壁较薄，具壁孔及孔沟。

d. 韧皮部，射线宽1～2列细胞，含草酸钙针晶。还可见厚壁纤维和油细胞。

② 肉桂粉末　红棕色，气芳香，味甘，微辣，黏液性。

取肉桂粉末少许，用醋酸、甘油、水和水合氯醛液透化后装片，显微镜检测，具有下列特征：

a. 纤维长梭形，壁极厚，纹孔不明显，木化；

b. 石细胞类方形，类圆形，壁常三面增厚，一面菲薄，木化，有的石细胞腔内含针晶；

c. 油细胞类圆形或长圆形，内含黄棕色油滴；

d. 草酸钙针晶细小，散在射线细胞中，在高倍镜下易观察；

e. 木栓细胞多角形，有的一边壁较薄，木化，含有红棕色物质；

f. 淀粉粒极多，直径为10～30μm。

图3-7-2为肉桂粉末的显微特征。

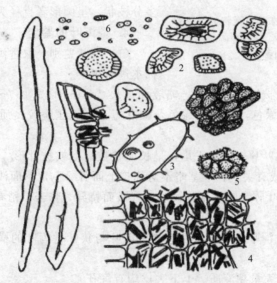

图 3-7-2　肉桂粉末的显微特征
1—纤维；2—石细胞；3—油细胞；4—草酸钙针晶（在射线细胞中）
5—木栓细胞；6—淀粉粒

（3）理化鉴别　取粉末0.1g，加氯仿振摇后，吸取氯仿液2滴于载玻片上，等待风干后，加1%盐酸苯肼液1滴，加盖玻片镜检，可见短杆状结晶（桂皮醛苯腙）。

3. 黄柏的鉴定

（1）性状鉴别　取黄柏药材标本进行观察。

① 川黄柏　呈板片状或浅槽状，长宽不一，厚0.3～0.6cm。外表面黄褐色或黄棕色，内表面暗黄色或淡棕色。质硬，断面纤维性，呈裂片状分层，深黄棕色。气微，味苦，嚼之有黏性。

② 关黄柏　皮片较川黄柏薄，厚0.2～0.4cm。外表面黄绿色或棕黄色，具不规则纵裂纹。内表面黄绿色或黄棕色。质较硬，断面鲜黄色或黄绿色。气微，味苦，有黏性。

（2）显微鉴别　黄柏粉末为绿黄色或黄色，味极苦，带黏液性。

取关黄柏粉末少许，置于载玻片上，分别用醋酸甘油、水和水合氯醛液透化后装片，镜检下列特征：

① 石细胞众多，呈长圆形、纺锤形、长条形或不规则分枝状，长径 35～80μm，壁厚，层纹明显；

② 纤维鲜黄色，常成束，周围细胞含草酸钙方晶，形成晶纤维；

③ 草酸钙方晶极多，直径 12～30μm；

④ 淀粉粒呈球形，直径不超过 10μm；

⑤ 黏液细胞可见，呈球形，直径 32～42μm。

图 3-7-3 为黄柏粉末的显微特征。

川黄柏不同于关黄柏的特征是：其石细胞大多分枝状，呈圆形者直径为 40～128μm。

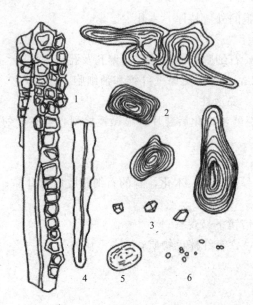

图 3-7-3 黄柏粉末的显微特征
1—晶纤维；2—石细胞；3—草酸钙方晶；
4—纤维；5—黏液细胞；6—淀粉粒

4. 番泻叶的鉴定

（1）性状鉴别 取番泻叶和狭叶番泻叶药材标本进行观察。

① 番泻叶 叶片呈披针形或卵形，略卷曲，长 2～4cm，宽 0.7～1.2cm；叶端尖或微凸；叶基不对称；表面绿色，下面灰绿色，微有短毛，无压叠纹；质地较薄脆，微呈革质状；气微而特异，味苦。

② 狭叶番泻叶 小叶片多完整平坦，呈长卵状披针形或披针形。长 2～6cm，宽 0.4～1.5cm，全缘，叶端尖或有尖刺；叶基略不对称；上面黄绿色，下面浅黄绿色，两面均有稀毛茸，叶脉略突起；有叶脉及叶片压叠线段；气微而特异，味苦，稍有黏性。

（2）显微鉴别

① 番泻叶与狭叶番泻叶 用显微镜检测番泻叶与狭叶番泻叶的横切面，两种叶的横切面构造大致相同。

a. 表皮细胞中含有大量黏液质。上下表皮均有气孔。

b. 叶肉组织为等面型，上下均有一列栅栏细胞；上面栅栏细胞较长，约 150μm；下面栅栏细胞较短，长 50～80μm；海面组织细胞中含草酸钙簇晶。

c. 主脉维管束的上下两侧，有微木化的中柱鞘纤维层，外有含草酸钙棱晶的薄壁细胞，形成晶纤维。

② 番泻叶粉末 黄绿色，味甜，苦。

取番泻叶粉末少许，置于载玻片上，用水合氯醛液透化后装片，显微镜检测，具有下列特征：

a. 表皮细胞多角形，垂周壁平直；气孔平轴式（狭叶番泻叶气孔副卫细胞多为 3 个）；

b. 非腺毛，单细胞，长 100～350μm，壁厚，多疣状突起，基部稍弯曲；尖叶番泻叶的非腺毛较多；

c. 晶纤维较多，草酸钙方棱晶直径 12～15μm；

d. 薄壁细胞含草酸钙簇晶，直径 8～30μm。

图 3-7-4 为番泻叶粉末的显微特征。

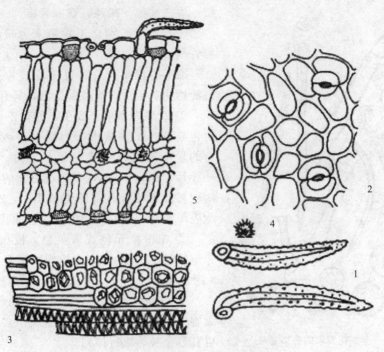

图 3-7-4　番泻叶粉末的显微特征

1—非腺毛；2—表皮碎片；3—晶纤维及导管；4—草酸钙簇晶；5—等面叶碎片

5. 金银花的鉴定

（1）性状鉴别　取药材标本进行观察。花蕾呈棒状，上粗下细，略弯曲，密被短柔毛，花萼先端 5 裂，花冠筒状，上部稍开裂二唇形；气清香，味微苦。

（2）显微鉴别　金银花粉末为浅黄色。

取金银花粉末，置于载玻片上，用水合氯醛液透化后装片，显微镜检测，具有下述特征：

① 腺毛　两种类型，一种头部倒圆锥形，顶端平坦，侧面观由 10～30 个细胞排成 2～4 层，直径 48～108μm，柄部 1～5 个细胞，长 15～58μm；另一种头部类圆形或略扁圆形，由 6～20 个细胞组成，直径 24～80μm，柄 2～4 个细胞，长 24～80μm，直径 13～32μm。

② 单细胞非腺毛　有两种，一种为厚壁单细胞非腺毛，长 45～90μm，基部直径 14～37μm，壁厚 5～10μm，壁有细疣状突起及单螺纹；另一种为薄壁非腺毛，直径 11～36μm。

③ 草酸钙簇晶　散存于薄壁细胞中，以萼筒组织中最为密集，直径 6～45μm，棱角细尖。

④ 花粉粒　黄色，类圆形或圆三角形，直径 60～92μm，外壁表面有细密短刺及圆形细颗粒状雕纹，具三孔沟。

⑤ 柱头顶端表皮细胞呈乳头状突起。

⑥ 花粉囊内壁细胞呈具螺状、条状、总状增厚。

图 3-7-5 为金银花粉末的显微特征。

6. 丁香的鉴定

（1）性状鉴别　取丁香药材标本进行观察。花蕾呈棒状，上部花冠近球形；下部萼筒呈圆柱形稍扁，红棕色或暗棕色，表面有颗粒状突起，指甲刻划有油痕，萼筒先端 4 裂，裂片三角形肥厚，十字分开；花瓣 4 片，覆瓦状排列，内包多数雄蕊；质坚而重，入水则垂直下

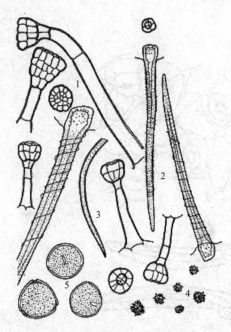

图 3-7-5　金银花粉末的显微特征

1—腺毛；2—厚壁非腺毛；3—薄壁非腺毛；
4—草酸钙簇晶；5—花粉粒

⑤ 花粉囊内壁细胞的断面观类长方形，垂周壁连珠状，平周壁具条状增厚。

⑥ 导管为螺纹导管，细小。

图 3-7-6 为丁香粉末的显微特征。

沉；香气浓郁，味辣，微麻舌感。

（2）显微鉴别　丁香粉末为暗红棕色，具强烈香气，味香而辣。

取丁香粉末少许，置于载玻片上，用水合氯醛液透化后装片，显微镜检测，具有下列特征：

① 纤维大多单个散在，也有 2～3 个成束，淡黄色或黄色；呈梭形，边缘平整或稍波状弯曲，有的呈不规则连珠状突起并扭曲，可见扭曲痕；一般是 106～684μm，有短或更长的，微木化；孔沟较稀或不明显，胞腔宽狭不一，少数呈线形或胞腔不明显，有的胞腔内含棕色油状物。

② 花粉粒无色或微黄色；极面观呈三角形，赤道轴长 12～20μm，赤道观略呈表面凸镜形，具 3 副合沟。

③ 草酸钙簇晶众多，大多存在于较小的薄壁细胞中，油室周围的薄壁细胞中多个簇晶聚集，也有数个簇晶成行排列。

④ 油室呈类圆形或椭圆形，直径约 150μm，多破碎，分泌细胞界限不明显，有的黄色油状物。

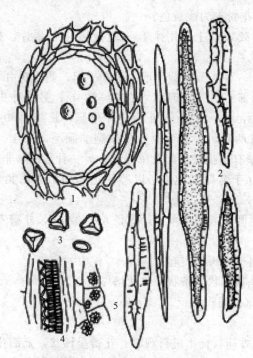

图 3-7-6　丁香粉末的显微特征

1—油室；2—纤维；3—花粉粒；4—导管；5—草酸钙簇晶

实验八 双子叶植物类生药鉴别（三）

一、实验目的与要求

1. 熟悉五味子、小茴香、马钱子、吴茱萸、牵牛子、槟榔、蛇床子、南五味子、补骨脂、苦杏仁、白豆蔻、菟丝子、山茱萸、枳壳、青皮、陈皮、穿心莲、广藿香、藿香、益母草、薄荷、荆芥、金钱草 23 味双子叶植物的果实、种子及全草类生药的特征。

2. 掌握小茴香、广藿香横切片的显微特征。

3. 掌握苦杏仁、穿心莲表面切面的显微特征。

4. 掌握五味子、小茴香、补骨脂、穿心莲的粉末特征。

5. 熟悉苦杏仁的理化性质。

二、实验材料与实验用品

1. 实验材料

（1）药材 五味子、小茴香、马钱子、吴茱萸、牵牛子、槟榔、蛇床子、南五味子、补骨脂、苦杏仁、白豆蔻、菟丝子、山茱萸、枳壳、青皮、陈皮、穿心莲、广藿香、藿香、益母草、薄荷、荆芥、金钱草。

（2）永久制片 小茴香、广藿香的横切片。

（3）表面切片 苦杏仁的表面切片。

（4）粉末药材 五味子、小茴香、补骨脂、穿心莲。

2. 实验用品

放大镜、显微镜、刀片、镊子等。

三、实验内容与步骤

1. 五味子的鉴定

（1）性状鉴别 取五味子药材标本进行观察，可见如下所述特征。

① 北五味子 呈不规则圆形或扁圆球形，直径 0.5～1cm；表面紫红色或暗红色，皱缩显油润，果肉柔软，有的表面出现"白霜"；内含种子 1～2 粒，肾形，表面棕黄色，具光泽。

② 南五味子 果实较小，直径 0.4～0.8cm，表面红棕色或黄褐色，干瘪，皱缩，果肉常紧贴于种子上。

（2）显微鉴别 五味子粉末为暗红色，微有香气，味甚酸、咸。

取五味子粉末少许，置于载玻片上，用水合氯醛液透化后装片，显微鉴定，可见如下所述特征。

① 果皮碎片 外表皮细胞多角形，具角质线纹，散有油细胞；亦可用刀片削取果实表皮装片观察。

② 种皮石细胞 外层石细胞较小而均匀，壁厚，胞腔小，内层石细胞较大，胞腔大。

③ 种皮油细胞，类圆形，含黄色油滴。

④ 导管多为螺纹。

⑤ 胚乳细胞多角形，含糊粉粒和脂肪油。

⑥ 淀粉粒有单粒和复粒。

图 3-8-1 为五味子粉末的显微特征。

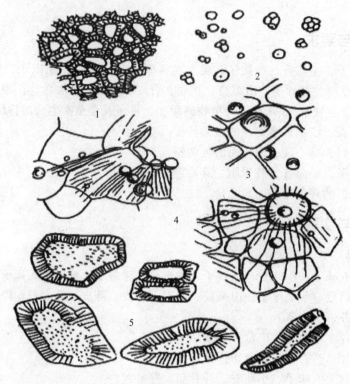

图 3-8-1　五味子粉末的显微特征

1—种皮表皮石细胞；2—淀粉粒；3—胚乳细胞及脂肪油滴；4—果皮表皮细胞；5—种皮内层石细胞

2. 小茴香的鉴定

（1）性状鉴别　取小茴香果实药材标本进行观察。小茴香双悬果，呈长圆柱形，两端稍尖，表面黄绿色或淡黄色，顶端残留花柱基，基部带果柄分果呈长椭圆形；背面有 5 条纵棱隆起；特异芳香，具甜气，压碎时更显著；味微甜。

（2）显微鉴别

① 小茴香分果　显微镜检测小茴香分果横切片，在低倍镜下，由外向内依次进行观察下列组织：

a. 外果皮　一列扁平细胞。

b. 中果皮　接合面两个油管，背面每棱线间各一个，共有油管 6 个；棱线处有维管束。维管束的内外两侧周围有特异的木化网纹细胞。

c. 内果皮　一列扁平细胞，细胞长短不一。

d. 种皮细胞扁长，含棕色物质。

e. 内胚乳细胞含众多细小糊粉粒，其中含细小的草酸钙簇晶。

f. 有种脊维管束。

② 小茴香粉末　绿黄色或黄棕色。有特异香气，味微甜、辛。

取小茴香粉末少许，置于载玻片上，用水合氯醛液透化后装片，显微镜检测，具有下列特征：

a. 镶嵌层细胞，为内果皮细胞，每组 5～8 个狭长细胞，作不规则方向嵌列；

　　b. 油管碎片，分泌细胞多角形；

　　c. 网纹细胞壁厚，具大型网孔，木化；

　　d. 糊粉粒细小，内含草酸钙小簇晶，分布在多角形的内胚乳细胞中；镶嵌层细胞常与较大的多角形中果皮细胞重叠。

　　图 3-8-2 为小茴香粉末的显微特征。

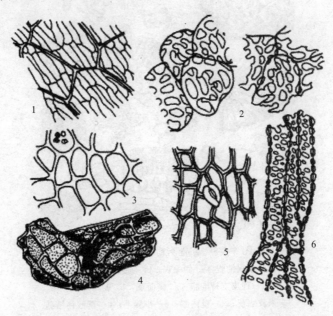

图 3-8-2　小茴香粉末的显微特征
1—镶嵌细胞（内果皮细胞）；2—网纹细胞；3—内胚乳细胞及糊粉粒；
4—油管碎片；5—果皮表皮细胞及气孔；6—木薄壁细胞

3. 补骨脂的鉴定

　　（1）性状鉴别　取补骨脂药材标本进行观察。补骨脂果实呈肾形，略扁；果皮黑褐色，具网状皱纹，放大镜下观察，果实表面凹凸不平；种子 1 枚，种脐位于凹测的一端，呈突起的点状，另一端有微突起的合点；质坚硬，微有香气，味辛，微苦。

　　（2）显微鉴别　补骨脂粉末为灰黄色。

　　取补骨脂粉末少许，置于载玻片上，用水合氯醛液透化后装片，显微镜检测，可见下列特征：

　　① 壁内腺　中心细胞小呈多角形，周围细胞径向延长多达数十至百个，辐射状排列。

　　② 非腺毛　顶端细胞特长，胞壁密布疣点。

　　③ 腺毛　多呈梨形，腺柄极短，单细胞柄，腺头多细胞或单细胞头。

　　④ 种皮栅栏细胞　众多，细胞壁常呈"V"字形增厚。

　　⑤ 种皮支持细胞　侧面观呈哑铃形，中部的细胞壁增厚。

　　⑥ 气孔　呈平轴式，周围表皮细胞具角质状条纹。另含草酸钙方晶或小柱晶。

　　图 3-8-3 为补骨脂粉末的显微特征。

4. 苦杏仁的鉴定

　　（1）性状鉴别　取苦杏仁药材进行观察。苦杏仁种子呈扁心形，长 1～1.9cm，宽0.8～

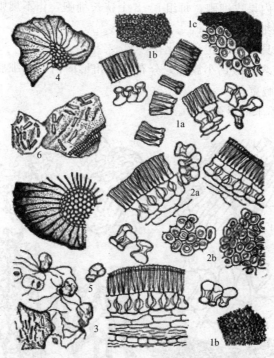

图 3-8-3　补骨脂粉末的显微特征

1—种皮栅状细胞（a. 侧面观，b. 顶面观，c. 底面观）；

2—种皮支持细胞（a. 侧面观，b. 表面观）；

3—果皮表皮；4—壁内腺；5—小腺毛；6—草酸钙结晶

1.5cm，厚 0.5～0.8cm；表面黄棕色，一端尖，另一端钝圆，基部两侧不对称；尖端一侧有短线形种脐，合点处向上具多数深棕色脉纹；种皮薄，子叶 2，乳白色，富油性；压碎气特异，味苦。

（2）显微鉴别　取苦杏仁种子，用刀片刮起种皮，置于载玻片上，然后用水合氯醛液透化后装片，可观察以下特征：

① 石细胞　种皮外表皮石细胞，呈单个散在或 2～5 个连接成行或聚集成群，淡黄色，鲜黄色，或黄棕色。

② 侧（断）面观石细胞　大多呈贝壳形，类圆形，卵圆形，类方形，类多角形；突出于表皮层的部位呈半圆形、弓形或圆拱形，约占高度的一半，色较淡，层纹及纹孔明显，底部壁厚，层纹无或极少，纹孔甚密。

③ 表面观石细胞　呈类圆形，多角形，类多角形或梭形，纹孔大而密，类圆形，类三角形或茧形。

（3）理化鉴别　苦杏仁取数粒，加水共研，发出苯甲醛的特殊香气。

取粉末 0.1g，置于试管中，加水数滴使湿润，试管中悬挂一条用 $NaCO_3$ 湿润过的三硝基苯酚试纸，用软木塞塞紧，温水浴中加热 10min，试纸显砖红色。

5. 穿心莲的鉴定

（1）性状鉴别　取穿心莲药材标本进行观察。穿心莲全株绿色，茎方形，多分枝，节膨大，断面髓部白色，叶片皱缩，味极苦。

（2）显微鉴别　穿心莲粉末为深绿色。

取穿心莲粉末少许，置于载玻片上，用水合氯醛液透化后装片，注意下列显微特征：

① 晶细胞及钟乳体；

② 腺鳞及非腺毛；

③ 叶表皮细胞及气孔。

取穿心莲叶软化，撕取表皮制片观察，可见下列特征：

① 上下表皮均可见含晶细胞，含大形钟乳体；

② 下表皮气孔密布，直轴式，副卫细胞大小悬殊或不定式；

③ 腺鳞头部扁球形，4～8细胞，柄极短，非腺毛圆锥形，1～3细胞，先端钝圆，表面角质明显。

图3-8-4为穿心莲粉末的显微特征。

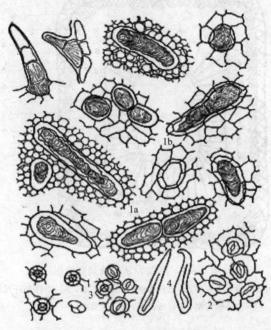

图 3-8-4　穿心莲粉末的显微特征

1—含钟乳体晶细胞（a. 上表皮，b. 下表皮）；2—气孔；3—腺鳞；4—非腺毛

6. 广藿香的鉴别

（1）性状鉴别　取广藿香的药材标本进行观察。嫩茎略呈钝方形，被柔毛，老茎近圆柱形，小枝多向一侧发育对称，下部叶脱落而留有叶痕，完整叶呈卵形，两面被灰白色柔毛，气香特异，味微苦。

（2）显微鉴别

① 茎的横切面　取广藿香永久制片或徒手切片，水合氯醛试液透化后装片，从外向内观察：

a. 表皮细胞1列，排列不整齐，有非腺毛，表皮下为3～5列木栓化细胞组成；

b. 皮层的外侧为厚角细胞，角隅处更发达，内方为薄壁细胞，有大型的细胞间隙，内有间隙腺毛，腺毛常纵向排列，腺头单细胞，长圆或类圆形，内含黄色或黄绿色挥发油，薄壁细胞中含草酸钙针晶；

c. 纤维成束，断续环列；

d. 韧皮部狭窄；

e. 木质部四角处发达，由导管、木薄壁细胞及木纤维组成，均木化；

f. 髓部细胞微木化，含草酸钙针晶束及片状晶；

g. 老茎的髓很小，皮层有时也有纤维。在茎节处有石细胞分布。

② 茎纵切面　取广藿香的纵切片或徒手切片，注意观察以下特征：

a. 表皮外方有具刺状壁疣的多细胞非腺毛和腺鳞；

b. 皮层薄壁组织内，大型细胞间隙中的间隙腺毛生于垂周壁上，内含黄色至黄绿色挥发油；

c. 间隙腺毛单细胞头，单细胞柄，纵向排列于细胞间隙中。

图 3-8-5 为广藿香茎的横切面简图。

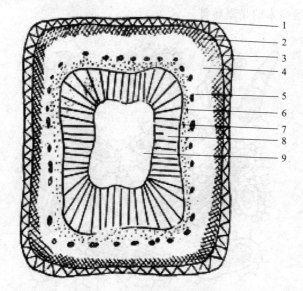

图 3-8-5　广藿香茎的横切面简图

1—表皮；2—厚角组织；3—木栓层；4—皮层；5—中柱鞘纤维束；
6—韧皮部；7—形成层；8—木质部；9—髓部

实验九　单子叶植物类生药鉴别

一、实验目的与要求

1. 熟悉泽泻、薏苡仁、石菖蒲、水菖蒲、九节菖蒲、淡竹叶、香附、槟榔、血竭、半夏、水半夏、天南星、虎掌南星、百部、川贝母、浙贝母、知母、麦冬、黄精、山药、穿山龙、西红花、砂仁、豆蔻、草果、莪术、益智、天麻、石斛 29 味生药的性状鉴别。

2. 掌握石菖蒲、槟榔、百部横切片的显微特征。

3. 掌握半夏、天麻、川贝母、浙贝母的粉末特征。

二、实验材料与实验用品

1. 实验材料

（1）药材　半夏、水半夏、天麻、石菖蒲、水菖蒲、天南星、虎掌南星、百部、九节菖蒲。

（2）永久制片　石菖蒲、槟榔、百部的横切面永久制片。

（3）粉末药材　半夏、天麻、川贝母、浙贝母。

2. 实验用品

放大镜、显微镜、刀片、镊子等。

三、实验内容与步骤

1. 石菖蒲的鉴定

（1）性状鉴别　取石菖蒲药材标本进行观察，根茎呈扁圆形，多弯曲，常分枝，长 3～20cm，直径 0.3～10μm；表面棕褐色或红棕色，环节明显，上方有三角形叶痕，左右交互排列，下面有点状须根痕；质硬，断面纤维，类白色或微红色；内皮层环明显，可见多数维管束小点及棕色油细胞；气芳香，味苦微香。

（2）显微鉴别　显微镜检测石菖蒲根茎横切面永久制片，在低倍镜下，由外向内依次观察下列组织：

① 表皮细胞类方形，外壁增厚，棕色，有的含有红棕色物。

② 皮层宽，散有纤维束及外韧型叶迹维管束，维管束鞘纤维成环，木化；内皮层明显。

③ 中柱维管束周木型及外韧型，维管束鞘纤维较少。

④ 纤维及维管束鞘纤维周围薄壁细胞中含草酸钙方晶，形成晶鞘纤维。

⑤ 薄壁组织中散有类圆形油细胞，并含有淀粉粒。

2. 槟榔的鉴定

（1）性状鉴别　取槟榔种子标本进行观察，呈扁球形或圆锥形，高 1.5～3.5cm，底部直径 1.5～3cm；表面淡黄棕色或淡红棕色，具稍凹下的网状沟纹，底部中心有圆形凹陷的珠孔，其旁有 1 明显瘢痕状种脐；质坚硬，不易破碎，断面可见棕色种皮与白色胚乳相间的大理石样花纹；气微，味涩、微苦。

（2）显微鉴别　显微镜检测槟榔种子横切面永久制片，在低倍镜下，由外向内依次观察下列组织：

① 种皮组织分内、外层，外层为数列切向延长的扁平石细胞，内含红棕色物，石细胞形状、大小不一，常有细胞间隙。

② 内层为数列薄壁细胞，含棕红色物，并散有少数维管束。

③ 外胚乳较狭窄，种皮内层与外胚乳常插入内胚乳中，形成错入组织。

④ 内胚乳细胞白色，多角形，壁厚，纹孔大。

3. 百部的鉴定

（1）性状鉴别　取百部药材标本进行观察。根呈纺锤形，上端较细长，皱缩弯曲，长 5～12cm，直径 0.5～1cm；表面黄由色或淡棕黄色，有不规则深纵沟，间或有横皱纹；质脆，易折断，断面平坦，角质样，淡黄棕色或黄白色，皮部较宽，中柱扁缩；气微，味甘、苦。

（2）显微鉴别　显微镜检测百部根横切面永久制片，在低倍镜下，由外向内依次观察下列组织：

① 根被细胞数列，具细密的条纹；

② 皮层宽，内皮层明显；

③ 中柱维管束辐射型；

④ 偶有导管伸入髓部，髓部宽广，有时可见髓部纤维。

4. 半夏的鉴定

（1）性状鉴别　取半夏药材标本进行观察，块茎呈类球形，有的稍偏斜，直径 1～1.5cm，表面白色或淡黄色；顶端有凹陷的茎痕，周围密布麻点状根痕，下面钝圆，较光滑；质坚实，断面白色，粉性；气微，味辛辣，麻舌刺喉。

（2）显微鉴别　半夏粉末为类白色，味辛辣。麻舌而刺喉。

取半夏粉末少许，用醋酸甘油、水装片，再用水合氯醛透化，显微镜检测，具有下列特征：

① 粉粒甚多，单粒类圆形或圆多角形，直径 4～30μm，脐点短缝状，人字形、三叉状或星状；复粒由 2～8 分粒组成。

② 草酸钙针晶多，散在或成束存在于椭圆形黏液细胞中，针晶长 20～140μm。

③ 导管主要为螺纹，少数环纹，直径 10～40μm。

附　水半夏的鉴定

（1）性状鉴别　取水半夏药材标本进行观察，块茎呈圆锥形，椭圆形，直径 0.5～2cm，高 0.8～30m，表面类白色或淡黄色；略有纵纹，并有多数隐约可见的细小根痕，上端类圆形，有凸起的叶痕或芽痕，呈棕色，下端尖或略尖，有的钝圆；质坚实，断面白色，粉性；气微，味辛辣，麻舌而刺喉。

（2）显微鉴别　水半夏粉末为类白色或黄白色。

取水半夏粉末少许。置于载玻片上，用醋酸甘油、水装片，再用水合氯醛液透化，显微镜检测，具有下列特征：

① 淀粉粒甚多，单粒，圆形，半圆形，多角形，脐点点状，裂缝状或人字形；复粒由 2～5 粒组成，有的分粒大小悬殊。

② 草酸钙针晶成束或散在，长 35～85μm。

③ 螺纹及环纹导管，直径 10～32μm。

图 3-9-1 为半夏粉末的显微特征。

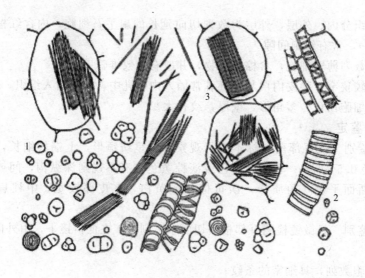

图 3-9-1　半夏粉末的显微特征

1—淀粉粒；2—黏液细胞及针晶束；3—导管

5. 天麻的鉴定

（1）性状鉴别 取天麻药材标本进行观察。块茎扁长椭圆形，表面有潜伏芽排列而成的横环纹，多轮；一端有红棕色干枯芽苞或茎基，另一端为圆形疤痕。表面环节上具有凹陷圆点，半透明，断面平坦，角质样，气微而特异，味甘。

（2）显微鉴别 天麻粉末为米黄色或淡黄棕色，味微甜。

取天麻粉末，用醋酸甘油水装片，水合氯醛液透化，显微镜检测，具有下列特征：

① 厚壁细胞椭圆形或类多角形，直径 70～80μm，木化，纹孔明显；

② 草酸钙针晶成束或散在，长 25～93μm；

③ 螺纹、环纹及网纹导管，直径 8～30μm；薄壁细胞含糊化多糖类团块，有的可见长椭圆形颗粒，遇碘液显棕色或淡棕色；

（3）理化鉴别 取天麻粉末 1g，加水 10mL，浸泡 4h，时时振摇。滤过，取滤液 1mL，滴加稀碘液 2 滴，呈酒红色至红色。

图 3-9-2 为天麻粉末的显微特征。

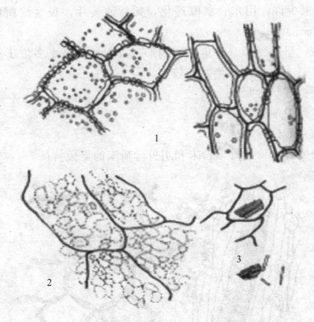

图 3-9-2 天麻粉末的显微特征
1—厚壁细胞；2—多糖颗粒；3—草酸钙针晶

6. 浙贝母的鉴定

（1）性状鉴别 取浙贝母药材标本进行观察，为鳞茎外层的单瓣鳞叶切成的片，椭圆形或类圆形，直径 1～2cm，边缘表面淡黄色，切面平坦，粉白色；质脆，易折断，断面粉白色，富粉性。

（2）显微鉴别 浙贝母粉末为淡黄色。

取浙贝母粉末少许，用水合氯醛透化，稀甘油装片，观察淀粉粒、表皮细胞、气孔、草酸钙方晶等特征。

① 淀粉粒多单粒，少复粒或半复粒，单粒多呈圆形及卵状椭圆形、灯泡形等，大小不一，脐点位于较小端，层纹大多明显。在偏光显微镜的暗视野中，淀粉粒光亮见十字交叉、明暗相间的偏光现象，交叉点（脐点位置）偏于一侧（小端）。

② 表皮细胞垂周壁连珠状增厚。

③ 气孔不定式，副卫细胞 4～6 个。

④ 细胞内含草酸钙小方晶。

7. 川贝母的鉴定

（1）性状鉴别　川贝母来源较多，按性状不同分别习称"松贝""青贝""炉贝"和"栽培品"。取松贝及青贝药材标本进行观察。

松贝呈类圆锥形或近球形，高 0.3～0.8cm，直径 0.3～0.9cm。表面类白色。外层鳞叶 2 瓣，大小悬殊，大瓣紧抱小瓣，未抱部分呈新月形，习称"怀中抱月"，顶部闭合，内有类圆柱形、顶端稍尖的心芽和小鳞叶 1～2 枚；先端钝圆或稍尖，底部平，微凹入，中心有 1 灰褐色的鳞茎盘，偶有残存须根。质硬而脆，断面白色，富粉性。气微，味微苦。

青贝呈类扁球形，高 0.4～1.4cm，直径 0.4～1.6cm。外层鳞叶 2 瓣，大小相近，相对抱合，顶部开裂，内有心芽和小鳞叶 2～3 枚及细圆柱形的残茎。

（2）显微鉴别　川贝母粉末为类白色或浅黄色。

取松贝及青贝粉末少许，用水合氯醛透化，稀甘油装片，观察淀粉粒、表皮细胞、气孔、草酸钙方晶等特征。

① 淀粉粒多单粒，呈卵圆形、三角状卵圆形、贝壳形，脐点多位于小端，层纹隐约可见；复粒少数，由 2～3 分粒组成；半复粒较多。

② 表皮细胞垂周壁波状弯曲。

③ 气孔不定式，副卫细胞 5～7 个。

④ 细胞内含少数草酸钙方晶。

图 3-9-3 和图 3-9-4 分别为浙贝母粉末和川贝母粉末的显微特征。

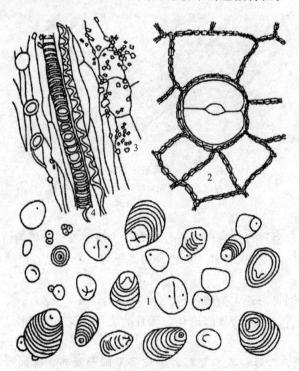

图 3-9-3　浙贝母粉末的显微特征

1—淀粉粒；2—表皮细胞及气孔；3—草酸钙方晶；4—导管

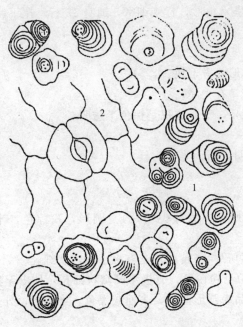

图 3-9-4　川贝母粉末的显微特征

1—淀粉粒；2—表皮细胞及气孔

实验十　动物类、矿物类生药鉴别

一、实验目的与要求

1. 掌握金钱白花蛇、阿胶、鹿茸、牛黄、羚羊角、朱砂 6 味生药的性状鉴别。

2. 熟悉水蛭、珍珠、全蝎、斑蝥、僵蚕、蟾酥、蛤蟆油、龟甲、蛤蚧、熊胆粉、麝香、雄黄、石膏、赭石、信石、龙骨、硫黄 17 味生药的性状鉴别。

二、实验材料与实验用品

1. 实验材料

水蛭、珍珠、全蝎、斑蝥、僵蚕、蟾酥、蛤蟆油、龟甲、蛤蚧、金钱白花蛇、熊胆粉、阿胶、麝香、鹿茸、牛黄、羚羊角、朱砂、石膏、雄黄、赭石、龙骨、硫黄、信石 23 味生药。

2. 实验用品

放大镜。

三、实验内容与步骤

1. 金钱白花蛇

① 本品呈圆盘状，盘径 3～6cm，蛇体直径 2～4mm。头盘在中间，尾细，常纳口内，口腔内上颌骨前端有毒沟牙 1 对。

② 背部黑色或赤黑色，有多数白色环纹（45～58 个），黑白相间，白环纹在背部宽 1～2 行鳞片，向腹面渐增宽，黑环纹宽 3～5 行鳞片；鳞片菱形，细密，有光泽；背正中明显

突起一条脊棱，脊鳞扩大呈六角形，背鳞细密，通身 15 行，尾下鳞单行。

③ 气微腥，味微咸。

2. 阿胶

① 本品呈整齐的长方形或方形块。

② 表面黑褐色，平滑，有光泽。

③ 质硬而脆，断面光亮，对光透视呈棕色半透明。

④ 气微，味微甘。

以色匀、质脆、半透明、断面光亮为佳。

3. 鹿茸

（1）花鹿茸片

① 血片（"血片""蜡片"为茸尖切片）　圆形，浅棕色，半透明，外皮无骨质，红棕色。

② "蛋黄片"（中上部切片）　黄白色，有极小蜂窝状细孔。

③ 老角片（下部切片）　粉白色，有极小蜂窝状细孔，外皮无骨质或略具骨质。

（2）马鹿茸血片　本品为圆形薄片，表面灰黑色，半透明，外皮无骨质，周边灰黑色红棕色。

4. 牛黄

（1）天然牛黄

① 胆黄　呈卵形、类球形、四面体形或三角形，直径 0.6～3.3（～4.5）cm。表面黄红色或棕黄色，细腻稍有光泽，有的外部挂有一层黑色光亮的薄膜——"乌金衣"；有的粗糙具疣状突起；有的具龟裂纹。体轻，质酥脆，易分层剥落，断面金黄色，有细密同心层纹。气清香，味先苦而后微甜，有清凉感，嚼之易碎不粘牙。其水液可使指甲染黄——"挂甲"。

② 管黄　呈管状，表面不平或有横曲纹。表面红棕，有的呈棕褐色，有裂纹及小突起。质酥脆，断面层纹较少，有的中空。

（2）人工牛黄　人工牛黄多数呈粉状，也有成不规则球块。浅棕黄色或金黄色。质轻松。气微清香而略腥，味微甜而苦，入口无清凉感，水溶液亦能"挂甲"。

5. 羚羊角

本品呈长圆锥形，略呈弓形弯曲，长 15～33cm，类白色或黄白色，基部稍呈青灰色。嫩者角尖多为黑棕色。嫩枝对光透视有"血丝"或紫黑色斑纹，光润如玉，无裂纹，老枝则有细纵裂纹。除顶端光滑部分外，有 10～16 个隆起环脊，间距约 2cm，用手握之，四指正好嵌入凹处——"合把"。

基部横截面圆形，直径 3～4cm，内有坚硬质重的角柱，习称"骨塞"，骨塞长约占全角的 1/2 或 1/3，角柱表面有突起的纵棱与其外面角鞘内的凹沟紧密嵌合，横断面观，其结合部呈锯齿状。除去骨塞后，角的下半段成空洞。全角呈半透明，对光透视，上半段中央有一条隐约可辨的细孔道直通角尖，习称"通天眼"。质坚硬。气无，味淡。

6. 朱砂

本品呈颗粒状、块片状或粉末状。鲜红色或暗红色，具光泽。体重，质脆。条痕红色。气微，无味。其中呈细小颗粒或粉末状，色红明亮，触之不染手者——"朱宝砂"；呈不规则板片状、斜方形或长条形，大小厚薄不一，边缘不整齐，色红而鲜艳，光亮如镜面微透明，质较松脆者——"镜面砂"；呈块状、方圆形或多角形，色暗红或呈灰褐色，质坚，不易碎者——"豆瓣砂"。

以色红、有光泽、体重、质脆者为佳。

实验十一　单糖、多糖、苷类成分的理化鉴定

一、实验目的与要求

1. 验证和巩固糖类物质的主要理化性质。
2. 熟悉糖类物质的鉴别方法。
3. 掌握典型苷类化合物定性鉴别反应。

二、实验背景

糖类（saccharides）是指多羟基的醛、酮和经氧化或还原等产生的衍生物及聚合体，在生物体内主要作为能源物质、结构成分或其他化合物的前体。按分子量大小，糖类可分为单糖（如葡萄糖、果糖、核糖等）、低聚糖（如蔗糖、麦芽糖等）和多聚糖（如淀粉、肝素、透明质酸等），其中单糖是糖的最基本组成单位。苷类化合物（glycosides）又称配糖体，是糖或糖的衍生物通过糖端基碳上的羟基与非糖物质脱水缩合形成的化合物。根据苷元化学结构的类型，可将苷类化合物分为黄酮苷、蒽醌苷、苯丙素苷、生物碱苷、三萜苷等。

单糖与低聚糖二者物理性质相似，味甜，呈晶型，有吸湿性，易溶于水，难溶于低极性的有机溶剂，在水溶液中具有变旋现象。多聚糖大部分为无定形粉末，无甜味，没有一定的熔点，水溶性随分子量的增加而降低，个别能与水形成胶体溶液，具有旋光性，但无变旋现象。苷类化合物多数是固体，糖基少的可以成结晶，糖基多的（如皂苷）则多为无定形粉末，具有吸湿性。多数苷类化合物呈左旋，亲水性一般随糖基的增多而增大。

糖类化合物根据分子结构的不同，能够发生差向异构化、氧化反应、还原反应、糠醛形成反应、成脎反应、羟基反应等化学反应。对于不同苷类化合物，苷元部分的结构类型差别较大，化学性质也不尽相同，但其共性主要在于糖的部分。

三、实验原理与内容

1. 糖类的氧化反应——Fehling 反应

（1）基本原理　Fehling 试剂具有氧化性，与还原性糖（葡萄糖、果糖和麦芽糖）在加热条件下混合，可生成砖红色的氧化亚铜沉淀。非还原性糖不能发生上述反应。

（2）样品与试剂

样品：5%的葡萄糖、果糖、麦芽糖、蔗糖、淀粉、滤纸浆溶液。

试剂：$0.1g \cdot mL^{-1}$ NaOH 溶液（甲液），$0.05g \cdot mL^{-1}$ $CuSO_4$ 溶液（乙液）。临用前，甲乙溶液等体积混合，制备形成 Fehling 试剂。

（3）操作方法　取 6 支洁净的试管，分别加入 0.5mL 5%的葡萄糖、果糖、麦芽糖、蔗糖、淀粉、滤纸浆溶液，之后向各个试管中加入 1mL Fehling 试剂，60～80℃水浴加热 2min，观察并比较实验结果。

2. 糖类的氧化反应——Tollen's 反应

（1）基本原理　Tollen 试剂（氨银配合物）能够被含醛基的化合物还原为银单质，从而导致沉淀生成。酮糖无此反应。

（2）样品与试剂

样品：5％的葡萄糖、果糖、麦芽糖、蔗糖、淀粉、滤纸浆溶液。

试剂：$0.1mol \cdot L^{-1}$ 硝酸银溶液，$5mol \cdot L^{-1}$ 氨水溶液。硝酸银和氨水溶液等体积混合，制备形成 Tollen 试剂。

（3）操作方法　取 6 支洁净的试管，分别加入 1.5mL Tollen 试剂，之后分别加入 0.5mL 5％的葡萄糖、果糖、麦芽糖、蔗糖、淀粉、滤纸浆溶液，60～80℃水浴加热，观察并比较实验结果。

3. 糠醛形成反应——Molisch 反应

（1）基本原理　单糖在浓酸作用下可缩合形成具有呋喃环结构的糠醛类化合物。该类化合物能够与芳胺、酚类以及具有活性次甲基基团的化合物缩合形成有色物质。由于不同糖类化合物形成糠醛衍生物的难易程度不同，因此形成的络合产物颜色各有不同。

多糖和苷则在浓酸作用下先水解成单糖，之后再脱水生成相应产物。

（2）样品与试剂

样品：5％的葡萄糖、果糖、麦芽糖、蔗糖、淀粉、滤纸浆溶液。

试剂：5％ α-萘酚乙醇溶液，浓硫酸。

（3）操作方法　取 6 支洁净的试管，分别加入 2mL 5％的葡萄糖、果糖、麦芽糖、蔗糖、淀粉、滤纸浆溶液，之后向各个试管中分别滴入 4 滴 α-萘酚溶液，混匀后，将试管倾斜 45°，并沿管壁缓慢加入 2mL 浓硫酸，静置，观察并比较实验结果。

4. 糖脎的生成

（1）基本原理　还原糖在加热条件下可与过量苯肼反应生成黄色结晶化合物（二苯腙化合物，又称糖脎）。成脎反应是 α-羟基醛或 α-羟基酮的特有反应，只在糖分子 C-1 和 C-2 上发生，不涉及其他碳原子。可根据糖脎形成速率、晶型和熔点，鉴别不同的糖。

（2）样品与试剂

样品：5％的葡萄糖、果糖、麦芽糖、蔗糖、淀粉、滤纸浆溶液。

试剂：10％苯肼盐酸盐溶液，15％乙酸钠溶液。

（3）操作方法　取 6 支洁净的试管，分别加入 1mL 5％的葡萄糖、果糖、麦芽糖、蔗糖、淀粉、滤纸浆溶液，之后每支试管各加入 0.5mL 10％苯肼盐酸盐溶液和 0.5mL 15％乙酸钠溶液。沸水浴中加热并振摇，观察各试管结晶情况及比较所需时间。

5. 糖类物质的水解——蔗糖的水解

（1）基本原理　蔗糖为非还原性糖，在稀酸催化条件下，一分子蔗糖可水解生成一分子葡萄糖和一分子果糖，水解产物具有还原性。

（2）样品与试剂

样品：5％蔗糖溶液。

试剂：浓盐酸，$0.1g \cdot mL^{-1}$ NaOH 溶液（甲液），$0.05g \cdot mL^{-1}$ $CuSO_4$ 溶液（乙液）。临用前，甲乙溶液等体积混合，制备形成 Fehling 试剂。

（3）操作方法　取 2 支洁净的试管，分别加入 5mL 5％蔗糖溶液，之后向其中一支试管滴加 2 滴浓盐酸，另一支试管滴加 2 滴蒸馏水作为对照。两支试管均煮沸 3～5min，冷却后，用 $0.1g \cdot mL^{-1}$ NaOH 溶液中和。之后用水解液进行 Fehling 试验，观察溶液颜色变化。

6. 糖类物质的水解——淀粉的水解和碘试验

（1）基本原理 淀粉可分为直链淀粉和支链淀粉，其中前者具有遇碘变蓝的性质。这是由于溶于水的淀粉分子卷曲形成螺旋状，而碘分子能够钻入所形成的螺旋空隙处，并借助范德华力与直链淀粉形成复合物。此复合物能够吸收除蓝光以外的可见光，故呈现出蓝色。支链淀粉与碘接触时，呈现红棕色。

在酸性条件下，淀粉可先水解成分子量较小的糊精（淀粉不完全水解的产物），糊精继续水解生成麦芽糖，麦芽糖水解后最终得到葡萄糖。

（2）样品与试剂

样品：5%淀粉溶液。

试剂：碘-碘化钾溶液，浓盐酸，5%淀粉溶液，$0.1g \cdot mL^{-1}$ NaOH 溶液（甲液），$0.05g \cdot mL^{-1}$ $CuSO_4$ 溶液（乙液）。临用前，甲乙溶液等体积混合，制备形成 Fehling 试剂。

（3）操作方法 取 3 支洁净的试管（编号 1～3），分别加入 5mL 5%淀粉溶液，之后向试管 1 中加入 2 滴蒸馏水，试管 2 和试管 3 中加入 2 滴浓盐酸，振摇混匀后，水浴加热 2～3min。之后向试管 1 和试管 2 中加入几滴碘-碘化钾溶液，观察溶液颜色变化。

试管 3 冷却后，用 $0.1g \cdot mL^{-1}$ NaOH 溶液中和，并进行 Fehling 试验，观察溶液颜色变化。

7. 苷的定性反应——氰苷的苦味酸钠反应

（1）基本原理 苦杏仁中含有氰苷化合物（苦杏仁苷），其在加热条件下能够释放氢氰酸，从而与苦味酸试纸作用，生成红色的异氰紫酸钠而显色。

（2）样品与试剂

样品：苦杏仁。

试剂：苦味酸钠试纸，蒸馏水。

（3）操作方法 取苦杏仁 1 粒，切碎后置于试管中，加蒸馏水 1～2 滴润湿。在管口悬挂 1 条用水润湿的苦味酸钠试纸（试纸不要接触样品），并塞住管口。将试管置于 40～50℃水浴中温热片刻，观察试纸颜色变化。

实验十二　香豆素等内酯类成分的理化鉴定

一、实验目的与要求

1. 验证和巩固香豆素等内酯类成分的主要理化性质。
2. 掌握香豆素等内酯类成分的定性鉴别反应。

二、实验背景

香豆素（coumarin）类化合物是邻羟基桂皮酸内酯类成分的总称，其基本骨架是苯骈 α-吡喃酮。由于香豆素母核上取代基的类型及其连接方式不同，故香豆素可分为五大类：简单香豆素类、呋喃香豆素类、吡喃香豆素类、异香豆素类和其他香豆素类。香豆素主要存在于高等植物中，特别是在伞形科、芸香科、木樨科、五加科、菊科、豆科、茄科等植物中大量存在。如秦皮中的七叶内酯，独活中的当归内酯，补骨脂中的补骨脂素等。也有少数的香豆素类化合物存在于微生物中，如来自假密环菌中的亮菌甲素。

游离的香豆素多数有较好的结晶，且大多有香味。小分子的游离香豆素有挥发性，能随水蒸气蒸馏，还能升华。香豆素苷多数无香味，无挥发性和升华性。游离的香豆素能溶于热水，难溶于冷水，易溶于苯、乙醚、氯仿、丙酮和乙醇等有机溶剂。成苷后极性增大，可溶于甲醇、乙醇和水，难溶于苯、乙醚和氯仿等低极性有机溶剂。

大多数香豆素衍生物在紫外光下具有荧光，可进行荧光检识。其分子中具有内酯结构，在稀碱性溶液条件下可开环生成顺式邻羟基桂皮酸盐，加酸又可重新闭环为内酯。根据这一性质，可发生异羟肟酸铁反应、Gibbs 反应或 Emerson 反应。

三、实验原理与内容

1. 荧光检识

(1) 基本原理　香豆素母核本身无荧光，但 C-7 位上引入羟基即显强烈的蓝色荧光，在碱性溶液中荧光增强，甚至在可见光下也可辨认。羟基醚化后荧光减弱。在 7-羟基香豆素的 C-8 位引入羟基后荧光消失。

(2) 样品与试剂

样品：秦皮甲素，秦皮乙素。

试剂：1% NaOH 溶液，乙醇。

(3) 操作方法　取秦皮甲素和秦皮乙素的乙醇溶液分别滴 1 滴于硅胶板上，于 254nm 紫外灯下观察荧光的颜色，然后在原斑点上滴加 1 滴 1% NaOH 溶液，观察荧光有何变化。

2. 异羟肟酸铁反应

(1) 基本原理　香豆素类化合物的结构中具有内酯环，在碱性条件下可开环，与盐酸羟胺缩合成异羟肟酸，然后再于酸性条件下与 Fe^{3+} 络合成盐而显红色或紫红色。

(2) 样品与试剂

样品：秦皮甲素，秦皮乙素。

试剂：7%盐酸羟胺甲醇溶液，10% KOH 溶液，5%盐酸，1% $FeCl_3$ 试液，乙醇。

(3) 操作方法　取秦皮甲素和秦皮乙素的乙醇溶液各 1mL，分别置于试管内，各加入 7%盐酸羟胺甲醇溶液 0.5mL，10% KOH 溶液 0.2mL，于水浴上加热数分钟，冷却后，再滴加 5%盐酸调 pH 至 3~4，最后各加入 1% $FeCl_3$ 试液 2~3 滴，观察并记录试管中溶液的颜色变化。

3. Gibbs 反应

(1) 基本原理　Gibbs 试剂在弱碱性条件下可与酚羟基对位的活泼氢缩合生成蓝色化合物。如香豆素结构中有酚羟基且对位未被取代，或者 C-6 位上无取代基，则呈阳性反应。

(2) 样品与试剂

样品：7-羟基香豆素，秦皮甲素。

试剂：0.5% 2,6-二溴（氯）苯醌氯亚胺的乙醇溶液，1% KOH 溶液。

(3) 操作方法　取 7-羟基香豆素和秦皮甲素的乙醇溶液各 1mL，分别置于两支试管中，各滴加 1% KOH 溶液，调节 pH 至 9~10，再各加入 2~3 滴 0.5% 2,6-二溴（氯）苯醌氯亚胺的乙醇溶液，观察并记录两支试管中溶液的颜色变化。

4. Emerson 反应

(1) 基本原理　Emerson 试剂在弱碱性条件下可与酚羟基对位的活泼氢缩合生成红色化合物。如香豆素结构中有酚羟基且对位未被取代，或者 C-6 位上无取代基，则呈阳性反应。

（2）仪器与试剂

样品：7-羟基香豆素，秦皮甲素。

试剂：2％ 4-氨基安替比林乙醇溶液，8％铁氰化钾水溶液，1％ KOH 溶液。

（3）操作方法　分别取 7-羟基香豆素和秦皮甲素的乙醇溶液各 1mL，分别置于两支试管中，各滴加 1％ KOH 溶液，调节 pH 至 9～10，再分别向每支试管中加入 2～3 滴 2％氨基安替比林和 2～3 滴 8％铁氰化钾溶液，观察并记录两支试管中溶液的颜色变化。

实验十三　醌类成分的理化鉴定

一、实验目的与要求

1. 验证和巩固醌类物质的主要理化性质。
2. 掌握典型醌类化合物定性鉴别反应。

二、实验背景

醌类（quinonoids）是一类分子中具有醌式结构（不饱和环二酮结构）的天然有机化合物，包括醌类及能够转变成醌式结构以及在生物合成方面与醌类有密切联系的化合物。醌类主要分为苯醌、萘醌、菲醌和蒽醌四种类型，结构中常连有羟基、甲氧基等助色团而带有颜色。醌类广泛分布于多种植物和矿物中，以蒽醌类居多，萘醌和苯醌类次之，大多具有重要的生物活性。许多常见的天然药物如紫草、丹参、大黄、何首乌等都含有此类成分。

醌类化合物如果母核上没有酚羟基取代，基本上无色。但随着酚羟基等助色团的引入则表现出一定颜色。取代的助色团越多，颜色也就越深，有黄、橙、棕红色甚至紫红色等。游离的醌类化合物一般具有升华性，小分子的苯醌和萘醌类还具有挥发性。游离醌类化合物极性较小，一般易溶于乙醇、丙酮、乙醚、氯仿及苯等有机溶剂，基本上不溶于水。成苷后极性增大，易溶于甲醇、乙醇，在热水中也可溶解，但在冷水中溶解度大大降低，不溶或难溶于乙醚、氯仿、苯等低极性有机溶剂。醌类化合物多具有酚羟基，故具有一定的酸性。在碱性水溶液中成盐溶解，加酸酸化后被游离又可重新沉淀析出。

醌类化合物根据分子结构不同，能够发生 Feigl 反应、无色亚甲蓝显色反应、Bornträger 反应、金属离子络合反应等化学反应。

三、实验原理与内容

1. Feigl 反应

（1）基本原理　醌类化合物在碱性条件下可被醛类还原成氢醌，氢醌能再还原邻二硝基苯，生成紫色化合物，自身再被氧化成醌类。在此反应中醌类仅起传递电子作用。

（2）样品与试剂

样品：$1mg \cdot mL^{-1}$ 的大黄酚、大黄素、大黄酸、大黄素甲醚、芦荟大黄素乙醇溶液。

试剂：25％碳酸钠水溶液，4％甲醛，5％邻二硝基苯的苯溶液。

（3）操作方法　取 5 支洁净的试管，分别加入样品液 1 滴，之后分别加入 25％碳酸钠水溶液、4％甲醛、5％邻二硝基苯的苯溶液各 1 滴，混合后置于水浴上加热，在 1～4min

内观察并比较实验结果。

2. 无色亚甲蓝显色反应

（1）基本原理　亚甲蓝溶液遇锌、氨水等还原剂会被还原成无色状态，再遇苯醌或萘醌等氧化剂会被氧化而呈蓝色。

（2）样品与试剂

样品：$1mg \cdot mL^{-1}$的辅酶 Q10、维生素 K1、维生素 K2、大黄酚、大黄素、大黄酸乙醇溶液。

试剂：无色亚甲蓝溶液，取 100mg 亚甲蓝溶液溶于 100mL 乙醇中，加入 1mL 冰醋酸及 1g 锌粉，缓缓振摇直至蓝色消失即可。

（3）操作方法　将上述样品液分别点于硅胶板上，喷洒无色亚甲蓝溶液，观察并比较实验结果。

3. Bornträger 反应

（1）基本原理　羟基蒽醌类结构中的酚羟基在碱性溶液中形成酚氧负离子，酚氧原子的电子在羰基的影响下，通过共轭效应转移到羰基氧原子上，形成新的共轭体系，呈现红色至紫红色的颜色变化。

（2）样品与试剂

样品：$1mg \cdot mL^{-1}$的大黄酚、大黄素、大黄酸、大黄素甲醚、芦荟大黄素乙醇溶液。

试剂：10％氢氧化钾水溶液。

（3）操作方法　将上述样品液分别点于硅胶板上，喷洒 10％氢氧化钾水溶液，观察并比较实验结果。

4. 与金属离子的络合反应——醋酸镁反应

（1）基本原理　蒽醌类化合物结构中的 α-酚羟基或邻二酚羟基可与 Mg^{2+} 发生络合反应，络合物的颜色随酚羟基的取代基或数目变化而不同。

（2）样品与试剂

样品：$1mg \cdot mL^{-1}$的大黄酚、大黄素、大黄酸、大黄素甲醚、芦荟大黄素乙醇溶液。

试剂：0.5％醋酸镁甲醇溶液。

（3）操作方法　将上述样品液分别点于硅胶板上，喷洒 0.5％醋酸镁甲醇溶液，于 90℃加热 5min，观察并比较实验结果。

实验十四　黄酮类成分的理化鉴定

一、实验目的与要求

1. 验证和巩固黄酮类物质的主要理化性质。
2. 掌握黄酮类化合物定性鉴别反应。

二、实验背景

黄酮类（flavonoids）是泛指两个具有酚羟基的苯环（A 环与 B 环）通过中央三碳原子相互连接而成的一系列化合物。一般可分为黄酮（醇）类、二氢黄酮（醇）类、异黄酮类、黄烷类、查尔酮类、橙酮类等。这类化合物多存在于高等植物及蕨类植物中，尤以芸香科、唇形科、玄参科、豆科、菊科等植物中分布较多。黄酮类化合物的存在形式既有与糖结合成苷，也有游离体。许多常见的天然药物如槐花米、黄芩、金银花、葛根等都含有此类成分。

黄酮类化合物多为黄色结晶性固体，所呈颜色与分子中是否存在交叉共轭体系及含有的助色团的类型、数目以及取代位置有关。黄酮类化合物的溶解度因结构及存在状态（苷或苷元、单糖苷、双糖苷或三糖苷）不同而有很大差异。一般游离苷元难溶或不溶于水，易溶于甲醇、乙醇、乙酸乙酯、乙醚、丙酮等有机溶剂中。黄酮苷一般易溶于水、甲醇、乙醇等强极性溶剂中，但难溶或不溶于苯、氯仿、石油醚、乙醚等有机溶剂中。黄酮类化合物因分子中多具有酚羟基，故显酸性，可溶于碱性水溶液、吡啶、甲酰胺及二甲基甲酰胺等中。此外，由于其分子中 γ-吡喃环上的 1 位氧原子具有未共用电子对，因此表现出微弱的碱性，可与强无机酸如浓硫酸、浓盐酸等生成锌盐，表现出特殊的颜色，但生成的锌盐极不稳定，加水后即可分解。

黄酮类化合物根据分子结构不同，能够发生还原反应、金属离子络合反应、硼酸显色反应、碱性试剂显色反应等化学反应。

三、实验原理与内容

1. 黄酮类的还原反应——盐酸-镁粉（或锌粉）反应

（1）基本原理　盐酸-镁粉反应的机制过去解释为由于生成了花色苷元所致，现在认为是因为生成了阳碳离子的缘故。黄酮（醇）、二氢黄酮（醇）类主要显橙红色至紫红色，查尔酮、橙酮、儿茶素不显色，异黄酮多数不显色。

（2）样品与试剂

样品：$1mg \cdot mL^{-1}$ 的芦丁、槲皮素、橙皮苷、葛根素甲醇溶液。

试剂：浓盐酸，镁粉。

（3）操作方法　取 4 支洁净的试管，分别加入 $1mg \cdot mL^{-1}$ 的芦丁、槲皮素、橙皮苷、葛根素甲醇溶液 1mL，之后向各支试管中加入少许镁粉振摇，滴加几滴浓盐酸，观察并比较实验结果。

2. 黄酮类的还原反应——四氢硼钠反应

（1）基本原理　四氢硼钠是对二氢黄酮类化合物专属性较高的一种还原剂，反应产生红色至紫色。

（2）样品与试剂

样品：$1mg \cdot mL^{-1}$ 的芦丁、槲皮素、橙皮苷、葛根素甲醇溶液。

试剂：2% 四氢硼钠甲醇溶液，浓盐酸。

（3）操作方法　取 4 支洁净的试管，分别加入 $1mg \cdot mL^{-1}$ 的芦丁、槲皮素、橙皮苷、葛根素甲醇溶液 1mL，之后向各支试管中加入等量 2% 四氢硼钠甲醇溶液，1min 后滴加几滴浓盐酸，观察并比较实验结果。

3. 黄酮类的金属离子络合反应——铝离子络合反应

（1）基本原理　黄酮类化合物分子结构中，常含有 3-羟基、4-羰基，或 5-羟基、4-羰基，或邻二酚羟基，故可与金属铝盐试剂如 Al^{3+} 反应，生成有色络合物。

（2）样品与试剂

样品：$1mg \cdot mL^{-1}$ 的芦丁、槲皮素、橙皮苷、葛根素甲醇溶液。

试剂：1% 三氯化铝乙醇溶液。

（3）操作方法　将上述样品液分别点于硅胶板上，喷洒 1% 三氯化铝乙醇溶液，干燥后

90℃加热，于紫外荧光灯下观察并比较结果。

4. 黄酮类的金属离子络合反应——醋酸镁反应

（1）基本原理　黄酮类化合物分子结构中，常含有 3-羟基、4-羰基，或 5-羟基、4-羰基，或邻二酚羟基，故可与 Mg^{2+} 反应，生成有色络合物。

（2）样品与试剂

样品：$1mg \cdot mL^{-1}$ 的芦丁、槲皮素、橙皮苷、葛根素甲醇溶液。

试剂：0.5％醋酸镁甲醇溶液。

（3）操作方法　将上述样品液分别点于硅胶板上，喷洒 0.5％醋酸镁甲醇溶液，干燥后 90℃加热，于紫外荧光灯下观察并比较实验结果。

5. 黄酮类的金属离子络合反应——锆-枸橼酸反应

（1）基本原理　黄酮类化合物分子中有游离的 3-羟基或 5-羟基存在时可与 Zr^{4+} 反应生成黄色的络合物。但是两种锆络合物对酸的稳定性不同。3-羟基、4-羰基络合物的稳定性比 5-羟基、4-羰基络合物的稳定性强。因此当向反应液中继续加入枸橼酸后，5-羟基黄酮的黄色溶液显著褪色，而 3-羟基黄酮溶液仍呈鲜黄色。

（2）样品与试剂

样品：$1mg \cdot mL^{-1}$ 的芦丁、槲皮素、橙皮苷、葛根素甲醇溶液。

试剂：1％氧氯化锆甲醇溶液，2％枸橼酸甲醇溶液。

（3）操作方法　取 4 支洁净的试管，分别加入 $1mg \cdot mL^{-1}$ 的芦丁、槲皮素、橙皮苷、葛根素甲醇溶液 1mL，之后每支试管各加入 1％氧氯化锆甲醇溶液 2～3 滴，观察溶液颜色变化。再加入等体积的 2％枸橼酸甲醇溶液，稍加热，观察并比较实验结果。

6. 黄酮类的金属离子络合反应——氨性氯化锶反应

（1）基本原理　在氨性甲醇溶液中，黄酮类化合物分子中的邻二酚羟基可与 Sr^{2+} 络合，生成绿色至棕色乃至黑色沉淀。

（2）样品与试剂

样品：$1mg \cdot mL^{-1}$ 的芦丁、槲皮素、橙皮苷、葛根素甲醇溶液。

试剂：$0.01mol \cdot L^{-1}$ 氯化锶甲醇溶液，氨蒸气饱和的甲醇溶液。

（3）操作方法　取 4 支洁净的试管，分别加入 $1mg \cdot mL^{-1}$ 的芦丁、槲皮素、橙皮苷、葛根素甲醇溶液，之后分别加入 3 滴 $0.01mol \cdot L^{-1}$ 氯化锶甲醇溶液，再加 3 滴氨蒸气饱和的甲醇溶液，观察并比较实验结果。

7. 硼酸显色反应

（1）基本原理　黄酮类化合物分子中存在 5-羟基、4-羰基结构时，在酸性条件下可以硼酸反应，生成亮黄色。

（2）样品与试剂

样品：$1mg \cdot mL^{-1}$ 的芦丁、槲皮素、橙皮苷、葛根素甲醇溶液。

试剂：1％硼酸水溶液。

（3）操作方法　将上述样品液分别点于硅胶板上，喷洒 1％硼酸水溶液，干燥后于紫外荧光灯下观察并比较结果。

8. 碱性试剂显色反应——浓氨水溶液显色反应

（1）基本原理　黄酮类化合物分子结构中的酚羟基具有一定的酸性，在碱性环境下容易形成酚氧负离子。酚氧原子的电子在羰基的影响下，通过共轭效应转移到羰基氧原子上，形成新的共轭体系，呈现颜色变化。

（2）样品与试剂

样品：$1mg \cdot mL^{-1}$ 的芦丁、槲皮素、橙皮苷、葛根素甲醇溶液。

试剂：浓氨水溶液。

（3）操作方法　将上述样品液分别点于硅胶板上，干燥后，置于氨缸中，用 NH_3 熏后观察黄色是否加深，并比较熏 NH_3 前后的荧光变化情况。

实验十五　三萜类和甾体类成分的理化鉴定

一、实验目的与要求

1. 验证和巩固三萜类和甾体类成分的主要理化性质。
2. 掌握三萜类和甾体类成分的定性鉴别反应。

二、实验背景

三萜（triterpenoid）是一类由 30 个碳原子组成的萜类化合物，生源上是由鲨烯经过甲戊二羟酸（MVA）途径合成而来。三萜皂苷是由三萜皂苷元和糖结合而成，其苷元结构多具有羧基，故又称之为酸性皂苷。常见的苷元为四环三萜和五环三萜。存在自然界较多的四环三萜有达玛烷型、羊毛脂烷型、甘遂烷型、环阿屯烷型等；五环三萜有齐墩果烷型、乌苏烷型、羽扇豆烷型等。常见的天然药物如人参、酸枣、灵芝、黄芪、雪胆、甘草、地榆、白头翁、雷公藤等，都含有三萜类成分。

甾体（steroid）是一类具有环戊烷骈多氢菲甾核的化学成分，生源上也是经过甲戊二羟酸途径合成而来。甾核的四个环有不同的稠合方式。C-3 位常有羟基取代，可与糖结合成苷。C-10 和 C-13 位有角甲基取代，C-17 位有侧链。根据 C-17 侧链结构的不同，天然甾体类可分为 C_{21} 甾类、强心苷类、甾体皂苷类、植物甾醇、昆虫变态激素、胆酸等。

强心苷类（cardiac glycoside）是由强心苷元和糖结合而成的甾体化合物，具有强心作用。强心苷 C-17 为不饱和内酯环，五元环的 $\Delta^{\alpha\beta}$-γ-内酯称为甲型强心苷，六元环的 $\Delta^{\alpha\beta,\gamma\delta}$-$\delta$-内酯称为乙型强心苷。常见的天然药物如夹竹桃、毛花洋地黄、紫花洋地黄、海葱、蟾酥等，均含有强心苷类化合物。

甾体皂苷类（steroidal saponin）是一类由螺甾烷类化合物和糖结合而成的寡糖苷，因其苷元结构大多不含羧基，呈中性，故又称为中性皂苷。甾体皂苷的苷元由 27 个碳原子组成，基本骨架属于螺甾烷的衍生物。根据螺甾烷结构中 C-25 的构型和 F 环的环合状态，甾体皂苷类主要包括螺甾烷醇、异螺甾烷醇、呋甾烷醇类、变形螺甾烷醇等结构类型。常见的天然药物如知母、穿山龙薯蓣、黄山药、蒺藜、重楼、菝葜等，均含有甾体皂苷类化合物。

三萜苷元和甾体皂苷元多有较好的结晶，能溶于石油醚、苯、乙醚、三氯甲烷等低极性有机溶剂，而不溶于水；而三萜和甾体皂苷元若与糖成苷，则极性增大，不易结晶，大多为白色无定形粉末，一般可溶于水，易溶于热水、稀醇和热乙醇中，几乎不溶于乙醚、苯、丙酮等有机溶剂。强心苷多为无定形粉末或无色结晶，有旋光性，一般可溶于水、丙酮及醇类等极性溶剂，略溶于乙酸乙酯、含醇三氯甲烷，几乎不溶于乙醚、苯、石油醚等非极性溶剂。

三萜皂苷和甾体皂苷多数具有苦而辛辣味，还具有吸湿性。皂苷水溶液大多能破坏红细胞而有溶血作用。皂苷水溶液经强烈振摇能产生持久性的泡沫，且不因加热而消失，这是由于皂苷的表面活性引起的。同时三萜皂苷的水溶液可以和一些金属盐类如铅盐、钡盐、铜盐等产生沉淀，甾体皂苷能与碱式铅盐或钡盐形成沉淀；另外，绝大多数三萜皂苷和甾体皂苷能在无水条件下遇强酸发生颜色反应；强心苷除甾体母核所产生的颜色反应外，还可因结构中含有不饱和内酯环和2-去氧糖而产生显色反应。

三、实验原理与内容

1. 皂苷鉴别——泡沫试验

（1）基本原理　泡沫试验是检测皂苷的经典方法。由于三萜皂苷元和甾体皂苷元具有一定亲脂性，而糖链具有亲水性，当内部亲脂基团和亲水基团比例相当时，使其能够降低水溶液表面张力而具有表面活性。皂苷水溶液经振摇能够产生大量持久性泡沫，并且加热不消失。若其中一种基团的比例大于另一种基团，就不能呈现这种活性。

所产生的泡沫高度还可用于区分三萜皂苷和甾体皂苷，泡沫高度与溶液 pH 有关。准备酸液管 pH 为 1，碱液管 pH 为 13，分别振摇。三萜皂苷属于酸性皂苷，两管所形成的泡沫高度相近。甾体皂苷属于中性皂苷，在碱液中可形成较稳定的泡沫，因此碱液管比酸液管的泡沫高出数倍。

（2）样品与试剂

样品：人参皂苷 Rg1，薯蓣皂苷。

试剂：$0.1mol \cdot L^{-1}$ 氢氧化钠溶液，$0.1mol \cdot L^{-1}$ 盐酸溶液。

（3）操作方法　取 2 支试管，分别加入人参皂苷 Rg1 和薯蓣皂苷粉末 1～2mg，加入热水溶解。用力振摇 1min，如产生大量泡沫，放置 10min，观察和记录试管中泡沫现象。

另取 2 支试管，各加入人参皂苷 Rg1 热水提取液 1mL，一支试管内加入 2mL $0.1mol \cdot L^{-1}$ 氢氧化钠溶液，另一支试管加入 2mL $0.1mol \cdot L^{-1}$ 盐酸溶液，将两管塞紧用力振摇 1min，观察和比较两支试管中的泡沫现象。

另取 2 支试管，各加入薯蓣皂苷热水提取液 1mL，一支试管内加入 2mL $0.1mol \cdot L^{-1}$ 氢氧化钠溶液，另一支试管加入 2mL $0.1mol \cdot L^{-1}$ 盐酸溶液，将两支试管塞紧用力振摇 1min，观察和比较两支试管中的泡沫现象。

2. 皂苷鉴别——溶血试验

（1）基本原理　皂苷在水溶液中能与红细胞壁上的胆甾醇结合，生成不溶于水的分子复合物，破坏红细胞的正常渗透，使细胞内渗透压增加而发生崩解，从而导致溶血现象。

（2）样品与试剂

样品：人参皂苷 Rg1，薯蓣皂苷。

试剂：蒸馏水，0.8%NaCl 水溶液，2%红细胞悬浮液。

（3）操作方法　取 3 支试管，其中一支试管加入蒸馏水 0.5mL，另两支试管分别加入人参皂苷 Rg1 和薯蓣皂苷的水溶液 0.5mL，然后分别加入 0.5mL 0.8% NaCl 水溶液，摇匀，再加入 1mL 2%红细胞悬浮液，充分摇匀，观察溶血现象。

3. 三萜或甾体母核——浓硫酸-醋酐反应（Liebermann-Burchard 反应）

（1）基本原理　三萜皂苷或甾体皂苷在无水条件下，与强酸（硫酸、磷酸、高氯酸）、中等强酸（三氯乙酸）或 Lewis 酸（氯化锌、三氯化铝、三氯化锑）反应，会产生颜色变化或荧光。具体作用原理尚不清楚，主要是使羟基脱水，增加双键结构，再经双键移位、双分子缩合等反应生成共轭双烯系统，又在酸的作用下形成阳碳离子而呈色。全饱和的、3 位又无羟基或羰基的化合物呈阴性反应。

若三萜皂苷或甾体皂苷与浓硫酸-醋酐反应，则溶液界面初呈红色，试管内溶液逐渐呈现红、紫、蓝、绿、污绿等颜色，最后褪色。

（2）样品与试剂

样品：人参皂苷 Rg1，薯蓣皂苷。

试剂：浓硫酸-醋酐试剂（1∶20），冰醋酸。

（3）操作方法　取 2 支试管，分别加入人参皂苷 Rg1 和薯蓣皂苷样品 1～2mg，再分别加入 1mL 冰醋酸使溶解，加浓硫酸-醋酐（1∶20）混合液数滴，观察颜色变化。

4. 三萜或甾体母核——三氯乙酸反应（Rosen-Heimer 反应）

（1）基本原理　基本原理同"3. 三萜或甾体母核——浓硫酸-醋酐反应"。若三萜皂苷或甾体皂苷与三氯乙酸反应，硅胶薄层板上将发生红色渐变成紫色的颜色反应。

（2）样品与试剂

样品：人参皂苷 Rg1，薯蓣皂苷。

试剂：25% 三氯乙酸的乙醇溶液，乙醇。

（3）操作方法　取 2 支试管，加入人参皂苷 Rg1 和薯蓣皂苷样品 1～2mg，分别溶解于乙醇中，再分别点样于硅胶板上，喷洒 25% 三氯乙酸的乙醇溶液，观察并比较结果。

5. 三萜或甾体母核——三氯甲烷-浓硫酸反应（Salkowski 反应）

（1）基本原理　基本原理同"3. 三萜或甾体母核——浓硫酸-醋酐反应"。若三萜皂苷或甾体皂苷与三氯甲烷-浓硫酸反应，则三氯甲烷层出现红色或青色，硫酸层出现绿色荧光。

（2）样品与试剂

样品：人参皂苷 Rg1，薯蓣皂苷。

试剂：浓硫酸，氯仿。

（3）操作方法　取 2 支试管，加入人参皂苷 Rg1 及薯蓣皂苷样品 1～2mg，分别溶于 2mL 氯仿中，沿管壁缓慢滴加浓硫酸 2mL，观察氯仿层及浓硫酸层颜色变化

6. 甲型强心苷的五元不饱和内酯环——碱性亚硝酰铁氰化钠反应（Legal 反应）

（1）基本原理　甲型强心苷类 C-17 侧链的五元不饱和内酯环，在碱性溶液中，双键转位能形成活性次甲基，能与活性次甲基试剂反应而显色。乙型强心苷在碱性溶液中不能产生活性次甲基，故不能发生该反应。

甲型强心苷与碱性亚硝酰铁氰化钠试剂反应，反应液呈深红色并渐渐褪去。反应机理可能是硝酰铁氰化钠试剂中的亚硝基和活性次甲基反应生成肟基衍生物而留在络合阴离子内，Fe^{3+} 被还原为 Fe^{2+}。

（2）样品与试剂

样品：地高辛。

试剂：吡啶，0.5% 亚硝酰铁氰化钠溶液，10% 氢氧化钠溶液。

（3）操作方法　取 1 支试管，加入地高辛样品 1～2mg，溶解于 1mL 吡啶中，加入 0.5% 亚硝酰铁氰化钠溶液 3～4 滴，混匀，再滴加 10% 氢氧化钠溶液 3～4 滴，观察并记录试管中颜色变化。

7. 甲型强心苷的五元不饱和内酯环——3,5-二硝基苯甲酸反应（Kedde 反应）

（1）基本原理　基本原理同"6. 甲型强心苷的五元不饱和内酯环——碱性亚硝酰铁氰

化钠反应"。若甲型强心苷与3,5-二硝基苯甲酸反应,则溶液产生红或紫红色。

（2）样品与试剂

样品：地高辛。

试剂：乙醇,Kedde试剂（1g 3,5-二硝基苯甲酸溶于50mL甲醇中,加入2mol·L^{-1} NaOH溶液50mL,用时新配）。

（3）操作方法　取1支试管,加入地高辛样品1～2mg,加入乙醇溶解,再加入Kedde试剂3～4滴,观察并记录试管中颜色变化。

8. 甲型强心苷的2-去氧糖反应——Keller-Kiliani反应

（1）基本原理　此反应是α-去氧糖的特征反应,对有游离α-去氧糖或反应条件下能水解出α-去氧糖的强心苷可显色。该反应对α-去氧糖与其他羟基糖（如葡萄糖）连接的二糖、三糖及乙酰化的α-去氧糖均不显色,因为它们在此条件下不能水解产生游离的α-去氧糖。

若有α-去氧糖存在,乙酸层渐呈蓝色或蓝绿色,界面的呈色是由于浓硫酸对苷元所起的氧化作用向下层扩散,其显色随苷元羟基、双键的位置和数目不同而异,可显红色、绿色、黄色等。

（2）样品与试剂

样品：地高辛。

试剂：含有少量三氯化铁的冰醋酸,浓硫酸。5％硫酸铁1mL,加冰醋酸99mL溶解,制备形成Keller-Kiliani试剂。

（3）操作方法　取1支试管,加入地高辛样品1～2mg,溶于5mL的Keller-Kiliani试剂中,沿管壁缓缓加入浓硫酸1mL,使分层静置,观察界面和乙酸层的颜色变化。

实验十六　生物碱类成分的理化鉴定

一、实验目的与要求

1. 验证和巩固生物碱类成分的主要理化性质。
2. 掌握生物碱类成分的重要鉴别反应。

二、实验背景

生物碱（alkaloid）是含有负氧化态氮原子、存在于生物有机体中的环状化合物。负氧化态氮包括胺（−3价）、氮氧化物（−1价）、酰胺（−3价）和季铵（−3价）化合物,但排除了含硝基（+3价）和亚硝基（+1价）的化合物如马兜铃酸等。环状结构排除了小分子的胺类、非环的多胺和酰胺类化合物。生物碱的存在形式根据分子中氮原子所处的状态主要分为六类：游离碱类、盐类、酰胺类、N-氧化物类、氮杂缩醛类、其他类〔如亚胺（C＝N）、烯胺（—N—C＝C）、苷、季铵碱、酯等〕。生物碱根据化学结构结合生源可分为：吡咯类、哌啶类、托品类、喹啉类、异喹啉类、吲哚类、萜类、甾体类等生物碱。生物碱分布广泛,主要分布于木兰科、毛茛科、小檗科、防己科、罂粟科、龙胆科、马钱科等植物中。常见的天然药物如黄连、麻黄、苦参、益母草、马钱子、延胡索、川乌等都含有生物碱类成分。

生物碱多数为无色或白色结晶形固体,少数为无定形粉末,个别生物碱为液态。生物碱多数具有苦味。固体生物碱一般具有确定的熔点，液态生物碱及少数小分子生物碱在常压下可随水蒸气蒸馏。生物碱在不同溶剂中的溶解度与结构中氮原子的存在状态、分子的大小、结构中官能团的种类和数目以及溶剂的性质等因素有关。根据溶解性，可将生物碱分为亲脂性生物碱和水溶性生物碱。亲脂性生物碱主要包括仲胺碱和叔胺碱，它们易溶于苯、乙醚、三氯甲烷烃等亲脂性有机溶剂，在甲醇、乙醇中也有较好的溶解度。水溶性生物碱主要包括季铵型生物碱及少数小分子叔胺碱，它们易溶于水，也可溶于甲醇、乙醇。

大多数生物碱在酸性条件下，可与沉淀试剂反应生成难溶于水的复盐或络合物沉淀，称为生物碱沉淀反应。

三、实验原理与内容

1. 碘化铋钾试剂反应（Dragendorff 试剂）

（1）基本原理　在酸性条件下，生物碱与金属盐类试剂碘化铋钾反应，生成难溶于水的红棕色复盐而产生沉淀。

（2）样品与试剂

样品：汉防己的 1% 酸水液，汉防己甲素的 1% 酸水液。

试剂：①碘化铋钾试剂。溶液 I：硝酸铋 0.85g，加入 10mL 冰醋酸和 40mL 水，混合溶解即得；溶液 II：取碘化钾 0.8g，加 20mL 水溶解即得。②储存液：取溶液 I 和溶液 II 等量混合即得，置于棕色瓶中可长期保存。③显色剂：取储存液 1mL，加入 2mL 冰醋酸和 10mL 水，混合即得，用前配制。

（3）操作方法　在 2 支试管中分别加入汉防己和汉防己甲素的 1% 酸水液，再分别加入碘化铋钾试剂 2～3 滴，观察并记录试管中所显示的颜色。

2. 碘-碘化钾试剂反应（Wagner 试剂）

（1）基本原理　在酸性条件下，生物碱与金属盐类试剂碘-碘化钾试剂反应，生成难溶于水的褐棕色复盐而产生沉淀。

（2）样品与试剂

样品：汉防己的 1% 酸水液，汉防己甲素的 1% 酸水液。

试剂：碘-碘化钾试剂（取 1g 碘和 10g 碘化钾，溶于 50mL 水，加热，加冰醋酸 2mL，用水稀释至 100mL）。

（3）操作方法　在 2 支试管中分别加入汉防己和汉防己甲素的 1% 酸水液，再分别加入碘-碘化钾试剂 2～3 滴，观察并记录试管中所显示的颜色。

3. 雷氏铵盐试剂反应（Ammoniumreineckate 试剂）

（1）基本原理　在酸性条件下，生物碱与金属盐类试剂雷氏铵盐反应生成难溶于水的紫红色复盐而产生沉淀。

（2）样品与试剂

样品：汉防己的 1% 酸水液，汉防己甲素的 1% 酸水液。

试剂：2% 雷氏铵盐试剂（取 2g 硫氰化铬铵，溶于 100mL 水中即得，临用时配制）。

（3）操作方法　在 2 支试管中分别加入汉防己和汉防己甲素的 1% 酸水液，再分别加入 2% 雷氏铵盐试剂 2～3 滴，观察并记录试管中所显示的颜色。

4. 苦味酸试剂反应（Hager 试剂）

（1）基本原理　在酸性条件下，生物碱与大分子酸类试剂苦味酸反应，生成难溶于水的黄色复盐而产生沉淀。

（2）样品与试剂

样品：汉防己的1%酸水液，汉防己甲素的1%酸水液。

试剂：1%苦味酸试剂（取1g苦味酸，溶于100mL蒸馏水中即得）。

（3）操作方法　在2支试管中分别加入汉防己和汉防己甲素的1%酸水液，再分别加入1%苦味酸试剂2～3滴，观察并记录试管中所显示的颜色。

实验十七　挥发油或油脂类成分的理化鉴定

一、实验目的与要求

1. 验证和巩固挥发油类物质的主要理化性质。
2. 掌握典型挥发油类化合物定性鉴别反应。

二、实验背景

挥发油（volatile oil）又称精油（essential oil），是一类具有芳香气味、可随水蒸气蒸馏且与水不相混溶的挥发性油状成分的总称。挥发油的化学成分类型主要分为四类：萜类、芳香族、脂肪族和其他类化合物。其中含量最多的是萜类成分，主要包括单萜、倍半萜和它们的含氧衍生物。挥发油广泛地存在于植物中，特别是菊科植物中的菊、蒿、艾等，芸香科植物中的芸香、降香、花椒等；伞形科植物中的小茴香、川芎、当归等；唇形科植物中的薄荷、藿香、紫苏等；姜科植物中的郁金、姜黄、豆蔻等和樟科植物中的樟、肉桂、乌药等最多。

在常温下，挥发油多为无色或淡黄色的液体，在低温时其主要成分可能结晶析出，大多数具有香气或其他特殊气味，且可自行挥发。挥发油多数比水轻，仅少数比水重，相对密度一般为0.85～1.065。挥发油不溶于水，易溶解于乙醇、乙醚、三氯甲烷、脂肪油中。挥发油多有旋光性与折射率，比旋度为+97°～177°，折射率为1.43～1.61。挥发油是由多种化学成分组成的混合物，故无确定的沸点与凝固点。

挥发油中含有不同类别的成分，因结构中特定官能团的不同，可通过相应化学反应进行定性分析。

三、实验原理与内容

1. 一般检查

将挥发油的石油醚提取液滴于滤纸上，如滤纸上的斑点经挥发而消失，则说明可能含有挥发油。如果油斑不消失，则说明可能含有油脂。

2. 酚类——三氯化铁显色反应

（1）基本原理　挥发油中的酚类成分与三氯化铁反应，可生成蓝色或绿色的络盐。

（2）样品与试剂

样品：丁香酚。

试剂：乙醇，1%$FeCl_3$乙醇溶液。

（3）操作方法　在试管中加入1mL乙醇，再加入1滴丁香酚并混匀，最后加入1～2滴1%$FeCl_3$乙醇溶液，观察并记录试管中所显示的颜色。

3. 羰基化合物——Tollen's 反应

（1）基本原理　Tollen 试剂（氨银配合物）能够被挥发油中的醛类化合物还原为银单质，进而导致沉淀生成。挥发油中的酮类化合物无此反应。

（2）样品与试剂

样品：桂皮醛，樟脑。

试剂：乙醇，$0.1mol \cdot L^{-1}$ 硝酸银溶液，$5mol \cdot L^{-1}$ 的氨水溶液，硝酸银和氨水溶液等体积混合，制备形成 Tollen 试剂。

（3）操作方法　在 2 支试管中分别加入 1.5mL Tollen 试剂，之后向其中一支加入 1 滴桂皮醛的乙醇溶液，另一支加入 1 滴樟脑的乙醇溶液，60～80℃水浴，观察 2 支试管中是否有银镜产生。

4. 薁类化合物——Sabety 反应

（1）基本原理　薁类化合物与溴的三氯甲烷溶液反应能够呈现蓝色、紫色或者绿色，用此方法可以鉴定挥发油中的薁类化合物。

（2）样品与试剂

样品：愈创木薁。

试剂：三氯甲烷，5％溴的三氯甲烷溶液。

（3）操作方法　在试管中加入 1mL 三氯甲烷和 1 滴愈创木薁，再向试管中滴加 5％溴的三氯甲烷溶液，观察并记录试管中颜色变化。

实验十八　有机酸类成分的理化鉴定

一、实验目的与要求

1. 验证和巩固有机酸类物质的主要理化性质。
2. 掌握典型有机酸类化合物定性鉴别反应。

二、实验背景

有机酸（organic acid）是指一类含有羧基的化合物。根据烃基的结构不同，有机酸可分为三类：脂肪族、芳香族及萜类有机酸。羧基与脂肪烃基相连结者，称为脂肪酸，如棕榈酸、油酸、花生四烯酸等。羧基与芳香烃基相连结者，称为芳香酸，如水杨酸、咖啡酸、绿原酸等。羧基与萜类相连结者，称为萜类有机酸，如甘草次酸、齐墩果酸、山楂酸等。根据其分子中所含羧基的数目不同，有机酸还可以分为一元羧酸、二元羧酸和多元羧酸。有机酸在植物的根、茎、叶、花、果实中广泛分布。含有有机酸的天然药物有金银花、山楂、乌梅、五味子、覆盆子等。

常温下，含 9 个碳原子以下的有机酸多为油状液体，含 10 个碳原子以上的有机酸为蜡状固体，二元羧酸和芳香酸多数是结晶性固体。小分子脂肪酸和含极性基团较多的脂肪酸易溶于水，难溶于有机溶剂；大分子脂肪酸和芳香酸多为亲脂性化合物，易溶于有机溶剂而难溶于水。有机酸的沸点随着分子量的增加而升高。有机酸一般是弱酸，但能与碱金属、碱土金属结合成盐。

有机酸可以通过 pH 试纸、酸碱指示剂等进行定性分析。

三、实验原理与内容

1. pH 试纸检查

取生药的水提取液或乙醇提取液，用 pH 试纸检查其 pH，若呈酸性，即表示可能含有游离酸或酚性化合物。

2. 溴百里酚蓝反应

（1）基本原理　溴百里酚蓝是一种灵敏的酸碱指示剂，在酸性环境中呈黄色。因此当检测有机酸时在蓝色背景下显示黄色斑色。

（2）样品与试剂

样品：油酸。

试剂：0.1%溴百里酚蓝的乙醇溶液（70%乙醇溶解）。

（3）操作方法　将样品液点样于硅胶板上，喷洒 0.1%溴百里酚蓝的乙醇溶液，观察并比较结果。

3. 溴的四氯化碳

（1）基本原理　不饱和有机酸能够与溴发生加成反应，从而使溴溶液褪色。

（2）样品与试剂

样品：油酸。

试剂：四氯化碳，2%溴的四氯化碳溶液。

（3）操作方法　在试管中加入 1mL 油酸的四氯化碳溶液，再加入 2 滴 2%溴的四氯化碳溶液，振摇，观察和记录试管中的颜色变化。

实验十九　酚类和鞣质类成分的理化鉴定

一、实验目的与要求

1. 验证和巩固酚类和鞣质类成分的主要理化性质。
2. 掌握典型酚类和鞣质类化合物定性鉴别反应。

二、实验背景

酚（phenol）是指芳香烃中苯环上的氢原子被羟基取代所生成的化合物，根据其分子所含的羟基数目可分为一元酚、二元酚和多元酚。大多数酚是无色针状结晶或白色结晶，少数烷基酚为高沸点液体。酚类化合物具有特殊的芳香气味，呈弱酸性，在空气或碱性环境中易被氧化。

鞣质（tannin），又称单宁，是存在于植物体内的一类结构较为复杂的多元酚类化合物。鞣质能与蛋白质结合形成不溶于水的沉淀，可用于生产工业上的鞣革，因此称为"鞣质"。根据化学结构特征可分为三类：可水解鞣质、缩合鞣质和复合鞣质。可水解鞣质是由酚酸或多元醇通过苷键或酯键形成的化合物，易被酸、碱、酶水解。缩合鞣质是以黄烷-3-醇为单元构成的缩合物，单元之间以 C—C 键连接，因此不易被水解。黄烷-3-醇单元中最常见的是儿茶素和表儿茶素。复合鞣质是由黄烷-3-醇与可水解鞣质部分通过 C—C 键连接而成的化合物，同时具有可水解鞣质与缩合鞣制的性质。很多天然药物中含有鞣质，如五倍子、诃子、地榆、牡丹皮、儿茶、钩藤、槟榔、虎杖、槟榔等。鞣质大多为无定形粉末，仅少数为晶体。味涩，易潮解。鞣质的分子量通常为 $500\sim3000$。具有较强的极性，大多可溶于水、乙醇和甲醇，形成胶体溶液；还可溶于乙酸乙酯和丙酮，但不溶于石油醚、乙醚、三氯甲烷、苯等低极性溶剂。鞣质具有较多的酚羟基，在空气或碱性环境中易发生氧化反应而使颜色加深。

由于酚类或鞣质类成分含有酚羟基及易被氧化的性质，故可通过相应化学反应对其进行定性分析。

三、实验原理与内容

1. 三氯化铁显色反应

（1）基本原理　酚类或鞣质类水溶液与三氯化铁反应可产生蓝、墨绿、或蓝紫色沉淀，其原理为酚取代溶剂化离子中的溶剂分子而形成铁络合物。

（2）样品与试剂

样品：五倍子水提液（含可水解鞣质），儿茶水提液（含缩合鞣质），没食子酸（酚类）。

试剂：$1\%FeCl_3$ 溶液，水。

（3）操作方法　将五倍子水提液、儿茶素水提液、没食子酸各 $1\sim2mL$ 分别加入 3 支试管中，再分别加入 $1\sim2$ 滴 $1\% FeCl_3$ 溶液，观察和记录试管中所显示的颜色变化。

2. 明胶沉淀反应

（1）基本原理　鞣质能与蛋白质如明胶反应产生沉淀，非鞣质如小分子酚类不能产生沉淀。明胶是亲水性的高分子蛋白质，可以通过氢键吸附将其肽键与鞣质结合，形成高分子化合物沉淀。

（2）样品与试剂

样品：五倍子水提液（含可水解鞣质），儿茶水提液（含缩合鞣质），没食子酸（酚类）。

试剂：明胶溶液，水。

（3）操作方法　将五倍子水提液、儿茶水提液、没食子酸各 $1\sim2mL$ 分别加入 3 支试管中，再分别加入 $3\sim4$ 滴明胶溶液，观察和记录试管中是否有沉淀生成。

3. 生物碱沉淀反应

（1）基本原理　鞣质能与生物碱反应产生沉淀，非鞣质如小分子酚类不能产生沉淀。

（2）样品与试剂

样品：五倍子水提液（含可水解鞣质），儿茶水提液（含缩合鞣质），没食子酸（酚类）。

试剂：0.1% 咖啡碱水溶液，水。

（3）操作方法　将五倍子水提液、儿茶水提液、没食子酸各 $1\sim2mL$ 分别加入 3 支试管中，再分别加入 $3\sim4$ 滴 0.1% 咖啡碱水溶液，观察和记录试管中是否有沉淀生成。

4. 鞣红反应

（1）基本原理　鞣红是指缩合鞣质与无机酸共热，很易氧化脱水缩合形成难溶于水的红棕色沉淀。而可水解鞣质不发生此反应，可区分两者。

（2）样品与试剂

样品：五倍子水提液（含可水解鞣质），儿茶水提液（含缩合鞣质）。

试剂：盐酸，水。

（3）操作方法　将五倍子水提液和儿茶水提液 $1\sim2mL$ 分别加入 2 支试管中，再分别加入 $0.5mL$ 盐酸，加热煮沸 $30min$ 左右，放冷，观察和记录试管中是否有红棕色沉淀生成。

实验二十 氨基酸、肽和蛋白质类成分的理化鉴定

一、实验目的与要求

1. 验证和巩固氨基酸、肽和蛋白质类物质的主要理化性质。
2. 掌握典型氨基酸、肽和蛋白质类成分的定性鉴别反应。

二、实验背景

氨基酸广泛存在于动植物体内，是结构中同时含有氨基（—NH$_2$）和羧基（—COOH）的一类化合物，是肽和蛋白质组成的基本单位。根据氨基和羧基的相对位置不同，氨基酸又可分为 α-，β-，γ-或 δ-氨基酸。肽类化合物根据氨基酸的数目不同可分为寡肽和多肽。通常将含 10 个以下氨基酸残基的肽称为寡肽；10～50 个氨基酸残基的肽称为多肽。根据肽的分子形状，肽类化合物还可分为直链肽和环肽。直链肽是以直链的形式存在，氨基酸序列以水平方式从左边的 N 端开始依次写到右边的 C 端。而环肽是指主要由氨基酸肽键形成的一类含氮环状化合物。蛋白质是由 50 个以上 α-氨基酸残基通过肽键连接而成的一条或多条肽链，经翻译后加工而生成的具有特定立体结构的活性生物大分子。蛋白质的不同在于其氨基酸的种类、数目、排列顺序和肽链空间结构的不同，故蛋白质功能也不同。

氨基酸、多肽和蛋白质，均含有碱性基团（—NH$_2$）和酸性基团（—COOH），在固体状态或水溶液中通常以两性离子存在，具有旋光性、等电点、酸碱性的物理性质。蛋白质在水溶液中形成的颗粒直径为 1～100nm，具有胶体性质，且不稳定，容易以沉淀析出。此外，当蛋白质受到物理或化学因素影响时，会导致蛋白质变性。

由于氨基酸、肽和蛋白质中的游离 α-氨基和肽键与相应化学试剂能发生颜色反应，因此可通过茚三酮和双缩脲反应进行定性分析。

三、实验原理与内容

1. 茚三酮反应（Ninhydrin 反应）

（1）基本原理　在加热条件及弱酸环境下，通常 α-氨基酸及末端含有游离 α-氨基的肽类和蛋白质，能够与茚三酮试剂反应生成蓝紫色的衍生物。

（2）样品与试剂

样品：L-丙氨酸，谷胱甘肽，决明子药材。

试剂：茚三酮显色液（将 0.2g 茚三酮溶于 100mL 乙醇，混合均匀即得）。

（3）操作方法　取 L-丙氨酸、谷胱甘肽、决明子药材各 0.1g，分别用 1mL 乙醇超声溶解后，点样于硅胶板上，喷洒茚三酮显色液，然后在 110℃加热直至斑点显色，观察和记录颜色变化。

2. 双缩脲反应（Biuret 反应）

（1）基本原理　在碱性溶液中，双缩脲（H$_2$NOC—NH—CONH$_2$）能与铜离子（Cu^{2+}）作用，形成蓝色、紫色或红紫色络合物。由于肽类和蛋白质分子中含有很多与双缩脲结构相似的肽键，因此也能发生阳性反应。而氨基酸无此反应。

（2）样品与试剂

样品：L-丙氨酸，谷胱甘肽，决明子药材。

试剂：双缩脲试剂（将 1％硫酸铜水溶液和 40％NaOH 水溶液，等量混合即得）。

（3）操作方法　取 L-丙氨酸、谷胱甘肽、决明子药材各 0.1g，分别用 1mL 乙醇超声溶解后，再取试液 0.5mL，加入双缩脲试剂 3～5 滴，摇匀，冷时观察并记录颜色变化。

第四部分
综合性实验

实验一　中成药的显微鉴别

一、实验目的与要求

1. 掌握中成药的显微鉴定方法。
2. 掌握知柏地黄丸各组成粉末的鉴别特征。

二、实验背景

知柏地黄丸为黑棕色的浓缩丸，气微，味苦、酸。其主要功效为滋阴清热。用于阴虚火旺，潮热盗汗，口干咽痛，耳鸣遗精，小便短赤。本品由八味药组成，分别为知母、熟地黄、黄柏、山茱萸（制）、山药、牡丹皮、茯苓、泽泻。

熟地黄为玄参科植物地黄的干燥块根，将生地黄照蒸法蒸至黑润，取出，晒至约八成干时，切厚片或块，或将生地黄照酒炖法炖至酒吸尽，取出，晾晒至外皮液稍干时，切厚片或块，干燥即得"熟地黄"。性微温，味甘。能补血滋阴，益精填髓。用于血虚萎黄，心悸怔忡，月经不调，崩漏下血，肝肾阴虚，腰膝酸软，骨蒸潮热，盗汗遗精，内热消渴，眩晕，耳鸣，须发早白。

茯苓为多孔菌科真菌茯苓的干燥菌核，多于7～9月进行采挖，挖出后除去泥沙，堆置"发汗"，内部水分渗出后，摊开晾至表面干燥，再"发汗"，反复数次至现皱纹、内部水分大部散失后，干燥，称"茯苓个"；或将鲜茯苓按不同部位切制，用刀削取外皮得"茯苓皮"；中心部分切成块片，称"茯苓块"和"茯苓片"，带棕红色或淡红色部分切成的片块称"赤茯苓"，近白色部分切成的片块称"白茯苓"。带松根者称"茯神"。性平，味甘、淡。能利水渗湿，健脾，宁心。用于水肿尿少，痰饮眩悸，脾虚食少，便溏泄泻，心神不安，惊悸失眠。

山药为薯蓣科植物薯蓣的干燥根茎，主产于河南新乡地区，性平，味甘。补脾胃，益肺肾。用于脾虚食少、久泻不止、肺虚喘咳、肾虚遗精、带下、尿频、虚热消渴。麸炒山药补脾健胃，用于脾虚食少、泄泻便溏、白带过多。

泽泻为泽泻科植物泽泻的干燥块茎，始载于《神农本草经》，列为上品。性寒，味甘。清湿热，利小便，降血脂。

黄柏为芸香科植物黄皮树的干燥树皮，习称"川黄柏"。味苦，性寒。能清热燥湿，泻火除蒸，解毒疗疮。

山茱萸为山茱萸科植物山茱萸的干燥成熟果实，浙江产山茱萸为著名的"浙八味"之一。性微温，味酸、涩。能补益肝肾，收敛固脱。用于眩晕耳鸣、腰膝酸痛等。

牡丹皮为毛茛科植物牡丹的干燥根皮，性微寒，味苦、辛。清热凉血，活血散瘀。

知母为百合科植物知母的干燥根茎，性寒，味苦。清热，除烦，滋阴。

三、实验仪器与试剂

1. 仪器

显微镜、临时装片具。

2. 试剂

知柏地黄丸、蒸馏水、水合氯醛试液、甘油醋酸试液。

四、实验内容

1. 处方

熟地黄 40g、山茱萸 20g、牡丹皮 15g、山药 20g、茯苓 15g、泽泻 15g、知母 10g、黄柏 10g。

2. 单味药材粉末特征

用醋酸甘油封片观察淀粉粒；用水合氯醛不加热封片观察菊糖；用水合氯醛加热封片观察组织细胞的特征，综合单味药材的特征，分析知柏地黄丸中的主要鉴别特征。

3. 知柏地黄丸粉末特征

取知柏地黄丸 1 粒，放于培养皿中，加水 2 滴，自然崩解，取少量丸中心的粉末，按需要照"2. 单味药材粉末特征"项下，分别制片，置于显微镜下观察。

① 淀粉粒众多，较大，三角状卵形或矩圆形，直径 $10\sim24\sim40\mu m$，脐点短缝状或人字状；草酸钙针晶较大，长 $95\sim240\mu m$，多成束。（检山药）

② 白色与棕色菌丝。（检茯苓）

③ 薄壁组织灰棕色至黑棕色，细胞多皱缩，内含棕色核状物。（检熟地黄）

④ 草酸钙簇晶存在于无色薄壁细胞中，直径 $9\sim30\sim45\mu m$，有时整个排列成行。（检牡丹皮）

⑤ 果皮表皮细胞橙黄色，表面观类多角形，垂周壁略连珠状增厚。（检山茱萸）

⑥ 薄壁细胞类圆形，有椭圆形纹孔，直径 $3\sim14\sim20\mu m$。（检泽泻）

⑦ 草酸钙针晶束长 $35\sim80\sim110\mu m$，有的针晶粗达 $7\mu m$，似柱晶，破断面似方晶。（检知母）

⑧ 石细胞与纤维鲜黄色，可见异形石细胞及散在的方晶，方晶直径 $8\sim16\sim24\mu m$。（检黄柏）

⑨ 菊糖类圆形，存在于果皮细胞中。（检山茱萸）

五、注意事项

1. 所用盖玻片和载玻片应保持洁净。新片要用洗液浸泡或用肥皂水煮半小时以上；用流水冲洗后，再用蒸馏水冲洗 $1\sim2$ 次，最后浸置于 $70\%\sim90\%$ 乙醇中，备用。

2. 进行显微鉴别时，一般先以甘油醋酸封片观察，然后以水合氯醛封片观察，最后再加热透化或滴加其他理化试剂进行显微观察。所以在实验中，首先应观察淀粉粒、菊糖等，不论其多少和大小，均应作记录；其次方是其他的显微特征。

3. 应借助偏光装置寻找和观察显微标本，尤其是淀粉粒、结晶物、纤维、石细胞、导管等特征。

4. 为提高显微鉴别的正确性，可以对照药材或已经鉴定品种的药材为参照进行观察。

5. 成方制剂鉴别前，应了解处方组成和制法，分析处方中各种药材的主要鉴别特征及其量的多少，进行显微鉴别时，应观察 3～5 张以上装片，使特征不致遗漏。

六、思考题

1. 绘制知柏地黄丸的显微鉴别特征图。
2. 怎样进行中成药的显微鉴定？在鉴定过程中要注意哪些问题？

实验二 生药质量标准的制订

一、实验目的与要求

1. 掌握我国法定生药质量标准的主要内容。
2. 掌握生药质量标准制订的常用方法和具体操作。
3. 熟悉生药质量控制的意义和现状。

二、实验背景

生药品种繁多，来源复杂，产地也各不相同，由于历代本草记载、地区用药名称和使用习惯的不同，类同品、代用品和民间用药的不断出现，生药的同名异物、品种混乱现象普遍存在，直接影响到药材质量。质量稳定的生药是临床用药安全有效、中成药质量稳定的先决条件。因此，制订生药质量标准，有效控制生药质量，具有重要的科学意义和实际应用价值。

目前，我国生药质量控制主要依据三级标准，即：一级为国家药典标准；二级为原国家食品药品监督管理总局（CFDA）❶ 颁发的药品标准，简称局（部）颁标准；三级为各省、直辖市、自治区卫生厅（局）审批的药品标准及炮制规范，简称地方标准。以上三个标准，以国家药典为准，目前主要以《中国药典》（2015 年版）作为生药质量控制的依据，以局（部）颁标准为补充，中药材仍然存在地方标准。

药品质量标准是对药品的质量规格及检测方法所做的技术规定，是药品生产、供应、使用、检验和管理部门必须共同遵守的法定依据。我国法定生药质量标准的内容包括：名称、汉语拼音、药材拉丁名、基源（来源）、性状、鉴别、检查、浸出物、含量测定、炮制、性味与归经、功能与主治、用法与用量、注意及贮藏等内容。

三、实验仪器与试剂

1. 仪器

高效液相色谱仪、显微镜、恒温水浴锅、电子天平、马弗炉、旋转蒸发仪、循环水式多用真空泵、紫外分析仪、超声波清洗器、恒温干燥箱、铁架台、三颈瓶、烧杯、抽滤瓶、布

---

❶ 国家食品药品监督管理总局（CFDA）于 2018 年机构调整后，改为国家药品监督管理局（NMPA）。

氏漏斗、玻璃漏斗、无灰滤纸、量筒、硅胶 H 板、毛细管、玻璃层析柱。

2. 试剂

对照药材、化学标准品、蒸馏水、鉴别试剂、无水乙醇、三氯甲烷、甲醇、冰醋酸、乙腈等常用试剂。

四、实验内容

1. 基源鉴定

原植（动、矿）物需经详细鉴定，包括：原植（动）物的科名、中文名、学名、药用部位、采收季节和产地加工等；矿物药包括矿物的类、族、矿石名或岩石名、主要成分及产地加工。

2. 性状鉴定

观察生药的形状、大小、色泽、表面、质地、断面、气、味等特征，对生药真实性进行鉴定。除必须鲜用的按鲜品鉴别外，一般以完整的干药材为主；易破碎的药材还须鉴别破碎部分；对皱缩的全草、叶和花类生药，可先用热水浸泡。生药的大小鉴定应观察较多的生药样品，并有一定的大小幅度。生药表面和断面的色泽应在日光下观察；表面特征应包括皮类生药的外表面和内表面，叶类生药的上表面和下表面。之后用手接触药材，感知药材的质地，并折断或者用刀横切（或削）生药，观察生药折断时的现象和断面特征。鼻闻生药也是生药性状鉴定的常用方法，对于气味不明显的生药，可搓碎、切碎后或用热水浸泡后嗅闻。口尝生药时要特别小心，尤其是有强烈刺激性和剧毒的生药，取样量要少，且迅速吐出并漱口。

3. 鉴别

生药鉴别包括经验鉴别、显微鉴别（组织切片、粉末或表面制片、显微化学）、一般理化鉴别、色谱或光谱鉴别及其他鉴别方法。

显微鉴定的第一步是根据鉴别对象和目的的不同制作合适的显微制片，主要包括组织制片、表面制片和粉末制片。具体显微鉴定方法和鉴定要点参见本书第一部分第二章第三节"生药的显微鉴定"部分。一般理化鉴别主要包括显色反应、沉淀反应、微量升华、发泡性、荧光分析等方法，鉴定生药的真伪和品质优劣，具体内容详见第一部分第二章第七节"生药的理化鉴定"部分。《中国药典》（2015 版）生药鉴别项下主要采用薄层色谱法，对比供试品的色谱图和同法获得的化学对照品、对照提取物、对照药材薄层色谱图，以达到鉴别的目的。

4. 检查

检查主要包括杂质、水分、灰分、酸不溶性灰分、重金属、砷盐、农药残留量、有关的毒性成分等项目。

（1）杂质检查　取规定量的样品，摊开，用肉眼或者放大镜（5～10 倍）观察，将杂质拣出或者筛分，称重，计算杂质在供试品中所占的百分数。如果杂质难以从外观形态鉴别的，可用显微、理化鉴别方法试验。

（2）水分测定　测定生药水分含量的常用方法有烘干法和甲苯法。烘干法适用于不含或少含挥发性成分的生药，甲苯法适用于含挥发性成分的生药。对于含挥发性成分的贵重生药，则采用减压干燥法或者气相色谱法。

（3）灰分测定　测试样品粉碎过二号筛，取 2～3g 置于炽灼至恒重的坩埚中，称定质量（准确至 0.01g），缓慢炽热，至完全炭化时，逐渐升高温度至 500～600℃，使完全灰化并至恒重。根据残渣质量计算样品中含总灰分的百分数。

取上项所得的总灰分，在坩埚中加入稀盐酸约 10mL，用表面皿覆盖坩埚，置于水浴上加热 10min，表面皿用热水 5mL 冲洗，洗液并入坩埚中，用无灰滤纸滤过，坩埚内的残渣用水洗于滤纸上，并洗涤至洗液不显氯化物反应为止。滤渣连同滤纸移至同一坩埚中，干燥，炽灼至恒重。根据残渣质量，计算供试品中酸不溶性灰分的含量（%）。

（4）重金属、农药残留等有害物质检测　《中国药典》（2015 年版）收载四种重金属检查法，分别是硫代乙酰胺法、炽灼法、硫化钠法和微孔滤膜法，实际应用中对生药多采用硫代乙酰胺法［详细内容参见《中国药典》（2015 年版）四部通则 0821］。砷盐检查主要有古蔡氏法和二乙基二硫代氨基甲酸银法［详细内容参见《中国药典》（2015 年版）四部通则 0822］。

农药残留量检测的主要测定方法是气相色谱法，目前还采用气质联用、液质联用及高效液相色谱法检测农药残留。

（5）生药中的毒性成分及其控制　生药本身含有的一些有毒化学成分（内源性毒性成分），因为过量使用或者误用而产生毒性，因此生药质量标准中也要对内源性毒性成分进行限量控制。如含有马兜铃酸类肾脏毒性的药材、含有吡咯里西啶生物碱类肝毒性成分的药材以及含有乌头碱类成分的药材等。

5. 浸出物

参照《中国药典》（2015 年版）四部通则浸出物测定要求（通则 2201），若生药的有效成分或主成分尚不明确或无精确定量方法测定其成分的含量，可根据已知成分的溶解性质，选取适当的溶剂为溶媒，测定生药中可溶性物质的含量，即浸出物的含量作为质量指标，以初步评价生药的品质。通常选用水、一定浓度的乙醇、乙醚作浸出物测定。

6. 含量测定

以中医理论为指导，结合现代科学研究选择具有生理活性的主要化学成分，作为有效或者指标性成分进行针对性定量。有效成分尚不清楚而化学上大类成分清楚的，可对总成分如总黄酮、总生物碱、总皂苷进行测定。之后，根据检测样品的特点和有关化学成分的性质，选择相应的测定方法，建立含量测定项目，评价药物的内在质量，并衡量其商品是否达到要求以及产品是否稳定。可以引用药典或文献收载的与其相同成分的测定方法，但因品种不同，自行建立的新含量测定方法应包含方法的线性关系、精密度、重现性、稳定性试验及回收率试验等。含量限度的制订应有足够的、具代表性的样品数据为基础，至少测 10 批样品 20 个数据。

当建立化学成分的含量测定有困难时，可建立相应的指纹图谱或生物测定等其他方法。

7. 性味归经

生药包括寒、热、温、凉四种药性，辛、甘、酸、苦、咸五种味。归经指生药的主要作用部位。

8. 功能主治

功能主治指生药的主要功能和临床主治病症。

9. 用法用量

用法是指生药的使用方法，如口服、外用等。用量指成人一日服用剂量。

10. 注意

该项用于说明生药在临床使用中应该注意的问题，如孕妇及其他疾患和体质方面的禁忌、饮食的禁忌，或注明该药为剧毒药等。

11. 贮藏

该项用于说明生药的贮藏方法和贮藏条件等。

五、注意事项

1. 实验材料的获取。实验的生药样品来源对药材质量和质量标准研究至关重要。实验样品材料需要亲自采集，依据权威分类学专著或请分类学家准确鉴定。实验样品不宜购买，因为在药店、药市购买的药材无法得知其确定的采收时间及产地等重要信息，更常有混淆品、误用品或非药用部位混充混充却难以判定的情况。

2. 生药鉴别特征的确定。一个好的药材鉴定方法，能够用于准确鉴定特定的药材，并有效地区别形态相似的近缘种类或其他混伪品。也就是说，我们建立的药材性状、显微和薄层色谱等鉴定特征和方法必须具有高度的专属性，能够真正起到控制生药质量，保证临床用药安全和合理。

3. 质量控制目标物和指标的合理设置。一种生药往往含有数十至数百种化学成分，所含有的诸多成分相互协调，综合地发挥疗效。因此，一个缺乏对多成分同时进行定量分析的标准，是无法可靠地评价及控制特定药材质量的。但目前由于大多数药材品种的活性成分尚不够明了，加之分析技术水平的局限性，各类药材标准对其质量的控制仍限于个别或少数几个成分。这不仅与质量控制的要求有较大差距，甚至往往由此得出错误的质量分析结论。因此，在生药质量控制目标物和指标的设置中，应针对反映药材质量的本质（活性成分群）进行质量控制，进而反映生药多成分、多靶点的作用特点。

六、思考题

1. 生药的限量控制主要有哪些内容？
2. 生药质量标准制订中有哪些常用的方法？
3. 现行生药质量控制方法存在哪些不足之处？有哪些新技术、新方法可以解决？
4. 生药质量控制的目的和意义是什么？

实验三　八角茴香的鉴别及挥发油的提取、鉴定和含量测定

一、实验目的与要求

1. 掌握八角茴香性状鉴别的方法。
2. 掌握挥发油类化合物的理化性质以及常用的提取和鉴定方法。
3. 熟悉气相色谱测定挥发性物质的原理和方法。
4. 了解应用气质联用分离和鉴定挥发油主要成分的方法。

二、实验背景

八角茴香为木兰科植物八角茴香 *Illicium verum* Hook. f. 的干燥成熟果实。具有温阳散寒，理气止痛等功效。用于治疗寒疝腹痛，肾虚腰痛，胃寒呕吐，脘腹冷痛等病症。八角茴香中含有挥发油类、黄酮类、有机酸类、氨基酸类等化合物。其中挥发油类成分主要包括反式茴香脑、茴香醚、茴香醛等（图 4-3-1）。有机酸类成分主要含有莽草酸，是已知抗禽流

感药物达菲的合成原料之一。此外，八角茴香还具有促进唾液和胃液分泌，增进食欲，促进消化的药理作用。

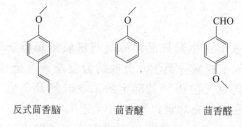

反式茴香脑　　　茴香醚　　　茴香醛

图 4-3-1　反式茴香脑、茴香醚、茴香醛结构式

反式茴香脑是八角茴香挥发油的主要成分之一，化学名为 1-甲氧基-4-丙烯基苯，分子式为 $C_{10}H_{12}O_4$，分子量为 148，是淡黄色液体，带有甜味，具茴香的特殊香气，熔点为 $20\sim21℃$，沸点为 $234\sim237℃$，密度为 $0.99g \cdot mL^{-1}$，折射率为 1.56。不溶于水，能与氯仿、乙醚混溶，可溶于苯、乙酸乙酯、丙酮、石油醚、甲醇和乙醇。

三、实验仪器与试剂

1. 仪器

电热套、天平、阿贝折射仪、铁架台、圆底烧瓶、挥发油提取器、冷凝管、烧杯、三角烧瓶、硅胶 G 板、点样毛细管、展开缸、喷瓶、滴管。

2. 试剂

八角茴香、蒸馏水、无水硫酸钠、无水乙醇、石油醚、乙酸乙酯、香草醛、浓硫酸、高锰酸钾、2,4-二硝基苯肼、浓盐酸、溴甲酚绿。

四、实验内容

1. 八角茴香的性状鉴别

本品为聚合果，多由 8 蓇葖果组成，放射状排列于中轴上。蓇葖果长 $1\sim2cm$，宽 $0.3\sim0.5cm$，高 $0.6\sim1cm$；外表面红棕色，有不规则皱纹，顶端呈鸟喙状，上侧多开裂；内表面淡棕色，平滑，有光泽；质硬而脆。果梗长 $3\sim4cm$，连于果实基部中央，弯曲，常脱落。每个蓇葖果含种子 1 粒，扁卵圆形，长约 6mm，红棕色或黄棕色，光亮，尖端有种脐；胚乳白色，富油性。气芳香，味辛、甜。

2. 挥发油的提取和鉴定

（1）八角茴香挥发油的提取　称取过三号筛八角茴香粗粉 10g，置于 1000mL 圆底烧瓶中，加入蒸馏水 500mL 和玻璃珠数粒，振摇混合后，连接挥发油提取器与回流冷凝管，自冷凝管上端加水使充满提取器的刻度部分，并溢流入蒸馏瓶时停止。置于电热套中或用其他适宜方法加热至提取器中挥发油油量不再增加，冷置，分层。开启提取器下端活塞，使油层下降至其上端与刻度"0"线平齐，读取挥发油量，计算其含量（%），缓缓放出水分，接收挥发油，加入无水硫酸钠干燥，密闭保存。

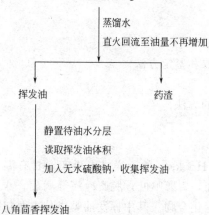

八角茴香粉10g

↓　蒸馏水
↓　直火回流至油量不再增加

挥发油　　　　　　药渣

↓　静置待油水分层
↓　读取挥发油体积
↓　加入无水硫酸钠，收集挥发油

八角茴香挥发油

图 4-3-2　八角茴香挥发油的提取流程

图 4-3-2 为八角茴香挥发油提取流程。

（2）挥发油的色泽、气味　取上述提取得到的八角茴香挥发油适量，观察并记录其色泽及气味。

（3）挥发油折射率的测定　使用无水乙醇清洁阿贝折射仪的棱镜，滴加八角茴香挥发油于棱镜表面，要做到均匀，无气泡。打开折射仪的遮光板，盖上反光镜，旋转粗调节旋钮，使明暗界线处于视野中间，旋转消除色散旋钮，使明暗边线清晰，读取并记录八角茴香挥发油的折射率。用擦镜纸轻轻吸干样品溶液，用无水乙醇清洁棱镜，溶剂挥干后垫上擦镜纸，归还仪器。

（4）挥发油的油斑试验　将八角茴香挥发油滴于滤纸上，加温烘烤，观察油斑是否消失，并记录现象。

（5）八角茴香挥发油的硅胶薄层色谱鉴定

① 对照品溶液的制备　精密称取反式茴香脑对照品适量，加无水乙醇制成每 1mL 含 1mg 的溶液，作为对照品溶液。

② 样品溶液的制备　取"2. 挥发油的提取和鉴定"项下制备所得"八角茴香挥发油"约 0.1mL，加 1mL 无水乙醇使其溶解，即得。

③ 硅胶薄层色谱鉴定

吸附剂：四块硅胶 G 板（大小 2cm×10cm）。

展开剂：石油醚-乙酸乙酯（9∶1）展开至全板 2/3 处，取出晾干，再放入石油醚中展开至前沿。

显色剂：a. 1% 香草醛-浓硫酸；b. 2% 高锰酸钾水溶液；c. 2,4-二硝基苯肼盐酸液；d. 溴甲酚绿乙醇液。

样品色谱中，在与对照品色谱相应的位置上，显相同颜色的斑点，分别观察颜色，并计算各斑点 R_f 值。

3. 八角茴香中反式茴香脑的含量测定

（1）色谱条件与系统适用性试验　以聚乙二醇 20000（PEG-20M）毛细管柱（柱长为 30m，内径为 0.32mm，膜厚度为 0.25pm）为色谱柱。程序升温：初始温度 100℃，以每分钟 5℃ 的速率升温至 200℃，保持 8min；进样口温度 200℃，检测器温度 200℃。理论板数按反式茴香脑色谱峰计算应不低于 30000。

（2）对照品溶液的制备　取反式茴香脑对照品适量，精密称定，加乙醇制成每 1mL 含 0.4mg 的溶液，即得。

（3）供试品溶液的制备　取本品粉末（过三号筛）约 0.5g，精密称定，精密加入乙醇 25mL，称定质量，超声处理（功率 600W，频率 40kHz）30min，放冷，再称定质量，用乙醇补足减失的质量，摇匀，滤过，取续滤液，即得。

（4）测定法　分别精密吸取对照品溶液与供试品溶液各 2μL，注入气相色谱仪，测定，即得。本品含反式茴香脑（$C_{10}H_{12}O$）不得少于 4.0%。

五、注意事项

1. 加入八角茴香粗粉时，应小心，勿粘在烧瓶口；加入烧瓶里面应轻轻摇匀药粉，不能有药粉黏附在烧瓶上；药粉在回流过程中不要干结在烧瓶壁上。

2. 收集挥发油时，要注意尽量做到油水分离。若收集的挥发油水分较多时，应加入适量无水硫酸钠脱水，注意无水硫酸钠的加入应少量多次，避免过量。

3. 使用阿贝折射仪按照操作方法进行，使用擦镜纸清洁棱镜时动作要轻柔，勿划伤棱镜。

4. 用硅胶薄层点样时，如果挥发油浓度较高，可用无水乙醇稀释后再点板。

六、思考题

1. 如何保存挥发油？原理是什么？

2. 重油型挥发油要用什么样的提取器提取？

3. 还有哪些药材中含有相对密度大于1的挥发油？请举例。

4. 滴加样品溶液于阿贝折射仪的棱镜表面时，需要做到均匀，无气泡。这样操作的原因是什么？

5. 薄层色谱展开时，为何需要二次展开？

6. 实验中所用4种显色剂分别是针对哪类物质显色的？

7. 什么是折射率？阿贝折射仪测算折射率的原理是什么？

实验四　当归的鉴别及挥发油的提取、鉴定和含量测定

一、实验目的与要求

1. 掌握当归的性状鉴别方法。

2. 掌握挥发油类成分的理化性质，以及水蒸气蒸馏提取挥发油的原理和一般操作。

3. 熟悉当归中挥发油类成分含量测定的分析方法。

二、实验背景

当归为伞形科植物当归 *Angelic asinensis*（Oliv.）Diels 的干燥根，具有补血活血、调经止痛、润肠通便的功效。用于血虚萎黄，眩晕心悸，月经不调，经闭痛经，虚寒腹痛，风湿痹痛，跌扑损伤，痈疽疮疡，肠燥便秘。酒当归活血通经，用于经闭痛经，风湿痹痛，跌打损伤。研究表明当归含有挥发油、有机酸、多糖和黄酮等多种化学成分。当归及其主要化学成分具有广泛的生物活性，对造血系统、循环系统、神经系统等均有药理作用。可增加心脏血液供应、降低心肌耗氧量、保护心肌细胞；降血脂及抗实验性动脉粥样硬化；能促进血红蛋白及红细胞的生成；抗血小板聚集；对机体免疫功能具有促进作用。

挥发油是当归中主要有效成分之一，含量约为1%。其中藁本内酯的含量最高，其次为正丁烯酞内酯，两者均为发挥抗胆碱作用的有效成分，结构见图4-4-1。藁本内酯化学名为

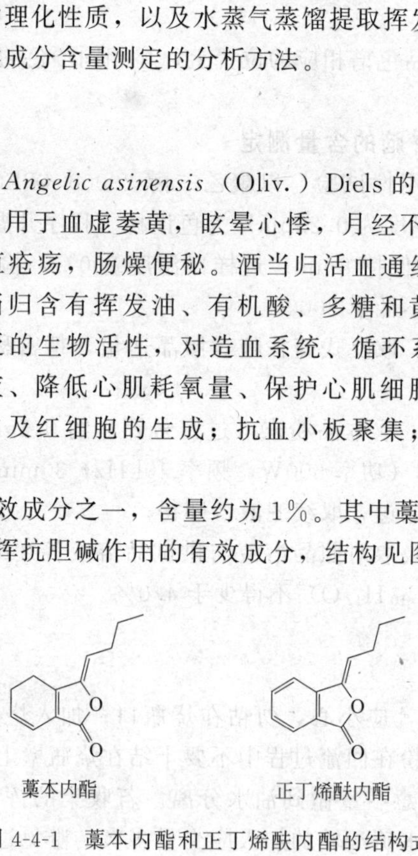

藁本内酯　　　　　　　　正丁烯酞内酯

图 4-4-1　藁本内酯和正丁烯酞内酯的结构式

3-丁烯基-4,5-二氢-1（3H)-异苯并呋喃酮，分子式为 $C_{12}H_{14}O_2$，分子量为 190.24，微黄色油状物，熔点为 168～169℃。

三、实验仪器与试剂

1. 仪器
高效液相色谱仪、超声波提取器、硅胶 G 板、毛细管、恒温干燥箱、烧杯、抽滤瓶、挥发油提取器、玻璃漏斗、滤纸、量筒。

2. 试剂
当归药材，藁本内酯对照品，色谱级乙腈，甲醇，蒸馏水，正己烷，石油醚，乙酸乙酯，甲酸。

四、实验内容

1. 当归的性状鉴别
本品略呈圆柱形，下部有支根 3～5 条或更多，长 15～25cm。表面浅棕色至棕褐色，具纵皱纹和横长皮孔样突起。根头（归头）直径 1.5～4cm，具环纹，上端圆钝，或具数个明显突出的根茎痕，有紫色或黄绿色的茎和叶鞘的残基；主根（归身）表面凹凸不平；支根（归尾）直径 0.3～1cm，上粗下细，多扭曲，有少数须根痕。质柔韧，断面黄白色或淡黄棕色，皮部厚，有裂隙和多数棕色点状分泌腔，木部色较淡，形成层环黄棕色。有浓郁的香气，味甘、辛、微苦。柴性大、干枯无油或断面呈绿褐色者不可供药用。

2. 当归挥发油的提取和鉴定
（1）当归挥发油的提取　取当归剪碎（长度为 0.5～1cm），称取当归 100g，置于 1000mL 圆底烧瓶中，加蒸馏水 500mL、玻璃珠数粒。连接挥发油测定器与回流冷凝管。自冷凝管上端加水使充满挥发油测定器的刻度部分，并溢流入烧瓶时为止。置于电热套中缓缓加热置沸，并保持微沸，至测定器中油量不再增加，停止加热，放置片刻，开启测定器下端的活塞，将水缓缓放出，至油层上端到达刻度 0 线以上 5mm 处为止。放置 1h 以上，再开启活塞使油层下降至其上端恰与刻度 0 线平齐，读取油层量，计算供试品中挥发油的含量（％）。

图 4-4-2 为当归挥发油的提取流程。

（2）挥发性试验　将少许当归挥发油蘸于滤纸上，挥动纸片，观察油迹是否挥散消失。

（3）当归挥发油的硅胶薄层色谱鉴定

① 样品溶液的制备　取上述"当归挥发油的提取"项下的挥发油约 0.1mL，挥干，

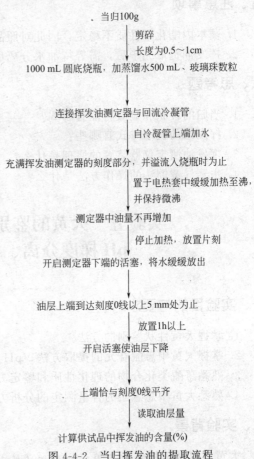

当归100g

↓剪碎
长度为 0.5～1cm

1000 mL 圆底烧瓶，加蒸馏水500 mL、玻璃珠数粒

↓

连接挥发油测定器与回流冷凝管

↓
自冷凝管上端加水

充满挥发油测定器的刻度部分，并溢流入烧瓶时为止

↓
置于电热套中缓缓加热至沸，并保持微沸

测定器中油量不再增加

↓
停止加热，放置片刻

开启测定器下端的活塞，将水缓缓放出

↓

油层上端到达刻度0线以上5 mm处为止

↓放置1h以上

开启活塞使油层下降

↓

上端恰与刻度0线平齐

↓
读取油层量

计算供试品中挥发油的含量(%)

图 4-4-2　当归挥发油的提取流程

将挥干后的残渣加甲醇 1mL 使溶解，作为供试品溶液。

② 对照品溶液的制备　取藁本内酯对照品适量，精密称定，加甲醇制成每 1mL 含 0.1mg 藁本内酯的溶液。

③ 硅胶薄层色谱鉴定　吸取上述两种溶液各 10μL，分别点于同一硅胶 G 薄层板上，以石油醚（60～90℃）-乙酸乙酯（9：1）为展开剂，展开，取出，晾干，置于紫外光灯（365nm）下检视。供试品色谱中，在与对照品色谱相应的位置上，显相同颜色的荧光斑点。

3. 当归挥发油中藁本内酯的含量测定

（1）色谱条件与系统适用性试验　以十八烷基硅烷键合硅胶为填充剂；以乙腈-1％甲酸水（80：20）为流动相，流速为 1mL·min^{-1}，柱温 25℃，检测波长为 350nm。理论板数按藁本内酯峰计算应不低于 1000。

（2）对照品溶液的制备　取藁本内酯对照品适量，精密称定，加甲醇制成每 1mL 含 0.1mg 藁本内酯的溶液。

（3）供试品溶液的制备　取本品粉末（过三号筛）约 0.2g，精密称定，置于具塞锥形瓶中，精密加入甲醇 20mL，称定重量，超声处理 1h。取出放置至室温，甲醇补足减失的重量，摇匀，静置，0.45μm 微孔滤膜过滤，即得。

（4）测定法　分别精密吸取对照品溶液与供试品溶液各 10μL，注入液相色谱仪，洗脱 30min，测定，即得。

本品按干燥品计算，含藁本内酯（$C_{12}H_{14}O_2$）不得少于 1.2％。

五、注意事项

1. 藁本内酯化学性质不稳定，因此对照品和供试品溶液配制后应在 2h 内检测。
2. 挥发油提取完毕后，需等待油水分离后，再将油放出。

六、思考题

1. 当归的性状和显微特征有哪些？
2. 挥发油的提取方式有哪些？
3. 挥发油测定仪器装置的原理是什么？
4. 水蒸气蒸馏法的操作方法是什么？

实验五　大黄的鉴别及蒽醌苷元的提取、pH 梯度分离、鉴定和含量测定

一、实验目的与要求

1. 掌握大黄性状鉴别的方法。
2. 掌握大黄中蒽醌苷元的提取方法；pH 梯度萃取法的原理及操作技术。
3. 熟悉蒽醌类化合物的理化性质和鉴定方法。
4. 熟悉大黄中总蒽醌的含量测定的分析方法

二、实验背景

大黄为蓼科植物掌叶大黄（*Rheum palmatclm* L.）、药用大黄（*R. officinale* Baill.）

及唐古特大黄（*R. tangutium* Maxim. et Balf.）的干燥根和根茎。大黄为常用中药，早在《神农本草经》中就有记载。其性苦，寒。具有泻下攻积、清热泻火、凉血解毒、逐瘀通经、利湿退黄等功效。用于实热积滞便秘，血热吐衄，目赤咽肿，痈肿疔疮，肠痈腹痛，瘀血经闭，产后瘀阻，跌打损伤，湿热痢疾，黄疸尿赤，淋证，水肿，外治烧烫伤等。现代药理研究表明，大黄具有泻下作用，其有效成分为番泻苷类，游离蒽醌类泻下作用较弱。大黄酸、大黄素和芦荟大黄素都具有较强的抗菌作用。此外，大黄还有抗肿瘤、利胆保肝、利尿、止血作用等。

大黄的主要成分为蒽醌衍生物，总含量为 2%～5%，包括游离和结合状态，如大黄酸、大黄素、芦荟大黄素、大黄素甲醚、大黄酚等（图 4-5-1）。

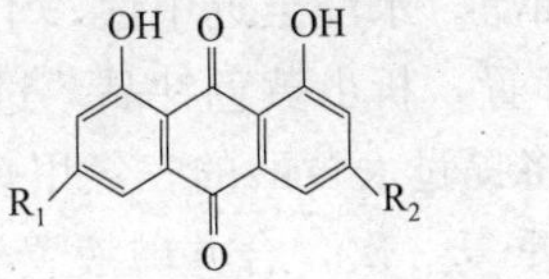

大黄酸	R_1=H	R_2=COOH
大黄素	R_1=CH$_3$	R_2=OH
芦荟大黄素	R_1=H	R_2=CH$_2$OH
大黄素甲醚	R_1=CH$_3$	R_2=OCH$_3$
大黄酚	R_1=CH$_3$	R_2=H

图 4-5-1 大黄酸、大黄素、芦荟大黄素、大黄素甲醚、大黄酚的结构式

大黄中蒽醌苷元，其结构不同，因而酸性强弱也不同，其酸性强弱一般顺序排列为：—COOH＞两个以上 β-OH＞一个 β-OH＞两个 α-OH＞一个 α-OH。图 4-5-1 中 5 种蒽醌苷元首先共有 2 个 α-OH。其中大黄酸又连有—COOH，酸性最强；大黄素又连有一个 β-OH，酸性次之；芦荟大黄素又连有一个苄醇，酸性第三；大黄素甲醚和大黄酚只有 2 个 α-OH，酸性接近且最弱。故可以采用 pH 梯度萃取法，用 pH 由低至高的碱性溶液萃取分离各蒽醌苷元。之后，可根据大黄素甲醚和大黄酚极性吸附大小不同，采用硅胶柱分离。

三、实验仪器与试剂

1. 仪器

电热套、水浴锅、天平、旋转蒸发仪、循环水式多用真空泵、恒温干燥箱、铁架台、圆底烧瓶、烧杯、抽滤瓶、布氏漏斗、分液漏斗、量筒、硅胶 H 板、毛细管、层析缸、滤纸、棉花、pH 试纸等。

2. 试剂

大黄药材、甲醇、三氯甲烷、浓盐酸、5%碳酸氢钠溶液、5%碳酸钠溶液、0.25%氢氧化钠溶液、3%氢氧化钠溶液、环己烷、乙酸乙酯、醋酸镁、氨水、薄层色谱硅胶等。

四、实验内容

1. 大黄的性状鉴别

大黄药材呈类圆柱形、圆锥形、卵圆形或不规则块状，长 3～17cm，直径 3～10cm。除尽外皮者表面黄棕色至红棕色，有的可见类白色网状纹理及星点（异型维管束）散在，残留的外皮棕褐色，多具绳孔及粗皱纹。质坚实，有的中心稍松软，断面淡红棕色或黄棕色，显颗粒性；根茎髓部宽广，有星点环列或散在；根木部发达，具放射状纹理，形成层环明显，无星点。气清香，味苦而微涩，嚼之粘牙，有沙粒感。

2. 大黄中蒽醌苷元的提取、分离和鉴定

（1）总蒽醌苷元的提取　称取过三号筛大黄粗粉 100g，置于圆底烧瓶中，加入甲醇 500mL，加热回流提取 1h，滤过。滤液减压浓缩至无醇味，加 8％盐酸 500mL，超声 5min，加三氯甲烷 500mL，回流 1h，分出酸水层，三氯甲烷液为总蒽醌苷元，留作进一步分离和精制。

（2）蒽醌苷元的分离和精制

① 大黄酸的分离和精制　将上述三氯甲烷液移至分液漏斗中，加 5％碳酸氢钠水溶液 100mL 振摇萃取，重复 3 次，合并碱液置于烧杯中，搅拌下缓慢滴加浓 HCl 调 pH 至 2。静置，待黄色沉淀析出完全后，抽滤，水洗至近中性，干燥，得深褐色粉末。粉末加适量冰醋酸加热溶解，趁热过滤，滤液静置，析出黄色针晶，过滤，即得精制大黄酸。

② 大黄素的分离和精制　将提过大黄酸的三氯甲烷溶液继续移至分液漏斗中，加 5％碳酸钠水溶液 100mL 振摇萃取，重复 3 次，合并碱液置于烧杯中，搅拌下缓慢滴加浓 HCl 调 pH 至 2。静置，待黄色沉淀析出完全后，抽滤，水洗至近中性，干燥，称重。粉末加适量丙酮加热溶解，趁热过滤，滤液静置，析出橙色针晶，过滤，即得精制大黄素。

③ 芦荟大黄素的分离与精制　余下三氯甲烷液移至分液漏斗后，加 0.25％氢氧化钠溶液萃取 3 次，合并碱液置于烧杯中，搅拌下缓慢滴加浓 HCl 调 pH 至 2。静置，得橙色沉淀，抽滤，水洗至近中性，干燥，称重。再用乙酸乙酯精制，得橙色针晶，即为精制芦荟大黄素。

④ 大黄酚和大黄素甲醚的分离　萃取余下三氯甲烷溶液，用 3％氢氧化钠溶液萃取 3 次，合并碱液置于烧杯中，搅拌下缓慢滴加浓 HCl 调 pH 至 3，静置后析出黄色沉淀，过滤，水洗至中性，干燥，即为大黄酚和大黄素甲醚混合物，以此作为硅胶柱色谱分离的样品。

称取 15g 200～300 目柱层析用硅胶进行湿法装柱。取 100mg 大黄酚和大黄素甲醚混合物，用 0.3g 200～300 目柱色谱用硅胶吸附拌样，挥干溶剂后，干法上样。环己烷-乙酸乙酯（10∶1）作为洗脱剂进行柱色谱洗脱，收集各流分，每 10mL 为 1 流分，用硅胶 TLC 检查合并流分，回收溶剂至干，分别用乙酸乙酯重结晶，可得精制大黄酚和大黄素甲醚。

图 4-5-2 为大黄蒽醌苷元的提取、分离流程。

（3）蒽醌苷元的硅胶薄层色谱鉴定

① 对照品溶液的制备　精密称取大黄酸、大黄素、芦荟大黄素、大黄酚和大黄素甲醚对照品适量，加无水乙醇制成每 1mL 含 1mg 的溶液，作为对照品溶液。

② 样品溶液的制备　称取 pH 梯度萃取法分离得到的样品及硅胶柱色谱分离得到的样品适量，加无水乙醇制成每 1mL 含 1mg 的溶液，作为样品溶液。

③ 硅胶薄层色谱　分别吸取各样品溶液和对照品溶液，点样于硅胶 H 板上，用洗耳球吹干，以环己烷-乙酸乙酯（7∶3）为展开剂，展开，取出，晾干，先在紫外灯（365nm）下观察色斑，再用氨气熏后显色。记录图谱并计算 R_f 值。

（4）蒽醌苷元的化学鉴别

① 碱液试验　分别取 pH 梯度萃取法分离得到的样品及硅胶柱色谱分离得到的样品适量，置于小试管中，加 95％乙醇 1mL 溶解，再加 2％氢氧化钠溶液 2～3 滴，观察溶液颜色变化。

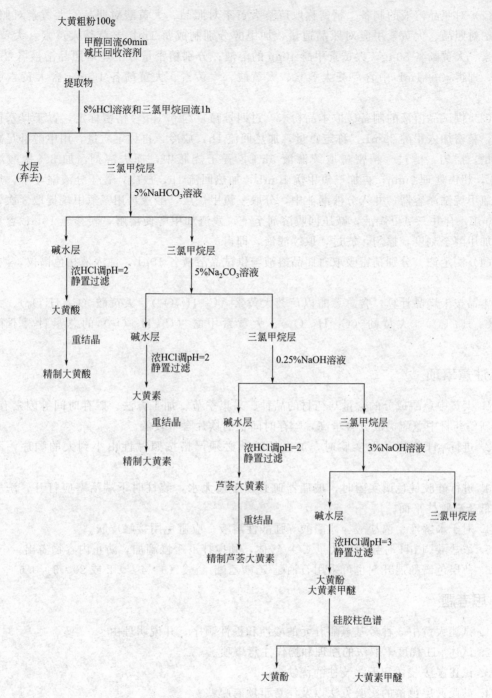

图 4-5-2 大黄蒽醌苷元的提取、分离流程

② 醋酸镁试验 分别取 pH 梯度萃取法分离得到的样品及硅胶柱色谱分离得到的样品适量，置于小试管中，加 95％乙醇 1mL 溶解，再加 0.5％醋酸镁乙醇溶液 2～3 滴，观察溶液颜色变化。

3. 大黄总蒽醌的含量测定

（1）色谱条件与系统适用性试验 以十八烷基硅烷键合硅胶为填充剂；以甲醇-0.1％磷酸水（85：15）为流动相；检测波长为 254nm。理论板数按大黄素峰计算应不低于 3000。

（2）对照品溶液的制备　精密称取芦荟大黄素对照品、大黄酸对照品、大黄素对照品、大黄酚对照品、大黄素甲醚对照品适量，加甲醇分别制成每1mL含芦荟大黄素、大黄酸、大黄素、大黄酚各80μg，大黄素甲醚40μg的溶液；分别精密量取上述对照品溶液各2mL，混匀，即得（每1mL中含芦荟大黄素、大黄酸、大黄素、大黄酚各16μg，含大黄素甲醚8μg）。

（3）供试品溶液的制备　取本品粉末（过四号筛）约0.15g，精密称定，置于具塞锥形瓶中，精密加入甲醇25mL，称定重量，加热回流1h，放冷，再称定质量，用甲醇补足减失的质量，摇匀，滤过。精密量取续滤液5mL，置于烧瓶中，挥去溶剂，加8%盐酸溶液10mL，超声处理2min，再加三氯甲烷10mL，加热回流1h，放冷，置于分液漏斗中，用少量三氯甲烷洗涤容器，并入分液漏斗中，分取三氯甲烷层，酸液再用三氯甲烷提取3次，每次10mL，合并三氯甲烷液，减压回收溶剂至干，残渣加甲醇使溶解，转移至10mL容量瓶中，加甲醇至刻度，摇匀，滤过，取续滤液，即得。

（4）测定法　分别精密吸取对照品溶液与供试品溶液各10μL，注入液相色谱仪，测定，即得。

本品按干燥品计算，含总蒽醌以芦荟大黄素（$C_{15}H_{10}O_5$）、大黄酸（$C_{15}H_8O_6$）、大黄素（$C_{15}H_{10}O_5$）、大黄酚（$C_{15}H_{10}O_4$）、大黄素甲醚（$C_{16}H_{12}O_5$）的总量计，不得少于1.5%。

五、注意事项

1. 大黄中蒽醌成分的含量与药材的品种、采集季节、加工方法、贮存时间等因素有关。一般新鲜药材中蒽醌类成分含量高，贮存时间长的饮片含量较低。

2. 进行pH梯度萃取实验时，加入的碱液必须严格按照碱性由小到大的顺序，不可颠倒。

3. 进行硅胶柱色谱实验时，玻璃器皿必须干燥无水，装柱时下端活塞应打开，洗脱剂不能低于硅胶柱平面。

4. 对于水解液、浓盐酸、冰醋酸等强酸性溶液，应避免用接触皮肤。

5. 浓盐酸调pH时会产生大量CO_2气体，须搅拌下缓慢滴加，防止内容物溢出。

6. 薄层色谱的展开剂也可采用石油醚-乙酸乙酯-醋酸（6∶4∶0.2或20∶3∶0.6）。

六、思考题

1. 试述大黄中5种羟基蒽醌苷元的酸性和极性顺序，并说明理由。
2. 试述pH梯度萃取法的原理和操作注意事项。
3. 试述湿法装柱和干法装柱的优缺点。
4. 硅胶薄层色谱的实验方法以及注意事项有哪些？

实验六　丹参的鉴别及丹参酮IIₐ的提取、分离、鉴定和含量测定

一、实验目的与要求

1. 掌握丹参性状和理化鉴别的方法。

2. 掌握丹参中脂溶性成分和水溶性成分的理化性质，以及硅胶柱色谱分离操作。

3. 熟悉丹参中脂溶性成分的含量测定方法。

二、实验背景

丹参为唇形科植物丹参（*Salvia miltiorrhiza* Bge.）的干燥根和根茎。始载于《神农本草经》，具有活血祛瘀，通经止痛，清心除烦，凉血消痈的功效。用于胸痹心痛，脘腹胁痛，癥瘕积聚，热痹疼痛，心烦不眠，月经不调，痛经经闭，疮疡肿痛。丹参中的化学成分主要分为两类：脂溶性的二萜醌类化合物，如丹参酮ⅡA、丹参酮ⅡB、隐丹参酮等；水溶性的酚酸类化合物，如原儿茶醛、丹参素等。现代药理研究表明，丹参中的活性成分具有保护血管内皮细胞、抗心律失常、抗动脉粥样硬化、改善微循环、保护心肌、抑制和解除血小板聚集、增加冠脉流量、提高机体耐缺氧能力，抑制胶原纤维的产生和促进纤维蛋白的降解，抗炎，抗脂质过氧化和清除自由基，以及保护肝细胞、抗肺纤维化等作用。

丹参酮ⅡA（$C_{19}H_{18}O_3$）又称丹参醌Ⅱ，丹参醌ⅡA，是脂溶性化合物中的代表性成分（图4-6-1）。丹参酮ⅡA为樱红色针状结晶，熔点为209～210℃，不溶或微溶于水，易溶于二甲基亚砜、乙醇、丙酮、乙醚和苯等有机溶剂。丹参酮ⅡA乙醇溶液和水溶液随温度升高稳定性下降。丹参酮ⅡA含有醌型结构，易被氧化还原，可参与机体的多种生化反应，从而表现出多种生物活性。

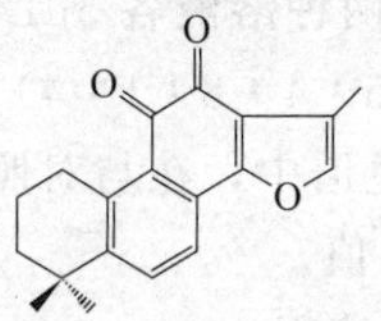

图 4-6-1 丹参酮ⅡA 的结构式

三、实验仪器与试剂

1. 仪器

电热套、水浴锅、天平、旋转蒸发仪、循环水式多用真空泵、紫外分析仪、超声波清洗器、恒温干燥箱、铁架台、三颈瓶、烧杯、圆底烧瓶、冷凝管、抽滤瓶、布氏漏斗、滤纸、量筒、硅胶G板、毛细管、玻璃层析柱。

2. 试剂

丹参药材、200～300目柱层析用硅胶、蒸馏水、70%乙醇、无水乙醇、石油醚、三氯甲烷、甲苯、乙酸乙酯、甲醇、乙腈、甲酸、丹参酮ⅡA对照品、碳酸钠。

四、实验内容

1. 丹参的性状鉴别

根茎短粗，顶端有时残留茎基。根数条，长圆柱形，略弯曲，有的分枝并具须状细根，长10～20cm，直径0.3～1cm。表面棕红色或暗棕红色，粗糙，具纵皱纹。老根外皮疏松，多显紫棕色，常呈鳞片状剥落。质硬而脆，断面疏松，有裂隙或略平整而致密，皮部棕红色，木部灰黄色或紫褐色，导管束黄白色，呈放射状排列。气微，味微苦涩。

栽培品较粗壮，直径0.5～1.5cm。表面红棕色，具纵皱纹，外皮紧贴不易剥落。质坚实，断面较平整，略呈角质样。

2. 丹参酮 II_A 的提取、分离、鉴定

（1）丹参酮 II_A 粗提物的提取　称取丹参粗粉 50g（过三号筛），放入圆底烧瓶，用 6倍量的 70%乙醇回流提取 60min，滤过，合并滤液，滤液减压浓缩得丹参浸膏提取物。将浸膏提取物用甲醇溶解，加入 10倍量（溶液体积倍数）的 8%碳酸钠溶液，搅拌 5min，待沉淀析出后，抽滤，重复洗涤 3次，将抽滤得到的浸膏减压干燥。得丹参酮 II_A 粗提物。

（2）丹参酮 II_A 的分离　取丹参酮 II_A 粗提物 1g，用少量三氯甲烷溶解，取已活化的硅胶与之拌样，混合均匀。干法装柱，柱高 20cm 左右，再将拌好样的硅胶倒入柱中。用石油醚：乙酸乙酯（100：0～0：100）梯度洗脱，每 50mL 为一组分，以丹参酮 II_A 对照品进行薄层检识，收集深红色洗脱液，蒸干，用少量三氯甲烷溶解，放置，过滤，沉淀用无水乙醇重结晶，得樱红色针状结晶。

（3）丹参酮 II_A 的化学检识　取少量樱红色针状结晶，置于试管中，加适量无水乙醇溶解，滴加浓硫酸，颜色由鲜红色变为绿色。

（4）丹参酮 II_A 的薄层色谱鉴别

① 对照品溶液的制备　取丹参酮 II_A 对照品加乙醇制成每 1ml 含 0.5mg 的对照品溶液。

② 样品溶液的制备　取少量樱红色针状结晶，溶解于一定量无水乙醇中，制成供试品溶液。

③ 硅胶薄层色谱鉴定　吸取上述两种溶液各 5μL，分别点于同一硅胶 G 薄层板上，以三氯甲烷-甲苯-乙酸乙酯-甲醇-甲酸（6：4：8：1：4）为展开剂，展开，晾干，分别在日光及紫外光灯（365nm）检视。供试品色谱中，在与对照品色谱相应的位置上，显相同颜色的斑点或荧光斑点。记录图谱并计算 R_f 值。

图 4-6-2 为丹参酮 II_A 的提取分离流程。

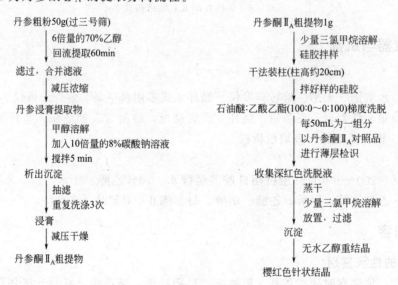

图 4-6-2　丹参酮 II_A 的提取分离流程

3. 丹参酮类成分的含量测定

（1）色谱条件与系统适用性试验　以十八烷基硅烷键合硅胶为填充剂；以乙腈为流动相A，以 0.02%磷酸溶液为流动相 B，按表 4-6-1 中的规定进行梯度洗脱；柱温为 20℃；检测波长为 270nm。理论板数按丹参酮 II_A 峰计算应不低于 60000。丹参酮 II_A 的高效液相色谱

条件请见表 4-6-1。

表 4-6-1 丹参酮 Ⅱ$_A$ 的高效液相色谱条件

时间/min	流动相 A/%	流动相 B/%
0~6	61	39
6~20	61→90	39→10
20~20.5	90→61	10→39
20.5~25	61	39

（2）对照品溶液的制备　取丹参酮 Ⅱ$_A$ 对照品适量，精密称定，置于棕色容量瓶中，加甲醇制成每 1mL 含 20μg 的溶液，即得。

（3）供试品溶液的制备　取本品粉末（过三号筛）约 0.3g，精密称定，置于具塞锥形瓶中，精密加入甲醇 50mL，密塞，称定质量，超声处理（功率 140W，频率 42kHz）30min，放冷，再称定质量，用甲醇补足减失的质量，摇匀，滤过，取续滤液，即得。

（4）测定法　分别精密吸取对照品溶液与供试品溶液各 10μL，注入液相色谱仪，测定。以丹参酮 Ⅱ$_A$ 对照品为参照，以其相应的峰为 S 峰，计算隐丹参酮、丹参酮 Ⅰ 的相对保留时间，其相对保留时间应在规定值的 ±5% 范围之内。相对保留时间及校正因子见表 4-6-2。

表 4-6-2　隐丹参酮、丹参酮 Ⅰ、丹参酮 Ⅱ$_A$ 的相对保留时间及校正因子

待测成分（峰）	相对保留时间	校正因子
隐丹参酮	0.75	1.18
丹参酮 Ⅰ	0.79	1.31
丹参酮 Ⅱ$_A$	1.00	1.00

以丹参酮 Ⅱ$_A$ 的峰面积为对照，分别乘以校正因子，计算隐丹参酮、丹参酮 Ⅰ、丹参酮 Ⅱ$_A$ 的含量。

本品按干燥品计算，含丹参酮 Ⅱ$_A$（$C_{19}H_{18}O_3$）、隐丹参酮（$C_{19}H_{20}O_3$）和丹参酮 Ⅰ（$C_{18}H_{12}O_3$）的总量不得少于 0.25%。

五、注意事项

1. 丹参酮类化合物脂溶性较强，多采用有机溶剂提取。影响其提取效率的因素依次为：醇浓度＞溶剂用量＞提取时间＞提取次数。

2. 丹参酮 Ⅱ$_A$ 对热敏感，加热时不稳定，因此实验过程中控制温度，不宜过高。丹参酮 Ⅱ$_A$ 粗提物和丹参酮 Ⅱ$_A$ 对照品应避光保存，避免见光或遇空气中氧气而降解。

3. 拌样时要混合均匀，遇小块状固体时应压碎，装柱时轻轻敲击玻璃柱外壁以保证装柱均匀一致。

六、思考题

1. 丹参的性状鉴别特征有哪些？

2. 丹参中丹参酮类成分除了采用硅胶柱色谱法进行分离以外，还可以采用大孔吸附树脂柱色谱法进行分离。两种方法的分离原理及其异同点是什么？

3. 丹参中除了脂溶性的丹参酮类成分以外，还有以丹酚酸 B 为代表的水溶性成分。其分离、鉴定和含量测定的实验方法有哪些？

4. 本实验采用一测多评法测定丹参中隐丹参酮、丹参酮 Ⅰ、丹参酮 Ⅱ$_A$ 的含量。其测定原理和优缺点是什么？

实验七 槐米的鉴别及芦丁的提取、精制、水解、鉴定和含量测定

一、实验目的与要求

1. 掌握槐米性状鉴别的方法。
2. 掌握碱提取-酸沉淀法提取黄酮类化合物的原理及基本操作。
3. 掌握热水法提取黄酮类化合物的原理及基本操作。
4. 掌握天然产物重结晶的基本原理与操作。
5. 掌握硅胶、聚酰胺和纸薄层色谱鉴定黄酮苷及糖的方法。
6. 熟悉黄酮类化合物的理化性质。

二、实验背景

槐米为常用的传统中药，为豆科植物槐 *Sophora japonica* L. 的干燥花蕾。其性微寒，味苦。具有凉血止血，清肝泻火等功效，用于治疗便血、痔血、血痢、崩漏、吐血、衄血、肝热目赤、头痛眩晕等症。化学研究表明，槐米中含有多种黄酮类化合物，以及三萜、甾醇、多糖等成分。其中，芦丁为槐米的主要有效成分，含量高达 15% 以上。

芦丁（rutin）又名芸香苷，是由苷元槲皮素 3 位上的羟基与芸香糖脱水而成的苷，结构如图 4-7-1 所示。芸香糖为鼠李糖（rhamnose）与葡萄糖（glucose）以 1→6 连接组成的双糖。芦丁为浅黄色粉末或极细的针状结晶，含有 3 分子的结晶水，熔点为 177～178℃。芦丁在热水中的溶解度为 1:200，冷水中的溶解度急剧下降为 1:8000。易溶于热甲醇（1:7）、冷甲醇（1:100）、热乙醇（1:30）和冷乙醇（1:300），微溶于丙酮、乙酸乙酯，不溶于苯、乙醚、三氯甲烷、石油醚等脂溶性有机溶剂。芦丁结构中具有四个酚羟基，显弱酸性，与碱成盐后可溶于水中，碱水酸化后芦丁又重新游离析出，从而获得粗制芦丁。因此可用碱提取-酸沉淀的方法进行提取。此外，还可以利用芦丁可溶于热水，而冷水中溶解度降低的性质进行提取。

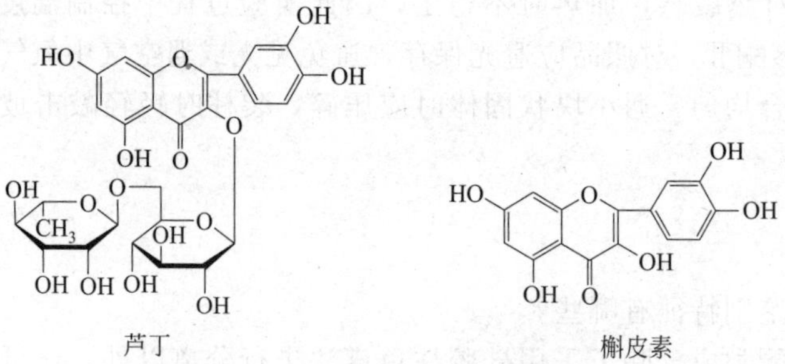

图 4-7-1 芦丁和槲皮素的结构式

槲皮素（quercetin，即芸香苷元）及其衍生物是自然界分布最广的黄酮类化合物。其化学名为 3,5,7,3′,4′-五羟基黄酮，异名槲皮黄素、栎精。本品为黄色结晶，熔点为 313～314℃。槲皮素易溶于热乙醇（1:23）、冷乙醇（1:300），可溶于冰醋酸、乙酸乙酯、丙酮等溶剂，不溶于石油醚、苯、乙醚、氯仿和水中。

三、实验仪器与试剂

1. 仪器

电热套、电炉、水浴锅、天平、旋转蒸发仪、循环水式多用真空泵、紫外分析仪、恒温干燥箱、铁架台、回流冷凝管、锥形瓶、烧杯、试管、玻璃棒、研钵、抽滤瓶、布氏漏斗、玻璃漏斗、滤纸、量筒、聚酰胺薄层板、毛细管、硅胶 G。

2. 试剂

槐米、氧化钙、氢氧化钡、镁粉、蒸馏水、浓硫酸、浓盐酸、枸橼酸、95%乙醇、无水乙醇、三氯甲烷、芦丁对照品、槲皮素对照品、葡萄糖对照品、鼠李糖对照品、苯胺-邻苯二甲酸盐试剂（0.93g 苯胺与 1.66g 邻苯二甲酸溶于 100mL 水饱和的正丁醇中）、2% $AlCl_3$ 溶液、正丁醇-醋酸-水（4∶1∶5）上层溶液、70%乙醇、乙酸乙酯-甲酸-水（8∶1∶0.5）、10% α-萘酚乙醇溶液、2% $ZrOCl_2$ 甲醇溶液。

四、实验内容

1. 槐米的性状鉴别

槐米呈卵形或椭圆形，长 2～6mm，直径约 2mm。花萼下部有数条纵纹。萼的上方为黄白色未开放的花瓣。花梗细小。体轻，手捻即碎。气微，味微苦涩。

2. 芦丁的提取、分离和鉴定

（1）芦丁的提取

① 碱提取-酸沉淀法提取芦丁　称取槐米 30g，置于干燥研钵中用钵棒挤压成粗粉备用。称取约 1g 石灰粉，置于小烧杯中，加入 10mL 蒸馏水后搅拌成乳液备用。将粉碎的槐米置于 500mL 烧杯（或 500mL 三颈烧瓶）中，加入 300mL 蒸馏水，在搅拌下加入石灰乳，调 pH 至 9～10，加热回流至微沸，维持 pH 和水量不变，加热提取 50min，趁热抽滤（或纱布过滤）。药渣再重复提取一次，提取 30min，弃去滤渣，合并滤液，待滤液放冷，用浓盐酸调 pH 至 4～5，再滴加 10 滴二氯甲烷，静置过夜或 2～3 天，析出粗制芦丁，抽滤，滤渣用蒸馏水洗 3～4 次至中性。再抽干，放置空气中自然干燥，称重，计算得率。

图 4-7-2 为芦丁的提取流程。

② 热水法提取芦丁　称取槐米 20g，研碎置于 400mL 沸水中，直火加热 1h（需补充蒸发掉的水分），趁热过滤，滤渣再加入 300mL 水，直火加热 30min，趁热过滤，合并滤液。滤液放置，析出沉淀，得淡黄色的芦丁粗品。

（2）芦丁的重结晶

① 水重结晶　取芦丁粗品适量，置于 500mL 烧杯中，按 1∶200 加水，加热至沸，使充分溶解，趁热抽滤，滤液放冷析晶，抽滤，于 60℃以下干燥，得精制芦丁，称重，计算得率。

② 95%乙醇重结晶　取芦丁粗品适量，置于 100mL 茄形瓶中，按 1∶30 加 95%乙醇，加热至沸，使充分溶解，趁热抽滤，滤液放冷析晶，抽滤，于 60℃以下干燥，得精制芦丁，称重，计算得率。

（3）芦丁的水解　精密称取芦丁 1g 置于圆底烧瓶中，加入 2%硫酸溶液 30mL，加热回流 1h，放冷静置，逐渐析出黄色针状结晶，抽滤取结晶，即得粗制槲皮素，滤液保留 10mL 作单糖的鉴定试验用。所得沉淀用少量蒸馏水洗至中性，于 60℃以下干燥，称重，计算得率。然后用 95%乙醇进行重结晶，得黄色针状结晶，即得苷元槲皮素。

（4）芦丁的乙酰化溶液　取精制芦丁 50mg，置于干燥的圆底烧瓶中，加 16mL 醋酐和 4mL 吡啶振摇使之完全溶解，加热回流 30min，放冷，在搅拌下将反应液倾入 70mL 冰水中一直搅拌

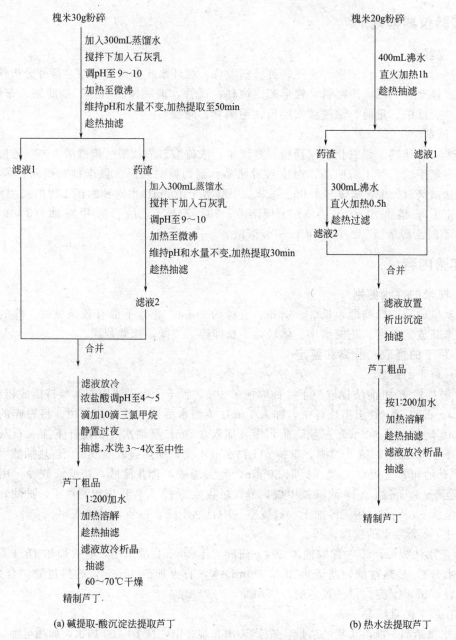

(a) 碱提取-酸沉淀法提取芦丁　　　　　　　　　　　　　　(b) 热水法提取芦丁

图 4-7-2　芦丁的提取流程

至油滴消失、沉淀析出为止，抽滤并洗涤沉淀，于 60℃以下干燥，即得芦丁的全乙酰化物。

（5）芦丁和槲皮素的定性鉴别反应　取芦丁和槲皮素各 3～4mg，加乙醇 5～6mL 使其溶解，分别分成三份做下述试验。

① 盐酸-镁粉反应　分别取上述芦丁和槲皮素溶液 1～2mL 置于小试管中，加 2 滴浓盐酸，在酌加少许镁粉，注意观察颜色变化情况。

② ZrOCl$_2$/枸橼酸反应　分别取上述芦丁和槲皮素溶液 1～2mL 置于小试管中，然后滴加 2% ZrOCl$_2$ 的甲醇溶液 3～4 滴，注意观察颜色变化情况。再继续向试管中加入 2% 枸橼酸的甲醇溶液 3～4 滴，并详细记录颜色变化情况。

③ Molish 反应　分别取上述芦丁和槲皮素溶液 1～2mL 置于小试管中，然后加入等体

积的 10% α-萘酚乙醇溶液，振摇后倾斜试管 45°，沿管壁滴加 15～20 滴浓硫酸，静置，观察两液面交界处的颜色变化。

（6）黄酮及糖的薄层色谱鉴定

① 芦丁和槲皮素的聚酰胺薄层色谱　取上述精制芦丁和槲皮素样品少量，用适量乙醇溶解后备用。取芦丁和槲皮素对照品少量也用适量乙醇溶解备用。

取聚酰胺薄层板，分别点上芦丁、槲皮素样品，同时以芦丁和槲皮素对照品作为对照，用 75% 乙醇溶液进行展开，待展开一定距离后，取出吹干，分别在日光和紫外灯下观察样品斑点的位置、颜色及荧光。再将薄层板用氨蒸气熏，并观察样品斑点的颜色和荧光变化。最后，用 2% 三氯化铝溶液对薄层板进行显色观察。

② 糖的纸色谱鉴定　取上述芦丁水解滤除槲皮素的母液 10mL，小心用 $Ba(OH)_2$ 乳液（制法同"石灰乳"）调 pH 至中性，过滤沉淀，滤液用水浴浓缩至约 1mL 备用。

取新华一号层析滤纸，分别点上样品液、葡萄糖对照品、鼠李糖对照品，用正丁醇-醋酸-水（4:1:5）上层溶液展开，取出吹干后喷洒苯胺-邻苯二甲酸盐显色剂，105℃加热数分钟，显棕色或棕红色斑点，计算 R_f 值。

3. 槐米中芦丁的含量测定

（1）色谱条件与系统适用性试验　以十八烷基硅烷键合硅胶为填充剂；以甲醇-1% 冰醋酸水溶液（32:68）为流动相；检测波长为 257nm。理论板数按芦丁峰计算应不低于 2000。

（2）对照品溶液的制备　取芦丁对照品适量，精密称定，加甲醇制成每 1mL 含 0.1mg 芦丁的溶液。

（3）供试品溶液的制备　取本品粗粉约 0.1g，精密称定，置于具塞锥形瓶中，精密加入甲醇 50mL，称定重量，超声处理（功率 250W，频率 25kHz）30min，放冷，再称定重量，用甲醇补足减失的重量，摇匀，滤过。精密量取续滤液 2mL，置于 10mL 容量瓶中，加甲醇至刻度，摇匀，即得。

（4）测定法　分别精密吸取对照品溶液与供试品溶液各 10μL，注入液相色谱仪，测定，即得。

本品按干燥品计算，含芦丁（$C_{27}H_{30}O_{16}$）不得少于 15.0%。

五、注意事项

1. 碱提取-酸沉淀法提取芦丁时，用石灰乳调 pH 不可过高，浓盐酸调 pH 不可过低。

2. 在芦丁沸水提取中开始要用沸水提取，提取液要趁热过滤，提取时要不断补充水分。

3. 实验中，水均指蒸馏水；糖液要保存在冰箱中。

4. 加 $Ba(OH)_2$ 或 $BaCO_3$ 乳液调 pH 时，注意不要过量，因为 $Ba(OH)_2$ 或 $BaCO_3$ 在溶液中有溶解的过程；直火浓缩时，注意勿烧干。

5. 芦丁、槲皮素的试管反应尽量使用饱和的澄清溶液；芦丁、槲皮素的盐酸-镁粉反应需要考虑假阳性问题，注意盐酸加入量不要太多；Molish 反应中浓硫酸加入量不能太少，要缓慢沿壁加入 1～2 滴管浓硫酸。

6. 在实验中，用到浓酸时要注意勿碰到皮肤；万一碰到皮肤，纸巾擦干后，迅速用大量水冲洗，再用肥皂多次清洗受伤皮肤。若破皮，需另外处理。

7. 聚酰胺的载样量较少，注意过载会导致拖尾现象。

六、思考题

1. 影响芦丁提取的产量及质量的主要因素有哪些？

2. 苷类化合物结构的检识大体程序如何？

3. 怎样确定苷键的构型？

4. 分别说明芦丁及槲皮素在聚酰胺板上经日光，紫外灯，氨气熏，1％三氯化铝喷显色剂后（日光、紫外灯）的现象。

实验八 葛根的鉴别及葛根素的提取、分离、鉴定和含量测定

一、实验目的与要求

1. 掌握葛根性状鉴别的方法。

2. 掌握异黄酮类化合物的理化性质，以及大孔吸附树脂柱色谱、硅胶柱色谱分离的原理和一般操作。

3. 熟悉葛根中异黄酮类化合物含量测定的分析方法。

二、实验背景

葛根是重要的传统中药，为豆科植物野葛 [*Pueraria lobata*（Willd.）Ohwi.] 的干燥根，功能主治为解肌退热，生津止渴，透疹，升阳止泻，通经活络，解酒毒。研究表明其含有多种异黄酮类化合物，以及芳香类、三萜类、胆碱类、氨基酸等化合物。其中，异黄酮类化合物为葛根的主要有效成分，主要有葛根素、大豆苷元、染料木素等（图4-8-1）。葛根制剂在治疗头晕头痛、高血压病、心绞痛和突发性耳聋等疾病有显著疗效，也适用于项背强痛、口渴、消渴、麻疹不透、热痢、泄泻、中风偏瘫、酒毒伤中等症状。

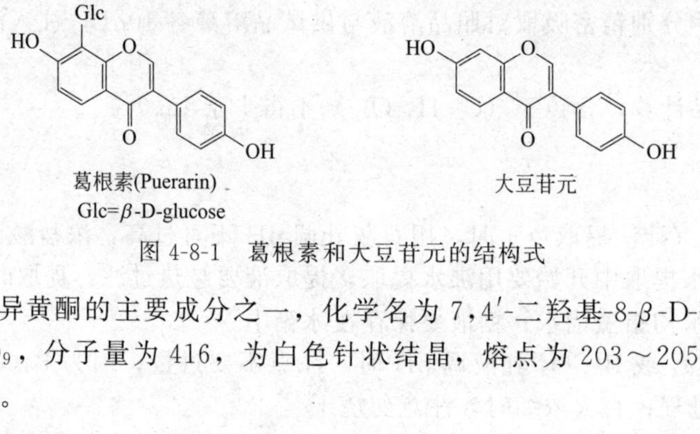

葛根素(Puerarin)
Glc=β-D-glucose

大豆苷元

图4-8-1 葛根素和大豆苷元的结构式

葛根素是葛根异黄酮的主要成分之一，化学名为 7,4'-二羟基-8-β-D-葡萄糖基异黄酮，分子式为 $C_{21}H_{20}O_9$，分子量为416，为白色针状结晶，熔点为 203～205℃，水溶性较差，可溶于甲醇、乙醇。

三、实验仪器与试剂

1. 仪器

电热套、水浴锅、天平、旋转蒸发仪、循环水式多用真空泵、紫外分析仪、超声波清洗器、恒温干燥箱、铁架台、三颈瓶、烧杯、抽滤瓶、布氏漏斗、玻璃漏斗、滤纸、量筒、硅胶H板、毛细管、玻璃层析柱。

2. 试剂

葛根、AB-8型大孔吸附树脂、200～300目柱层析用硅胶、蒸馏水、70％乙醇、无水乙醇、三氯甲烷、甲醇、冰醋酸、葛根素对照品、$FeCl_3$-$K_3Fe(CN)_6$ 溶液。

四、实验内容

1. 葛根的性状鉴别

葛根呈纵切的长方形厚片或小方块状，长 5～35cm，厚 0.5～1cm。外皮淡棕色至棕色，有纵皱纹，粗糙。切面黄白色至淡黄棕色，有的纹理明显。质韧，纤维性强。气微，味微甜。

2. 葛根素的提取、分离和鉴定

（1）葛根的提取　称取过三号筛葛根粗粉 20g，置于 500mL 圆底烧瓶中，用 70％乙醇 140mL，加热回流提取两次，分别为 60min 和 30min，滤过，合并滤液，滤液减压浓缩至无醇味，过滤，弃沉淀，得葛根粗提液。

（2）葛根总黄酮的分离　取上述葛根粗提液浓缩至 8mL，装入已处理好（详见第一部分第二章第九节中"大孔吸附树脂柱色谱技术"）的大孔吸附树脂柱上（进液流速为 1.0mL·min^{-1}），停留 45min，以利待分离组分充分吸附在树脂上，4 倍柱体积的蒸馏水洗脱，流速为 2mL·min^{-1}，弃洗脱液。然后用 4 倍柱体积的 70％乙醇洗脱，流速 1mL·min^{-1}，待黄色色环洗出为止。收集黄色洗脱液，减压蒸馏浓缩，即为葛根总黄酮浸膏。

（3）葛根素的分离　称取 5g 200～300 目柱层析用硅胶进行装柱。取 1～2mL 葛根总黄酮浸膏，用 0.3g 200～300 目柱色谱用硅胶吸附拌样，待溶剂挥干后，干法上样。用 CHCl$_3$-MeOH（5∶1）为洗脱剂进行柱色谱洗脱。每 10mL 为 1 组流分。所用洗脱剂总体积为 150mL 左右，并用硅胶 TLC 检测，合并含葛根素单一色点的流分。将合并液减压浓缩至干，加入少量无水 EtOH 溶解，然后加入等量冰醋酸，放置析晶，过滤得葛根素纯品，于 60℃真空干燥。

图 4-8-2 为葛根素的提取、分离流程。

（4）葛根素的硅胶薄层色谱鉴定

① 对照品溶液的制备　精密称取葛根素对照品适量，加无水乙醇制成每 1mL 含 1mg 的溶液，作为对照品溶液。

② 样品溶液的制备　样品溶液 1：取"（1）葛根的提取"项下制备所得"葛根粗提液"约 1mL，蒸干，加 1mL 无水乙醇使其溶解。样品溶液 2：取"（2）葛根总黄酮的分离"项下制备所得"葛根总黄酮浸膏"约 1mL，蒸干加 1mL 无水乙醇使其溶解。样品溶液 3：取"（3）葛根素的分离"项下制备所得"葛根素纯品"约 1mL，蒸干，加 1mL 无水乙醇使其溶解。

③ 葛根素的硅胶薄层色谱鉴定　分别吸取样品溶液 1、样品溶液 2、样品溶液 3 和葛根素对照品溶液，点样于硅胶 H 板上，用洗耳球吹干，以氯仿∶甲醇∶水（14∶7∶0.5）为展开剂，展开，取出，晾干，置于紫外灯（365nm）下检视。样品色谱中，在与对照品色谱相应的位置上，显相同颜色的荧光斑点。再喷 FeCl$_3$-K$_3$Fe(CN)$_6$ 溶液显色，计算 R_f 值。

3. 葛根中葛根素的含量测定

（1）色谱条件与系统适用性试验　以十八烷基硅烷键合硅胶为填充剂；以甲醇-水（25∶75）为流动相；检测波长为 250nm。理论板数按葛根素峰计算应不低于 4000。

（2）对照品溶液的制备　取葛根素对照品适量，精密称定，加 30％乙醇制成每 1mL 含 80μg 的溶液，即得。

（3）供试品溶液的制备　取本品粉末（过三号筛）约 0.1g，精密称定，置于具塞锥形瓶中，精密加入 30％乙醇 50mL，称定质量，加热回流 30min，放冷，再称定质量，用 30％

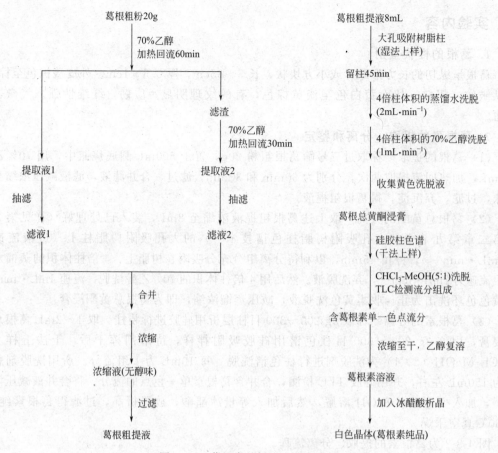

图 4-8-2 葛根素的提取、分离流程

乙醇补足减失的质量，摇匀，滤过，取续滤液，即得。

（4）测定法　分别精密吸取对照品溶液与供试品溶液各 $10\mu L$，注入液相色谱仪，测定，即得。

本品按干燥品计算，含葛根素（$C_{21}H_{20}O_9$）不得少于 2.4%。

五、注意事项

1. 在大孔吸附树脂柱分离葛根总黄酮过程中，会出现加入乙醇后柱内气泡（放热反应）大量生成的现象，这将会严重影响实验的稳定性与数据重复性。合理的使用半柱法与高位压柱法，对避免出现"气泡柱"或"空心柱"现象可起到较好的作用。

2. 洗脱剂选择：黄酮类化合物的水溶液呈弱酸性，但出于不破坏生物活性考虑，一般不用碱液洗脱。黄酮类化合物易溶于甲醇、乙醇、丙酮等有机溶剂。其中乙醇无毒又易得，操作方便，可用作葛根总黄酮的洗脱剂。

3. 葛根粗提液中含有叶绿素及其他大分子杂质，易吸附在大孔吸附树脂柱上，为了提高大孔树脂柱对总黄酮的吸附率及避免树脂柱的污染、堵塞，上柱前可对粗提液进行有效的预处理（70%乙醇提取时，回收乙醇至浓缩液中含 $15\%\sim20\%$ 时，放置于冰箱中，可沉淀出来绝大部分叶绿素）。

4. 为了降低工业化生产成本，应尽可能重复利用大孔树脂。在实验中发现 AB-8 树脂重复利用 2 次后，要进行再生，但再生的树脂对提取物中总黄酮的吸附量有所下降。

六、思考题

1. 葛根的性状特征有哪些？
2. 葛根素与一般黄酮类化合物性质有哪些异同？为什么会存在这些异同？
3. 大孔吸附树脂柱色谱和硅胶柱色谱的分离原理是什么？
4. 硅胶薄层色谱的实验方法以及注意事项有哪些？

实验九　苦参的鉴别及氧化苦参碱的提取、分离、鉴定和含量测定

一、实验目的与要求

1. 掌握苦参性状鉴别的方法。
2. 掌握生物碱酸水提取方法，以及大孔吸附树脂柱色谱、氧化铝柱色谱分离的原理和一般操作。
3. 熟悉生物碱类化合物的理化性质和鉴定方法。
4. 熟悉苦参中生物碱类化合物含量测定的分析方法。

二、实验背景

苦参是重要的传统中药，为豆科植物苦参 *Sophora flavescens* Ait. 的干燥根。具有清热燥湿、杀虫、利尿的功效。用于热痢，便血，黄疸尿闭，赤白带下，阴肿阴痒，湿疹，湿疮，皮肤瘙痒，疥癣麻风；外治滴虫性阴道炎。研究表明其含有生物碱类、黄酮类、三萜皂苷类、木脂素类及酚酸类等多种化学成分。其中，生物碱类化合物为苦参的主要有效成分。药理实验证明，苦参总生物碱有抗心律失常及抗癌活性等作用，临床上主要用于治疗癌症、病毒性肝炎、病毒性心肌炎及皮肤疾患。

苦参碱和氧化苦参碱是四环喹诺里西啶类生物碱，结构见图 4-9-1。它们能与酸成盐而溶于稀酸水，除去非生物碱部分后，酸水溶液再用稀碱液碱化，再用有机溶剂萃取得到苦参总生物碱。苦参碱的分子式为 $C_{15}H_{24}N_2O$，分子量为 248。随结晶条件不同，苦参碱有 4 种晶型：α-型，针状，熔点为 76℃；β-型，短棱柱状，熔点为 87℃；γ-型，油状液体，静置转变为 α-型；δ-型，叶状或棱柱状，熔点为 84℃。这 4 种晶型能相互转变并生成相同的盐类。苦参碱溶于冷水、乙醇、乙醚、氯仿和苯，难溶于石油醚，在热水中溶解度比在冷水中小。

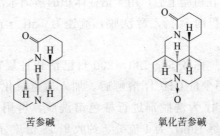

苦参碱　　　　　　　　氧化苦参碱

图 4-9-1　苦参碱与氧化苦参碱的结构式

氧化苦参碱的分子式为 $C_{15}H_{24}N_2O_2$，分子量为 264，无色块状结晶，熔点为 207～208℃，易溶于水、乙醇、甲醇、氯仿，不溶于乙醚、苯。

三、实验仪器与试剂

1. 仪器

天平、旋转蒸发仪、循环水式多用真空泵、超声波清洗器、恒温干燥箱、铁架台、铁圈、渗滤桶、烧杯、试管、滴管、抽滤瓶、布氏漏斗、玻璃漏斗、滤纸、量筒、硅胶 G 板、毛细管、玻璃层析柱。

2. 试剂

苦参、D101 型大孔吸附树脂、100～200 目柱层析用氧化铝、蒸馏水、盐酸、碘化铋钾、碘、碘化钾、硅钨酸、苦味酸、鞣酸、浓氨水、无水乙醇、三氯甲烷、甲苯、丙酮、乙酸乙酯、甲醇、苦参碱对照品、氧化苦参碱对照品。

四、实验内容

1. 苦参的性状鉴别

本品呈长圆柱形，下部常有分枝，长 10～30cm，直径 1～6.5cm。表面灰棕色或棕黄色，具纵皱纹和横长皮孔样突起，外皮薄，多破裂反卷，易剥落，剥落处显黄色，光滑。质硬，不易折断，断面纤维性；切片厚 3～6mm；切面黄白色，具放射状纹理和裂隙，有的具异型维管束呈同心性环列或不规则散在。气微，味极苦。

2. 苦参碱与氧化苦参碱的提取、分离和鉴定

（1）苦参的提取

① 酸水法提取　称取过三号筛苦参粗粉 20g，置于 200mL 烧杯中，用少量 0.2% HCl 溶液湿润，湿润后的药材状态为"手握成团，放开后松散"。静置 20min。装入 500mL 渗滤桶中，用 0.2% HCl 溶液渗滤，取 10mL 渗滤液进行生物碱沉淀反应。渗滤操作以渗滤液生物碱沉淀反应阴性为终点。生物碱沉淀试剂用碘化铋钾试剂、碘-碘化钾试剂、硅钨酸、苦味酸试剂，反应若为阳性，则可能存在生物碱。将所得渗滤液过滤后用 10%NaOH 溶液调节 pH 为中性，减压浓缩，浓缩过程中注意保持 pH 为中性，浓缩至溶液体积约为 20mL，得苦参总生物碱粗提液。

② 乙醇提取　取苦参粗粉 0.5g 置于圆底烧瓶中，加入 95% 乙醇 10mL，加热回流 30min，滤过，滤液蒸干，得苦参粗提液浸膏。

（2）苦参总生物碱的分离　取上述苦参总生物碱粗提液，用 10%NaOH 溶液调节 pH 为 10，过滤后装入已预处理好的 D101 大孔吸附树脂柱上（进液流速为 1.0mL·min⁻¹），停留 45min，待分离组分充分吸附在树脂上后，用 4 倍柱体积的蒸馏水洗脱，流速为 2mL·min⁻¹，弃洗脱液。然后用 4 倍柱体积的 50% 乙醇洗脱，流速为 1mL·min⁻¹，收集洗脱液，减压浓缩后得苦参总生物碱浸膏。

（3）氧化苦参碱的分离　称取 50g 100～200 目已活化柱层析用氧化铝进行干法装柱。取 1g 苦参总生物碱浸膏，用少量 CHCl₃ 溶解后，加入适量氧化铝吸附拌样，挥干溶剂后，干法上样。先用 50mL CHCl₃ 为洗脱剂进行柱色谱洗脱，再用 CHCl₃-MeOH（9：1）洗脱，流速为 1mL·min⁻¹。每 10mL 为 1 流分，约收集 15 份流分，并用硅胶 TLC 检测 [具体条件见"（4）苦参碱、氧化苦参碱的硅胶薄层色谱鉴定"部分]，合并含氧化苦参碱的流

分。将合并液减压浓缩至干，加入少量无水丙酮溶解，放置析晶，过滤得氧化苦参碱纯品，60℃真空干燥。

图 4-9-2 为氧化苦参碱的提取、分离流程图。

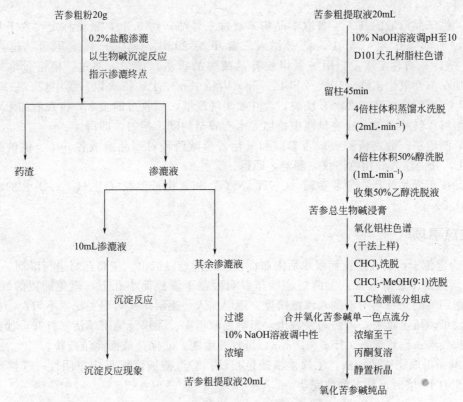

图 4-9-2　氧化苦参碱提取、分离流程图

（4）苦参碱、氧化苦参碱的硅胶薄层色谱鉴定

① 样品溶液的制备　样品溶液 1 为取"（1）苦参的提取"项下制备所得"苦参粗提液"约 2mL，蒸干，加 1mL 无水乙醇使其溶解。样品溶液 2 为取"（2）苦参总生物碱的分离"项下制备所得"苦参总生物碱浸膏"约 0.2g，蒸干加 1mL 无水乙醇使其溶解。样品溶液 3 为取"（3）氧化苦参碱的分离"项下制备所得"氧化苦参碱纯品"约 0.2mg，蒸干，加 1mL 无水乙醇使其溶解。

② 对照品溶液的制备　精密称取苦参碱对照品适量，加乙醇制成每 mL 含 0.2mg 的溶液，作为对照品溶液。精密称取氧化苦参碱对照品适量，加乙醇制成每 mL 含 0.2mg 的溶液，作为对照品溶液。

③ 苦参碱、氧化苦参碱的硅胶薄层色谱鉴定　分别吸取样品溶液 1、样品溶液 2、样品溶液 3、苦参碱对照品、氧化苦参碱对照品溶液约 $10 \sim 15 \mu L$，分别点样于同一个用 2% 氢氧化钠溶液制备的硅胶 G 薄层板上，以三氯甲烷-甲醇-浓氨水试液（5：0.6：0.3）在 10℃ 以下放置的下层溶液为展开剂，展开，取出，晾干，喷改良碘化铋钾试液。供试品色谱中，在与对照品色谱相应的位置上，显相同的橙色斑点，计算 R_f 值。

3. 苦参中苦参碱和氧化苦参碱的含量测定

（1）色谱条件与系统适用性试验　以氨基键合硅胶为填充剂；以乙腈-无水乙醇-3％磷酸溶液（80：10：10）为流动相；检测波长为 220nm。理论板数按氧化苦参碱峰计算应不低于 2000。

（2）对照品溶液的制备　取苦参碱对照品、氧化苦参碱对照品适量，精密称定，加乙腈-无水乙醇（80∶20）混合溶液分别制成每 1mL 含苦参碱 50μg、氧化苦参碱 0.15mg 的溶液，即得。

（3）供试品溶液的制备　备取本品粉末（过三号筛）约 0.3g，精密称定，置于具塞锥形瓶中，加浓氨试液 0.5mL，精密加入三氯甲烷 20mL，密塞，称定重量，超声处理 30min，放冷，再称定重量，用三氯甲烷补足减失的重量，摇匀，滤过，精密量取续滤液 5mL，加在中性氧化铝柱（100～200 目，5g，内径 1cm）上，依次以三氯甲烷、三氯甲烷-甲醇（7∶3）混合溶液各 20mL 洗脱，合并收集洗脱液，回收溶剂至干，将残渣加无水乙醇适量使溶解，转移至 10mL 容量瓶中，加无水乙醇至刻度，摇匀，即得。

（4）测定法　分别精密吸取苦参碱和氧化苦参碱两种对照品溶液各 5μL、供试品溶液 5～10μL，分别注入液相色谱仪，测定，即得。

本品按干燥品计算，含苦参碱（$C_{15}H_{24}N_2O$）和氧化苦参碱（$C_{15}H_{24}N_2O_2$）的总量不得少于 1.2%。

五、注意事项

1. 为避免干药材在渗漉筒吸水后溶胀而使渗漉液难以流出，应将药材进行湿润。

2. 渗滤操作装筒方法：①两层小纱布湿润后盖于渗漉筒小孔上，避免铺盖的纱布紧、大；②湿润后的药粉均匀地倒入渗漉筒里，逐层加入、逐层压实，避免松紧不匀；③药粉上盖一层滤纸，压上重物，以防药粉翻出，影响提取得率；④渗漉筒下端活塞打开，加提取溶剂，排出气泡；⑤将活塞关闭 5～10min，再打开渗漉；⑥保持液面高于药粉。

3. 判断提取完毕的方法：①渗漉液颜色很浅；②渗漉液沉淀反应呈阴性；③渗漉液为药粉体积的 10 倍时，基本渗漉完毕。

六、思考题

1. 本实验采用酸水法提取生物碱，除了酸水法，还可用什么方法提取苦参中生物碱？请设计提取流程。

2. D101 大孔树脂柱上样前为什么用 10% NaOH 溶液调 pH 为 10？

3. 氧化铝柱层析的原理是什么？该方法适用于什么成分的分离？

实验十　黄连的鉴别及小檗碱的提取、分离、鉴定和含量测定

一、实验目的与要求

1. 掌握黄连性状鉴别的方法。

2. 掌握生物碱类化合物的理化性质，以及大孔吸附树脂柱色谱、硅胶柱色谱分离的原理和一般操作。

3. 熟悉黄连中生物碱类化合物含量测定的方法。

二、实验背景

黄连为毛茛科植物黄连（*Coptis chinensis* Franch.）、三角叶黄连（*Coptis deltoidea*

C. Y. Cheng et Hsiao）或云连（*Coptis teeta* Wall.）的干燥根茎。以上三种分别习称"味连""雅连""云连"。黄连味苦、性寒，具有清热燥湿、泻火解毒等功效。用于治疗湿热痞满，呕吐吞酸，高热神昏，心火亢盛，心烦不寐，血热，目赤，牙痛；外治湿疹，湿疮，耳道流脓。黄连中含有多种异喹啉类生物碱，如小檗碱、黄连碱、巴马汀等（图 4-10-1），其中以小檗碱含量最高，可达 10%，小檗碱以盐酸盐的形式存在于黄连中。

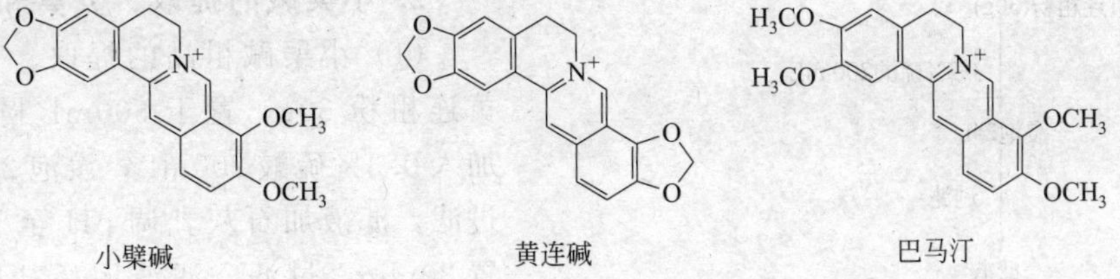

图 4-10-1　小檗碱、黄连碱和巴马汀的化学结构式

小檗碱又称黄连素，分子式为 $C_{20}H_{17}NO_4$，分子量为 335，在水和乙醇中能析出黄色长针状结晶。游离小檗碱可溶于水，在冷乙醇中微溶，在热水及热乙醇中易溶，但难溶于苯、氯仿、丙酮等溶剂。小檗碱及其盐类在水和乙醇中的溶解度如表 4-10-1 所示。

表 4-10-1　小檗碱及其盐类在水和乙醇中的溶解度

名称	水	乙醇
小檗碱	1:20	1:100
盐酸小檗碱	1:500	几乎不溶
酸性硫酸小檗碱（$BHSO_4$）	1:100	微溶
中性硫酸小檗碱（B_2SO_4）	1:30	可溶
中性磷酸小檗碱（B_3PO_4）	1:15	可溶

三、实验仪器与试剂

1. 仪器

天平、电热套、水浴锅、循环水式多用真空泵、紫外分析仪、恒温干燥箱、铁架台、圆底烧瓶、烧杯、抽滤瓶、布氏漏斗、玻璃漏斗、玻璃棒、滤纸、脱脂棉、量筒、硅胶 G 板、毛细管。

2. 试剂

黄连、蒸馏水、0.3%硫酸、石灰乳、NaCl（食盐）、稀盐酸、浓盐酸、10% NaOH 溶液、丙酮、稀硫酸、碘化汞钾试剂、碘化铋钾试剂、硅钨酸试剂、甲醇、盐酸小檗碱对照品、氯仿-乙醇（9:1）、改良碘化铋钾试剂、乙腈-0.05mol·L^{-1} 磷酸二氢钾溶液（50:50）。

四、实验内容

1. 黄连的性状鉴别

（1）味连　多集聚成簇，常弯曲，形如鸡爪，单枝根茎长 3～6cm，直径 0.3～0.8cm。表面灰黄色或黄褐色，粗糙，有不规则结节状隆起、须根及须根残基，有的节间表面平滑如茎秆，习称"过桥"。上部多残留褐色鳞叶，顶端常留有残余的茎或叶柄。质硬，断面不整齐，皮部橙红色或暗棕色，木部鲜黄色或橙黄色，呈放射状排列，髓部有的中空。气微，味极苦。

（2）雅连　多为单枝，略呈圆柱形，微弯曲，长 4~8cm，直径 0.5~1cm。"过桥"较长。顶端有少许残茎。

（3）云连　弯曲呈钩状，多为单枝，较细小。

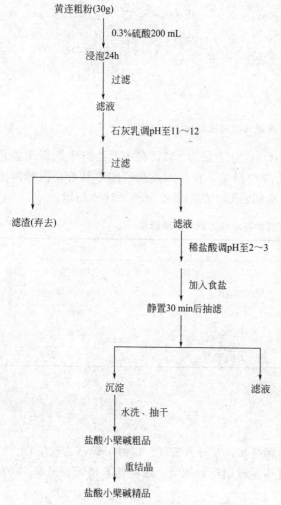

图 4-10-2　盐酸小檗碱的提取、分离流程

2. 小檗碱的提取、分离和鉴定

（1）小檗碱粗品的提取、分离　称取黄连粗粉 30g，置于 500mL 圆底烧瓶中，加入 0.3％硫酸 200mL，浸泡 24h，脱脂棉过滤，滤液加石灰乳调 pH 至 11~12，静置 30min，过滤，滤液用稀盐酸调 pH 至 2~3，向滤液加入 7％（W/V）量的食盐。搅拌至完全溶解后，继续搅拌直至溶液出现浑浊现象为止，放置析晶 30min，抽滤，滤渣用蒸馏水洗 3 次，抽干，即得盐酸小檗碱粗品。

（2）盐酸小檗碱的精制　将上述粗品（未干燥）放入 25 倍量沸水中，于水浴上加热、搅拌使其溶解，趁热抽滤，滤液在 65℃时加浓盐酸调 pH 至 2~3，放置过夜。抽滤（尽量抽干），结晶用蒸馏水洗 3 次，抽干，即为精制盐酸小檗碱。

图 4-10-2 为盐酸小檗碱提取、分离流程图。

（3）盐酸小檗碱的鉴定

① 化学检识

a. 丙酮加成反应：取自制精制盐酸小檗碱 0.05g，溶于 50mL 热水中，加入 10％ NaOH 溶液 2mL，混合均匀后，于水浴中加热至 50℃，加入丙酮 5mL，静置，即有柠檬黄色结晶析出。此反应可用于原小檗碱型季铵生物碱的鉴别。

b. 取自制精制盐酸小檗碱少许，加稀硫酸 12mL 使其溶解，分别置于三支试管中，依次加入碘化汞钾试剂、碘化铋钾试剂及硅钨酸试剂，观察其产生的现象。

② 薄层色谱检识

a. 对照品溶液的制备：精密称取盐酸小檗碱对照品适量，加甲醇制成每 1mL 含 1mg 的溶液，作为对照品溶液。

b. 样品溶液的制备　取自制精制盐酸小檗碱适量，加 1mL 甲醇使其溶解，作为供试品溶液。

c. 盐酸小檗碱的硅胶薄层色谱鉴定　分别吸取盐酸小檗碱样品溶液和对照品溶液，点样于硅胶 H 板上，用洗耳球吹干，以氯仿-乙醇（9：1）为展开剂，展开，取出，晾干，先置于紫外光灯（365nm）下检视，再喷改良碘化铋钾试剂，观察斑点颜色，并与标准品对照，计算 R_f 值。

3. 黄连中盐酸小檗碱的含量测定

（1）色谱条件与系统适用性试验　以十八烷基硅烷键合硅胶为填充剂；以乙腈-0.05mol·L^{-1}磷酸二氢钾溶液（50∶50）（每100mL中加十二烷基硫酸钠0.4g，再用磷酸调节pH为4.0）为流动相；检测波长为345nm。理论塔板数按盐酸小檗碱峰计算应不低于5000。

（2）对照品溶液的制备　取盐酸小檗碱对照品适量，精密称定，加甲醇制成每1mL含90.5μg盐酸小檗碱的溶液，即得。

（3）供试品溶液的制备　取本品粉末（过二号筛）约0.2g，精密称定，置于具塞锥形瓶中，精密加入甲醇-盐酸（100∶1）的混合溶液50mL，密塞，称定质量，超声处理（功率250W，频率40kHz）30min，放置冷却，再称定质量，用甲醇补足减失的质量，摇匀，滤过，精密量取续滤液2mL，置10mL容量瓶中，加甲醇至刻度，摇匀，滤过，取续滤液，即得。

（4）测定法　分别精密吸取对照品溶液与供试品溶液各10μL，注入液相色谱仪，测定。以盐酸小檗碱对照品的峰面积为对照，计算小檗碱的含量。

本品按干燥品计算，以盐酸小檗碱（$C_{20}H_{18}ClNO_4$）计，含小檗碱（$C_{20}H_{17}NO_4$）不得少于5.5%。

五、注意事项

1. 硫酸腐蚀性较强，避免沾染上皮肤。

2. 在精制盐酸小檗碱的过程中，因盐酸小檗碱放冷极易析出结晶，所以加热煮沸后，应迅速趁热抽滤，防止溶液在过滤过程中冷却，析出盐酸小檗碱结晶而阻塞滤材，造成滤过困难，降低提取率。

3. 薄层板展开前需要饱和，可以改善展开效果。

4. 小檗碱提取的过程中，加入石灰乳的目的：一方面中和过量的硫酸，另一方面可以使提取液呈碱性，从而除去提取液中的鞣质、黏液质等杂质。

六、思考题

1. 游离小檗碱比盐酸小檗碱在水中的溶解度大，请解释原因。

2. 如何鉴别判断提取液中是否有生物碱类成分？

3. 本实验先用0.3%硫酸溶液提取小檗碱的原因是什么？又用稀盐酸调pH至2～3的原因是什么？

4. 本实验中食盐（NaCl）有何作用？

实验十一　黄芪的鉴别及黄芪甲苷的提取、
分离、鉴定和含量测定

一、实验目的与要求

1. 掌握黄芪性状鉴别的方法。

2. 掌握皂苷类化合物的理化性质，以及大孔吸附树脂柱色谱、硅胶柱色谱分离的原理和一般操作。

3. 熟悉黄芪中皂苷类化合物含量测定的分析方法。

二、实验背景

黄芪为豆科植物蒙古黄芪 [*Astragalus membranaceus*（Fisch.）Bge. Var. mongholicus（Bge.）Hsiao] 或膜荚黄芪 [*Astragalus membranaceus*（Fisch.）Bge.] 的干燥根。具有补气升阳、固表止汗、托毒排脓、利水消肿、敛疮生肌的功效。用于治疗气短心悸、乏力、虚脱、自汗、盗汗、体虚浮肿、慢性肾炎、久泻、脱肛、子宫脱垂、疮口就不愈合等病症。近年研究表明，黄芪的主要化学成分有黄芪皂苷、黄酮、多糖和氨基酸类等；其药理作用为增强机体免疫功能、强心降压、降血糖、利尿、抗衰老、抗疲劳、抗肿瘤、抗病毒、镇静、镇痛等。

黄芪甲苷是黄芪中主要的皂苷类成分之一，其结构式如图 4-11-1 所示。分子式为 $C_{41}H_{68}O_{14}$，分子量为 784，为无色针状结晶，熔点为 $309 \sim 310℃$。极性较大，稍溶于甲醇，几乎不溶于乙酸乙酯、丙酮及水，在乙醇中加热溶解，冷却后析出。

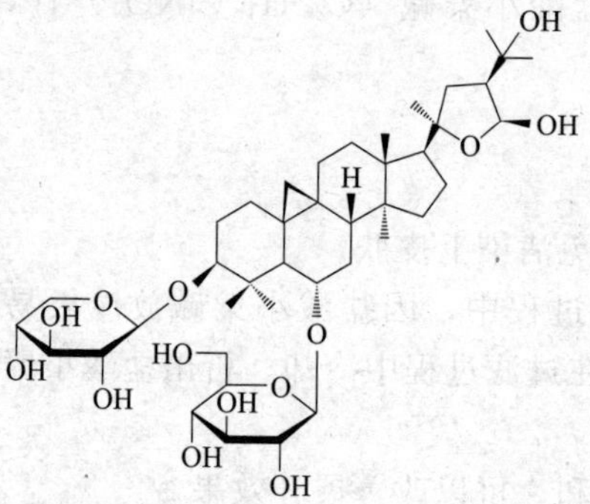

图 4-11-1　黄芪甲苷结构式

三、实验仪器与试剂

1. 仪器

电热套、水浴锅、天平、旋转蒸发仪、循环水式多用真空泵、紫外分析仪、超声波清洗器、恒温干燥箱、铁架台、三颈瓶、烧杯、抽滤瓶、布氏漏斗、玻璃漏斗、滤纸、量筒、硅胶 G 板、毛细管、玻璃层析柱。

2. 试剂

黄芪、AB-8 型大孔吸附树脂、200～300 目柱层析用硅胶、蒸馏水、95％乙醇、乙醇、乙酸乙酯、氯仿、甲醇、丙酮、黄芪甲苷对照品、氢氧化钠、10％硫酸乙醇溶液。

四、实验内容

1. 黄芪的性状鉴别

黄芪呈圆柱形，极少有分枝，上端较粗，下端较细，两端平坦，30～90cm，一般在顶端常带有较粗大的根头，并有茎基残留；表面灰黄色或淡棕褐色，整个体表有不整齐的纵皱纹或纵沟，有横向皮孔，细长，略突起；质硬略韧，不易折断；断面纤维性且具粉性，皮部黄白色，有放射状弯曲的裂隙，较疏松，木质部淡黄色至棕黄色，有多少不等的放射状弯曲的裂隙，老根断面木质部有时枯朽而呈黑褐色，甚至脱落而成空洞；闻之气微，口尝微甜，嚼之微有豆腥气味。

2. 黄芪甲苷的提取、分离和鉴定

（1）黄芪的提取　称取 20g 过三号筛的干燥蒙古黄芪粉，置于 500mL 圆底烧瓶中，用 60%乙醇 200mL 浸泡 30min，用氢氧化钠调节 pH，并保持 pH 为 12。加热回流提取两次，每次 60min，滤过，合并滤液，滤液减压浓缩至无醇味，过滤，弃沉淀，得黄芪粗提液。

（2）黄芪总皂苷的分离　取上述黄芪粗提液浓缩至 8mL，通过 AB-8 大孔吸附树脂柱进行吸附，进液流速 1.0mL·min^{-1}，停留 45min。吸附后用 10%和 30%乙醇各 3 倍柱体积洗杂质，然后用 50%乙醇 10 倍柱体积解吸。收集解吸液，浓缩至干，即为黄芪总皂苷浸膏。

（3）黄芪甲苷的分离　称取 10g 200～300 目柱层析用硅胶进行湿法装柱。取上述 2mL 黄芪总皂苷浸膏用甲醇溶解后，再用 0.5g 200～300 目硅胶吸附拌样，挥干溶剂后，干法上样。以乙酸乙酯、甲醇、水的混合溶液为洗脱剂（9∶1∶0.1）进行洗脱。每 10mL 为 1 流分。所用洗脱剂总体积为 20 倍柱体积，并用硅胶薄层 TLC 检测（具体条件见鉴定部分），合并含黄芪甲苷单一色点的流分。合并液减压浓缩至干，再用丙酮重结晶，过滤，80℃真空干燥即得黄芪甲苷。

图 4-11-2 为黄芪甲苷的提取、分离流程。

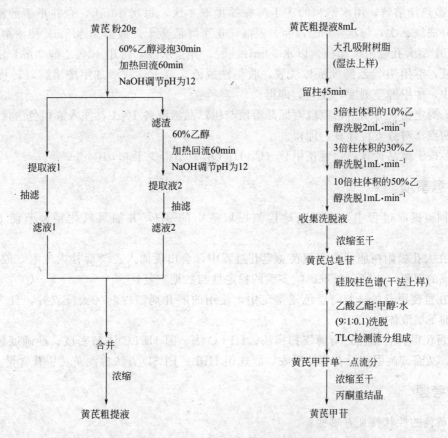

图 4-11-2　黄芪甲苷的提取、分离流程

（4）黄芪甲苷的硅胶薄层色谱鉴定

① 对照品溶液的制备　精密称取黄芪甲苷对照品适量，加甲醇制成每 1mL 含 1mg 的溶液，作为对照品溶液。

② 样品溶液的制备　样品溶液 1：取"（1）黄芪的提取"项下制备所得"黄芪粗提液"约 1mL，蒸干，加 1mL 甲醇使其溶解。样品溶液 2：取"（2）黄芪总皂苷的分离"项下制备所得"黄芪总皂苷粗提物"约 1mL，蒸干加 1mL 甲醇使其溶解。样品溶液 3：取"（3）黄芪甲苷的分离"项下制备所得"黄芪甲苷"约 1mg，蒸干，加 1mL 甲醇使其溶解。

③ 黄芪甲苷的硅胶薄层色谱鉴定　分别吸取样品溶液 1、样品溶液 2、样品溶液 3 和黄芪甲苷对照品溶液，点样于硅胶 H 板上，用洗耳球吹干，展开剂为氯仿：甲醇：水（65：35：10），展开，取出，晾干，喷硫酸乙醇溶液显色，90～100℃烘至斑点出现，计算 R_f 值。

3. 黄芪中黄芪甲苷的含量测定

（1）色谱条件与系统适用性试验　采用 HPLC-ELSD 法测定。以十八烷基硅烷键合硅胶为填充剂；以乙腈-水（36：64）为流动相；柱温 40℃；ELSD 检测波长为 345nm。理论板数按黄芪甲苷峰计算应不低于 4000。

（2）对照品溶液的制备　精密称取黄芪甲苷对照品适量，加甲醇制成 0.25mg·mL^{-1} 的对照品溶液。

（3）供试品溶液的制备　取本品中粉约 4g，精密称定，置于索氏提取器中，加甲醇 40mL，冷浸过夜，再加甲醇适量，加热回流 4h，提取液回收溶剂并浓缩至干，残渣加水 10mL，微热使溶解，用水饱和的正丁醇振摇提取 4 次，每次 40mL，合并正丁醇液，用氨试液充分洗涤 2 次，每次 40mL，弃去氨液，正丁醇液蒸干，残渣加水 5mL 使溶解，放冷，通过 D101 型大孔吸附树脂柱，以水 50mL 洗脱，弃去水液，再用 40%乙醇 30mL 洗脱，弃去洗脱液，继用 70%乙醇 80mL 洗脱，收集洗脱液，蒸干，残渣加甲醇溶解，转移至 5mL 容量瓶中，加甲醇至刻度，摇匀，即得。

（4）测定法　分别精密吸取对照品溶液与供试品溶液各 10μL，注入液相色谱仪，测定，用外标两点法对数方程计算，即得。

本品按干燥品计算，含黄芪甲苷（C$_{41}$H$_{68}$O$_{14}$）不得少于 0.040%。

五、注意事项

1. 回流提取过程中，应不断地检测提取液中的 pH，并加氢氧化钠调节使 pH 维持在 12。

2. 在大孔吸附树脂柱分离黄芪总皂苷过程中，会出现加入乙醇后柱内气泡（放热反应）大量生成的现象，这将会严重影响实验的稳定性与数据重复性。

3. 在黄芪甲苷的硅胶薄层色谱鉴定中，使用的展开剂需提前一天配置好，且为室温放置过夜的下层液体。

4. 黄芪甲苷含量测定有薄层扫描法、HPLC 法。因 HPLC 法精密度、准确度较薄层扫描法高，又因黄芪甲苷没有紫外吸收，故选用 HPLC-ELSD 方法检测黄芪甲苷含量。

六、思考题

1. 黄芪的性状特征有哪些？

2. 提取过程中为什么要加氢氧化钠维持 pH 为 12？

3. 大孔吸附树脂柱色谱和硅胶柱色谱的分离原理是什么？

4. 硅胶薄层色谱的实验方法以及注意事项有哪些？

实验十二 三七的鉴别及三七皂苷的提取、分离、鉴定和含量测定

一、实验目的与要求

1. 掌握三七性状鉴别的方法。

2. 熟悉 D101 大孔吸附树脂柱色谱和硅胶柱色谱分离的原理和一般操作。

3. 了解采用高效液相色谱仪进行皂苷类化合物的含量测定的原理和方法。

二、实验背景

三七为五加科植物三七 *Panax notoginseng*（Burk.）F. H. Chen 的干燥根和根茎，别名山漆、金不换、田三七、田漆、田七、滇三七等。甘、微苦，温，归肝、胃经。具有散瘀止血，消肿定痛的功效。用于咯血，吐血，衄血，便血，崩漏，外伤出血，胸腹刺痛，跌打肿痛等。三七是我国的传统珍贵药材，用于治疗疾病已有悠久的历史，是云南白药、复方丹参滴丸、片仔癀、复方三七口服液等常见中药制剂的主要组成成分之一。目前，以三七为配方进入《国家基本药物目录》和《国家中药保护品种目录》的药物制剂达 20 余种。现代药理学研究发现，三七在止血活血、保护心血管、保护神经系统、抗炎、抗肿瘤等方面药效显著。

皂苷类化合物是三七的主要化学成分，也是三七中公认的主要有效成分之一。迄今为止，已从三七中发现了 80 多种皂苷类化合物，而且不断有新的化合物被发现。三七中的皂苷类成分主要为达玛烷型四环三萜。根据其苷元 6 位碳上是否有羟基取代，该类型三萜可分为 20(*S*)-原人参二醇型皂苷和 20(*S*)-原人参三醇型皂苷。其中，人参皂苷 Rb$_1$ 是主要的原人参二醇型皂苷，人参皂苷 Rg$_1$ 和三七皂苷 R$_1$ 是主要的原人参三醇型皂苷成分（图 4-12-1），上述三种成分在维持血液循环、改善心肌缺血、抗心律失常、抗衰老、抗氧化、抗细胞增殖和抗肿瘤等方面均显示出一定的药理作用。在《中国药典》（2015 年版）中，以"人参皂苷 Rg$_1$、人参皂苷 Rb$_1$ 和三七皂苷 R$_1$ 的量总和不少于 5.0%"作为衡量三七质量的控制指标。

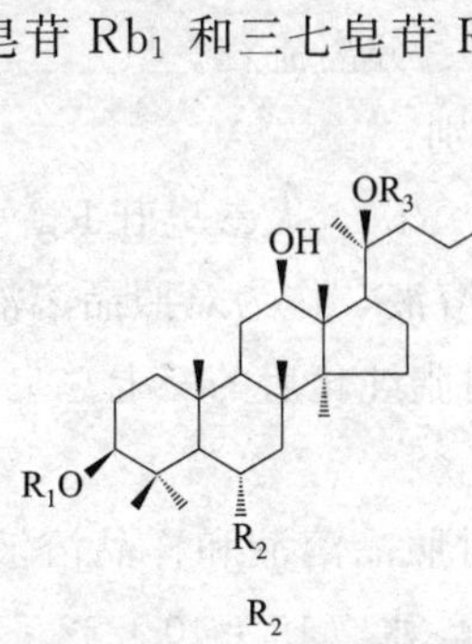

	R$_1$	R$_2$	R$_3$
人参皂苷 Rg$_1$	H	-O-β-D-Glc	-β-D-Glc
人参皂苷 Rb$_1$	-β-D-Glc-(2→1)-β-D-Glc	H	-β-D-Glc-(6→1)-β-D-Glc
三七皂苷 R$_1$	H	O-β-D-Glc-(2→1)-β-D-Xyl	-β-D-Glc

图 4-12-1 三七中代表性皂苷的结构式

三、实验仪器与试剂

1. 仪器

电热套、水浴锅、天平、旋转蒸发仪、循环水式多用真空泵、紫外分析仪、超声波清洗器、恒温干燥箱、铁架台、三颈瓶、烧杯、抽滤瓶、布氏漏斗、玻璃漏斗、滤纸、量筒、硅胶 G 板、毛细管、玻璃层析柱。

2. 试剂

三七，D101 型大孔吸附树脂，200～300 目柱层析用硅胶，蒸馏水，70%乙醇，无水乙醇，三氯甲烷，甲醇，冰醋酸，人参皂苷 Rg_1、人参皂苷 Rb_1 和三七皂苷 R_1 对照品。

四、实验内容

1. 三七的性状鉴别

主根呈类圆锥形或圆柱形，长 1～6cm，直径 1～4cm。表面灰褐色或灰黄色，有断续的纵皱纹和支根痕。顶端有茎痕，周围有瘤状突起。体重，质坚实，断面灰绿色、黄绿色或灰白色，木部微呈放射状排列。气微，味苦回甜。筋条呈圆柱形或圆锥形，长 2～6cm，上端直径约 0.8cm，下端直径约 0.3cm。剪口呈不规则的皱缩块状或条状，表面有数个明显的茎痕及环纹，断面中心灰绿色或白色，边缘深绿色或灰色。

2. 三七皂苷类成分的提取、分离和鉴定

（1）三七总皂苷的提取　三七干燥根和根茎粉末 100g（过 60 目筛），加入 10 倍量 70%的乙醇（V/W），回流提取 60mim，合并乙醇提取液，回收溶剂，干燥得粗三七总皂苷。粗三七总皂苷用少量水溶解后，通过 D101 大孔吸附树脂柱色谱，先用水洗脱弃去，再用 80%乙醇洗脱，合并乙醇洗脱液，回收溶剂，干燥得到三七总皂苷。

（2）三七皂苷类成分的分离　三七总皂苷 2g，用少量乙醇加热溶解，吸附于 5g 硅胶上，拌样，室温挥干。再取 100g 硅胶装柱，进行柱色谱分离。以氯仿-甲醇-水（9∶1∶0.1）混合溶剂洗脱，每 50mL 为一个流分，收集流分，薄层色谱检识合并相同斑点流分。回收溶剂，用无水乙醇重结晶，可得人参皂苷 Rg_1、人参皂苷 Rb_1 和三七皂苷 R_1 纯品。

图 4-12-2 为三七皂苷类成分的提取、分离流程。

（3）三七皂苷类成分的薄层色谱鉴别

① 对照品溶液的制备　取人参皂苷 Rb_1、人参皂苷 Rg_1 及三七皂苷 R_1 对照品，加甲醇制成每 1mL 各含 0.5mg 对照品的混合溶液，作为对照品溶液。

② 样品溶液的制备　取大孔吸附树脂纯化后的三七总皂苷，加甲醇 1mL 使溶解，作为供试品溶液。

③ 硅胶薄层色谱鉴别　吸取上述对照品溶液和样品溶液各 1μL，分别点样于同一硅胶 G 薄层板上，以三氯甲烷-乙酸乙酯-甲醇-水（15∶40∶22∶10）在 10℃以下放置的下层溶液为展开剂，展开，取出，晾干，喷以硫酸溶液（1→10），在 105℃加热至斑点显色清晰。供试品色谱中，在与对照品色谱相应的位置上，显相同颜色的斑点；置于紫外光灯（365nm）下检视，显相同的荧光斑点。

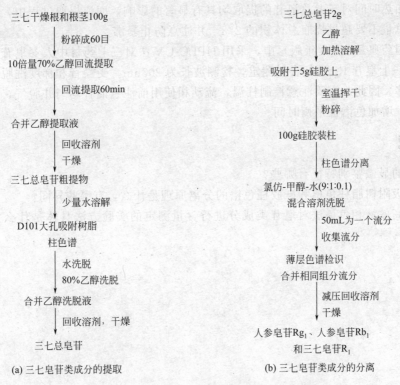

图 4-12-2　三七皂苷类成分的提取、分离流程

3. 三七中皂苷类成分的含量测定

（1）色谱条件与系统适用性试验　以十八烷基硅烷键合硅胶为填充剂；以乙腈为流动相 A，以水为流动相 B，按表 4-12-1 中的规定进行梯度洗脱；检测波长为 203nm。理论板数按三七皂苷 R_1 峰计算应不低于 4000。

表 4-12-1　三七皂苷的高效液相色谱条件

时间/min	流动相 A/%	流动相 B/%
0～12	19	81
12～60	19→36	81→64

（2）对照品溶液的制备　精密称取人参皂苷 Rg_1 对照品、人参皂苷 Rb_1 对照品及三七皂苷 R_1 对照品适量，加甲醇制成每 1ml 含人参皂苷 Rg_1 0.4mg、人参皂苷 Rb_1 0.4mg、三七皂苷 R_1 0.1mg 的混合溶液，即得。

（3）供试品溶液的制备　取三七粉末（过四号筛）0.6g，精密称定，精密加入甲醇 50mL，称定重量，放置过夜，置于 80℃水浴上保持微沸 2h，放冷，再称定重量，用甲醇补足减失的重量，摇匀，滤过，取续滤液，即得。

（4）测定法　分别精密吸取对照品溶液与供试品溶液各 $10\mu L$，注入液相色谱仪，测定，即得。

本品按干燥品计算，含人参皂苷 Rg_1（$C_{42}H_{72}O_{14}$）、人参皂苷 Rb_1（$C_{54}H_{92}O_{23}$）及三七皂苷 R_1（$C_{47}H_{80}O_{18}$）的总量不得少于 5.0%。

五、注意事项

1. 通过不同提取方法的比较，结果发现回流提取适合总皂苷类成分的浸出。乙醇浓度、提取次数、加热时间对三七总皂苷的提取均具有显著的影响。回流提取过程中，圆底烧瓶内药材和容积总量不要超过烧瓶总体积的 2/3，并注意防止暴沸。

2.《中国药典》（2015 年版）中，采用 HPLC-UV 法对三七药材中人参皂苷 Rg_1、人参皂苷 Rb_1 和三七皂苷 R_1 进行含量测定，检测波长为 203nm。受噪音和梯度洗脱的影响，易出现基线漂移。因此，需要注意控制柱温，流动相使用前注意混合均匀并脱气，使用高品质色谱纯试剂，增加色谱柱平衡时间。

六、思考题

1. 三七的显微鉴别特征有哪些？

2. 大孔吸附树脂柱色谱和硅胶柱色谱的分离原理是什么，有哪些异同？

3. 采用高效液相色谱法对皂苷类成分进行含量测定的实验方法具体是什么？注意事项有哪些？

参 考 文 献

[1] 蔡少青. 生药学. 第 6 版 [M]. 北京：人民卫生出版社，2011.

[2] 李萍. 生药学. 第 3 版 [M]. 北京：中国医药科技出版社，2015.

[3] 孙启时. 药用植物学. 第 2 版 [M]. 北京：中国医药科技出版社，2009.

[4] 吴立人. 生药学实验. 第 2 版 [M]. 北京：中国医药科技出版社，2006.

[5] 国家药典委员会. 中华人民共和国药典，一部、四部 [S]. 北京：中国医药科技出版社，2015.

[6] 万定荣. 药材质量与质量标准研究中有关问题探讨 [J]. 中药材，2018，41（9）：1775～1778.

[7] 张娇，王菲，白玮，等. 铁棒锤质量标准研究 [J]. 中成药，2018，40（9）：2100～2103.

[8] 郭力，康文艺. 中药化学实验 [M]. 北京：中国医药科技出版社，2015.

[9] 裴月湖. 天然药物化学实验指导. 第 4 版 [M]. 北京：人民卫生出版社，2016.

[10] 宋小妹，唐志书. 中药化学成分提取分离与制备 [M]. 北京：人民卫生出版社，2009.

[11] 中国药典委员会. 中国药典，Ⅰ部 [S]. 北京：化学工业出版社，2015.

[12] 翟宏宇，单柏宇，王海洋，杨献玲. 一测多评法测定保心宁片中 6 个丹参类指标性成分的含量 [J]. 药物分析杂志，2018，38（6）：973～978.

[13] 吴立军. 天然药物化学实验指导. 第 3 版 [M]. 北京：人民卫生出版社，2005.

[14] 张晓娟，周海纯. 葛根化学成分、现代药理及临床应用研究进展 [J]. 中医药信息，2017.

[15] 邱艳萍. 黄连化学成分与药理作用研究进展 [J]. 中医临床研究，2018，10（22）：141～143.

[16] 韩凤波. 黄芪甲苷提取分离纯化工艺研究 [D]. 长春中医药大学，2011.

[17] 王宗权，贾继明，赵韶华，等. 从黄芪中提取精制黄芪甲苷的方法，CN102746362A [P]. 2012.

[18] 马雪松. 黄芪甲苷提取工艺的研究 [D]. 天津大学，2006.

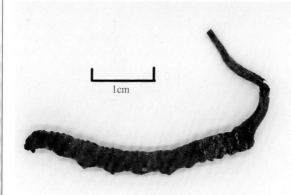

冬虫夏草

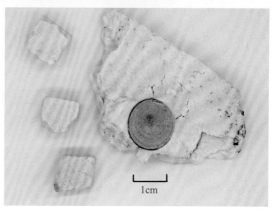

茯苓

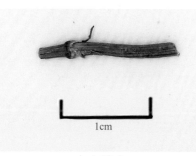

麻黄 1

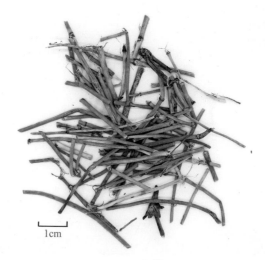

麻黄 2

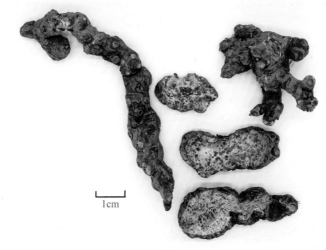

苍术

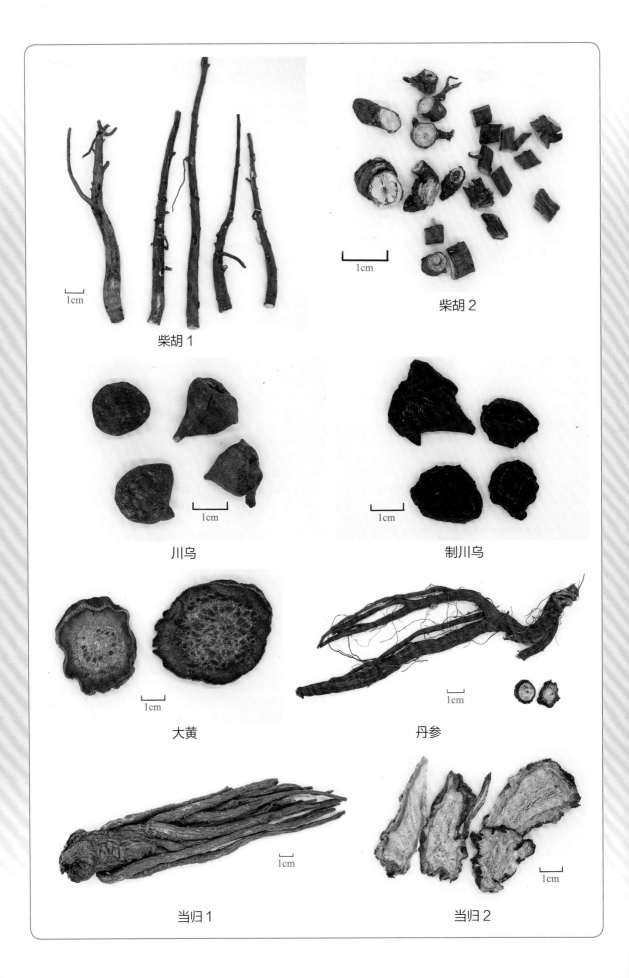

柴胡 1

柴胡 2

川乌

制川乌

大黄

丹参

当归 1

当归 2

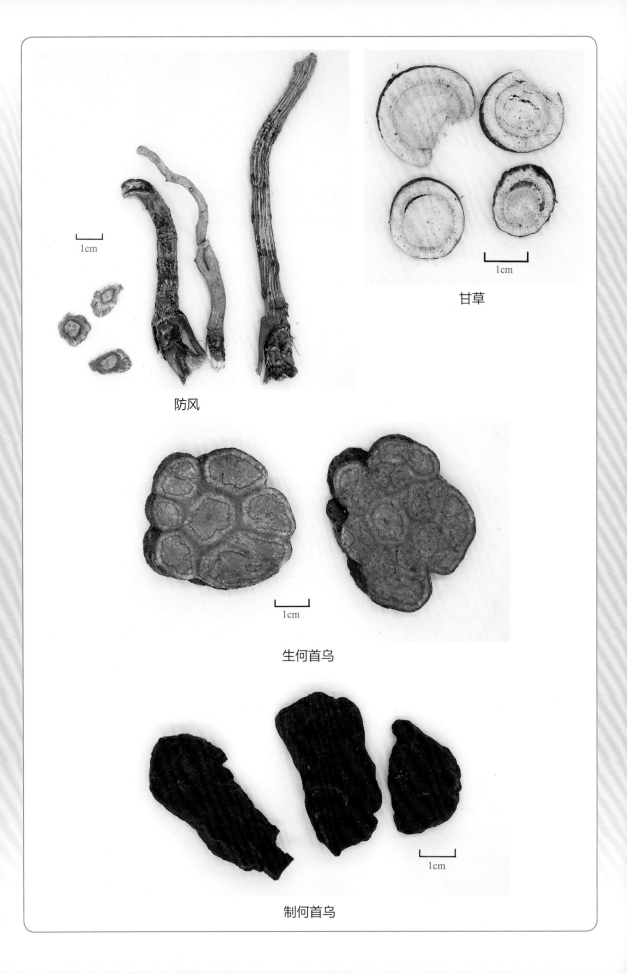

甘草

防风

生何首乌

制何首乌

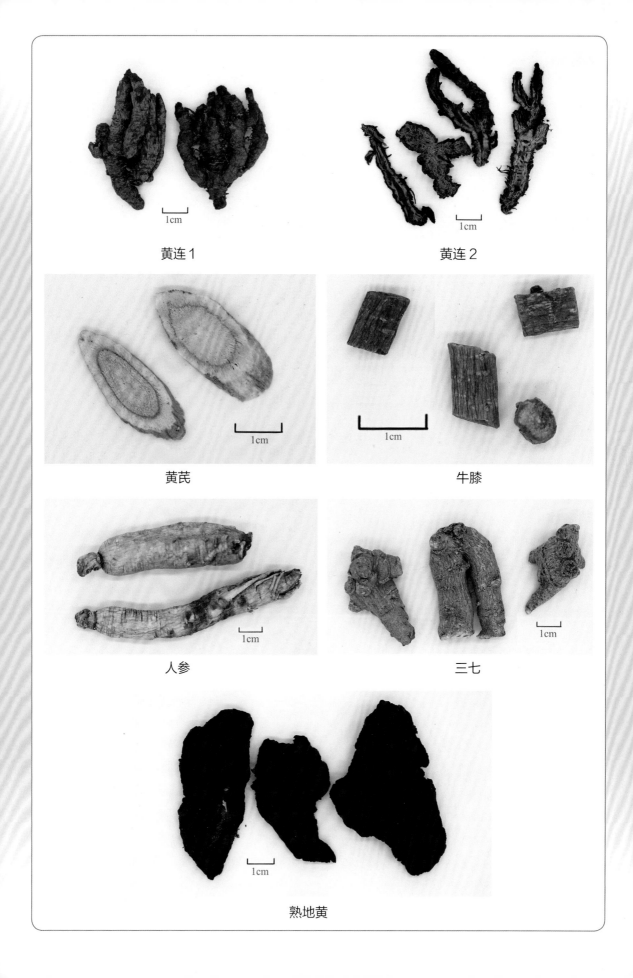

黄连 1

黄连 2

黄芪

牛膝

人参

三七

熟地黄

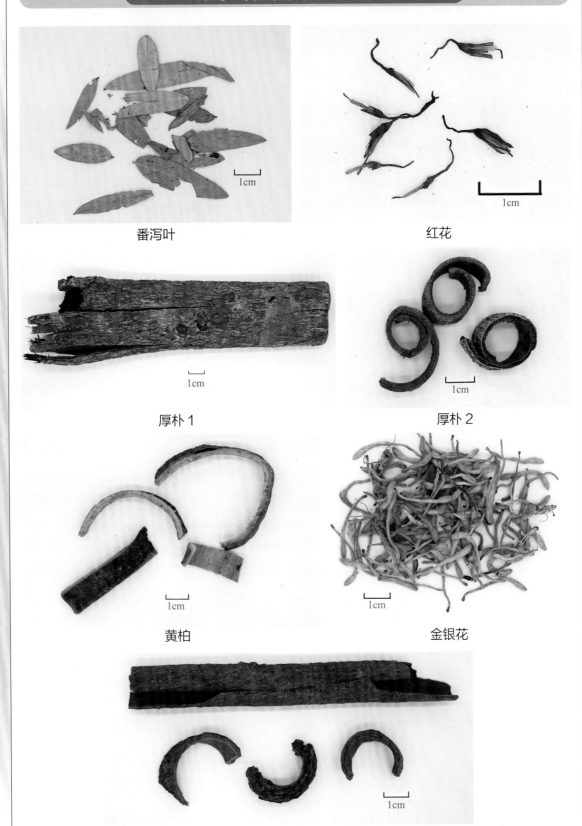

番泻叶

红花

厚朴 1

厚朴 2

黄柏

金银花

肉桂

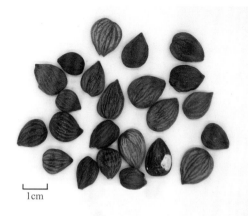

苦杏仁

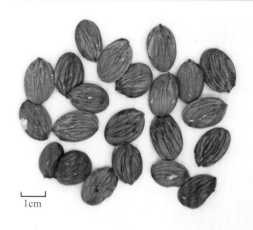

桃仁

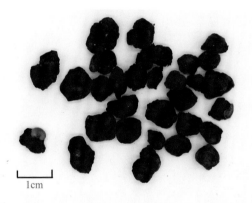

五味子

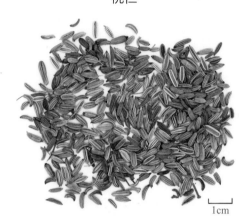

小茴香

Ⅴ　单子叶植物类生药鉴别

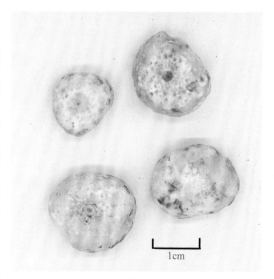

半夏

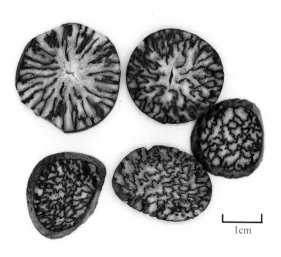

槟榔

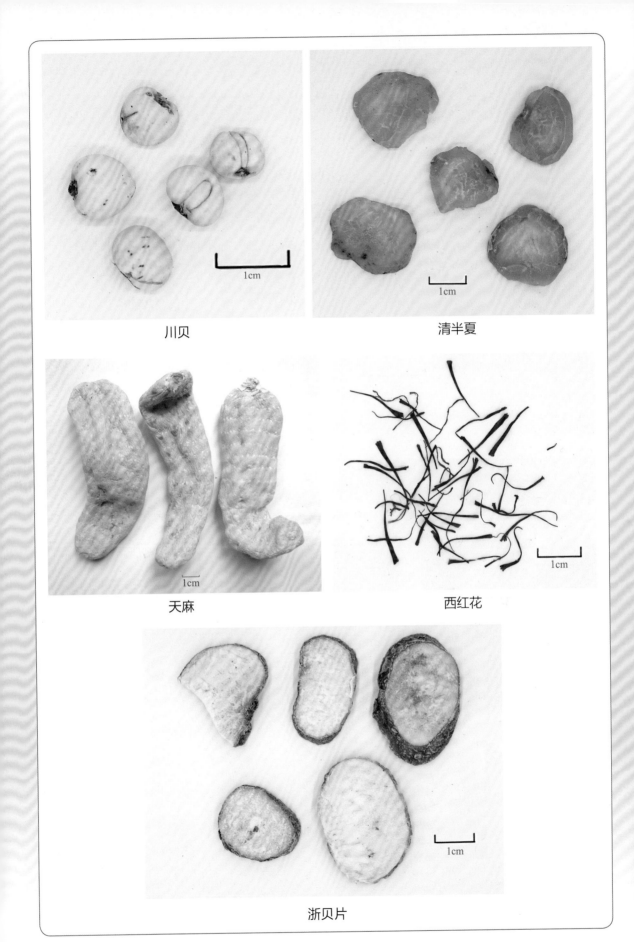

川贝　　　　　　　　　　清半夏

天麻　　　　　　　　　　西红花

浙贝片

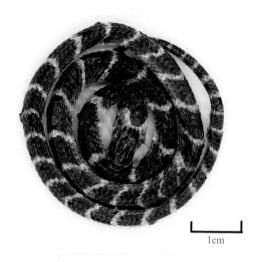

金钱白花蛇

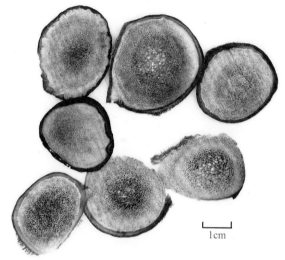

鹿茸

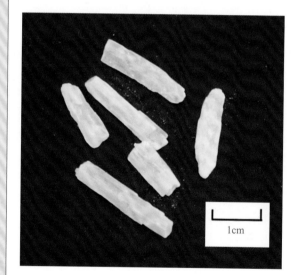

石膏

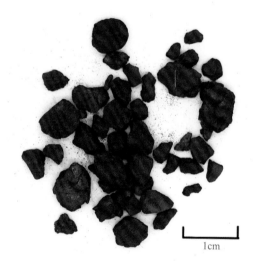

赭石